CB003149

NUTRIÇÃO E TÉCNICA DIETÉTICA

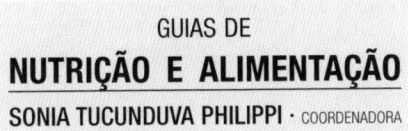

GUIAS DE
NUTRIÇÃO E ALIMENTAÇÃO
SONIA TUCUNDUVA PHILIPPI · COORDENADORA

NUTRIÇÃO E TÉCNICA DIETÉTICA

4ª edição revisada e atualizada

Sonia Tucunduva Philippi

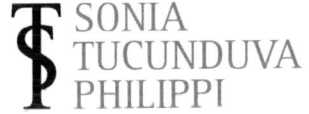

SONIA
TUCUNDUVA
PHILIPPI

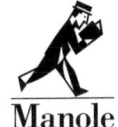

Manole

Copyright © Editora Manole Ltda., 2019, por meio de contrato com a autora.

Logotipo   *Copyright* © Sonia Tucunduva Philippi

Editora gestora: Sônia Midori Fujiyoshi
Editoras: Ana Maria da Silva Hosaka, Eliane Usui
Assessoria técnica: Julia Maria Cunha de Lucena
Projeto gráfico: Acqua Estúdio Gráfico
Ilustrações de capa e abertura dos capítulos: Flavia Mielnik
Ilustração dos cabeços: Kulbei Yauheni – Depositphotos
Ilustração Pirâmide dos Alimentos: Luís Henrique de Souza – Agência Peppery Comunic
Ilustração Capítulo 10: Triall Editorial Ltda
Editoração eletrônica: Triall Editorial Ltda
Capa: Plinio Ricca

CIP-BRASIL. CATALOGAÇÃO NA PUBLICAÇÃO
SINDICATO NACIONAL DOS EDITORES DE LIVROS, RJ

P636n
4. ed.

Philippi, Sonia Tucunduva

Nutrição e técnica dietética / Sonia Tucunduva Phillippi, - 4. ed. - Barueri[SP]:
Manole, 2019
: il.   (Guias de nutrição e alimentação)

Inclui bibliografia e índice
ISBN 978-85-204-5430-5

1. Nutrição. 2. Hábitos alimentares. 3. Dietoterapia I. Título. II. Série.

19-55684   CDD: 613.2
                                      CDU: 613.2

Leandra Felix da Cruz - Bibliotecária - CRB-7/6135

1ª edição – 2003; reimpressão – 2004
2ª edição – 2006; reimpressões – 2008, 2010
3ª edição – 2014; reimpressão – 2016
4ª edição – 2019

Editora Manole Ltda.
Avenida Ceci, 672 – Tamboré
06460-120 – Barueri – SP – Brasil
Tel.: (11) 4196-6000
www.manole.com.br | https://atendimento.manole.com.br/

Impresso no Brasil | *Printed in Brazil*

SOBRE A AUTORA

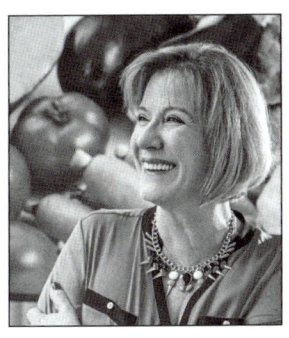

Sonia Tucunduva Philippi

Docente e pesquisadora do Departamento de Nutrição da Faculdade de Saúde Pública da Universidade de São Paulo (USP). Professora-associada com mestrado e doutorado pela USP. Foi presidente da Associação Paulista de Nutrição (Apan), membro da diretoria da Associação Brasileira de Nutrição (Abran), do Conselho Consultivo da Sociedade Brasileira de Alimentação e Nutrição (Sban) e vice-presidente do Conselho Regional de Nutricionistas (CRN3) no período 2014-2017. Recebeu importantes prêmios na área da saúde e nutrição: Prêmio 100 Mais Influentes da Saúde – Revista *Healthcare Management* (maio 2015); Prêmio Saúde – Editora Abril (novembro 2014); Prêmio Dra. Eliete Salomon Tudisco do CRN3 – destaque profissional na área acadêmica (agosto 2014) e Homenagem LIDE Saúde Nutrição em 2016. Autora do software Web Virtual Nutri Plus. Coordenadora da Coleção Guias de Nutrição e Alimentação e autora dos livros *Frutas: onde elas nascem?*, *Recomendações nutricionais – nos estágios de vida e nas doenças crônicas não transmissíveis* e *Tabela de composição de alimentos*, todos publicados pela Editora Manole.

À minha mãe,
Nadia

SUMÁRIO

APRESENTAÇÃO

Apresentar alguma coisa que a gente gosta é assim… Nasceu mais um livro, demorou, mas saiu! Entretanto, esta é uma apresentação diferente, pois se trata de uma edição festiva de 15 anos de existência e de sucesso do nosso livro de Técnica Dietética. O tempo passou muito rápido…

A primeira edição foi resultado de anos vivenciados em planejamento e avaliação do Programa de Saúde e Nutrição para a comunidade, que permitiram uma leitura das necessidades dos profissionais que atuam nos diferentes níveis de atendimento nutricional às populações. A vivência acadêmica e de pesquisa, bem como a formação e a orientação de alunos no curso de Nutrição da USP, asseguraram a confiança indispensável para concretizar o livro, ferramenta necessária para todos aqueles que trabalham com a Dietética, Nutrição Clínica, administração de unidades de alimentação, Nutrição em Saúde Pública, Hotelaria e Gastronomia.

Mas a Técnica Dietética mudou… Não é mais só aquela disciplina que trata dos procedimentos empregados para tornar possível a utilização dos alimentos, satisfazendo os desejos sensoriais e conservando seus valores nutritivos, ela se amplia com a tecnologia e a diversidade da atuação do nutricionista. O conhecimento científico sobre os alimentos naturais e industrializados, o modo adequado de prepará-los segundo técnicas básicas e a melhor forma de apresentá-los continua sendo o foco desafiador mesmo depois de 15 anos, até porque o estudo das técnicas dietéticas é importante, tendo em vista que a culinária talvez seja a mais básica das tecnologias, que teria sido um grande fator transformador da nossa história evolutiva.

São 19 capítulos distribuídos desde os mais conceituais aos específicos para os diferentes alimentos e preparações.

O Capítulo 1, "Técnica Dietética", aborda os conceitos e os objetivos da Técnica Dietética e das aulas no Laboratório de Técnica Dietética. O Capítulo 2 traz a metodologia e as técnicas para mensuração dos ingredientes, pesos e medidas e o método para a redação de receitas culinárias. O Capítulo 3 trata dos alimentos naturais, industrializados e preparações culinárias com conceitos; e o Capítulo 4, das técnicas básicas de preparo, abordando as operações de pré-preparo, processos básicos de cocção e os indicadores no preparo dos alimentos. O Capítulo 5, sobre Técnica Dietética, alimentação saudável e a pirâmide alimentar, descreve os grupos e as porções alimentares, atendendo a uma demanda dos leitores que solicitaram essas informações atualizadas e necessárias.

A partir do Capítulo 6, a quarta edição aborda os conceitos, os valores nutritivos, as formas de consumo e de conservação de diversos alimentos e preparações: cereais, massas e pães; verduras e legumes; frutas; leite, queijo e iogurte; carnes; ovos; leguminosas; óleos e gorduras; açúcares; caldos, molhos e sopas; essências, especiarias e ervas aromáticas. No Capítulo 17 é apresentado todo o conteúdo atualizado e ampliado sobre as diferentes bebidas que compõem o cardápio do brasileiro.

O Capítulo 18 descreve as principais preparações da culinária brasileira por regiões e a culinária internacional e seus principais destaques pelos países. E, finalmente, o Capítulo 19 introduz o inglês instrumental como uma ferramenta eficiente na Técnica Dietética.

O livro traz ainda a planta física do Laboratório de Técnica Dietética e um glossário de terminologias.

Esta edição festiva de 15 anos do livro *Nutrição e Técnica Dietética*, que agora faz parte da Coleção Guias de Alimentação e Nutrição, me deixa a sensação que posso melhorar a cada dia e oferecer sempre um conteúdo de qualidade produzido com muito carinho.

Boa leitura!

PREFÁCIO DA QUARTA EDIÇÃO

Recebo da Prof. Sonia Tucunduva Philippi a missão – dificílima como toda missão tão honrosa – de dialogar, em um prefácio, com os leitores desta obra essencial para nutricionistas, técnicos em Nutrição e demais profissionais que fazem do alimento seu objeto de estudo e de trabalho.

Dentro do projeto sólido que a obra já apresentava em suas três edições anteriores, temos agora em mãos a **Edição Especial de 15 anos**. É momento, portanto, de celebrar esta edição revisada e ampliada, que passa agora a integrar a Coleção Guias de Nutrição e Alimentação.

Ao longo desse período, a Ciência da Nutrição sofreu muitas mudanças, especialmente no que se refere à definição de "alimentação saudável". Vivenciamos a tendência crescente de uma percepção reducionista da alimentação, como resultado apenas do consumo de nutrientes, com ênfase aos seus aspectos meramente fisiológicos e bioquímicos.

Recentemente, como contraponto, alguns autores perceberam a necessidade de valorizar as habilidades culinárias e a comensalidade como aspectos essenciais para a adoção de práticas alimentares saudáveis. Assim, o prazer alimentar passou a ser importante neste contexto, sendo um aspecto a ser incentivado e estabelecido como indispensável para um comer saudável.

É importante registrar que tais premissas, apesar de aparentemente inovadoras, sempre estiveram presentes em Técnica Dietética, definida como "a sistematização e o estudo dos procedimentos para tornar possível a plena utilização dos alimentos, visando à preservação do valor nutritivo e à obtenção dos caracteres sensoriais desejados". Essa conceituação abrange, portanto, desde sua origem, o aspecto de sociabilidade da alimentação, que envolve combinações de alimentos, preparações culinárias e o consumo prazeroso das refeições.

Reconhecida fonte de referência para estudantes e profissionais da área de Nutrição, o livro *Nutrição e Técnica Dietética* apresenta conceitos fundamentais sobre alimentação e nutrição. Está organizado em 19 capítulos e discorre sobre os conceitos, valores nutritivos, formas de preparo, consumo e conservação dos diferentes alimentos. Um dos grandes méritos da Profa. Sonia Tucunduva Philippi, autora desta e de outras obras da mesma coleção, é a organização dos conteúdos de forma didática, com destaque às informações essenciais e cientificamente relevantes.

A apresentação da Profa. Sonia Tucunduva Philippi seria dispensável neste texto introdutório, porém peço licença aos leitores para celebrar uma longa e valiosa amizade e deixar aqui registrados meu respeito e admiração.

Sonia Tucunduva Philippi é um dos nomes mais importantes da Nutrição no Brasil. Tem dedicado toda sua carreira acadêmica – e também o seu generoso coração – à formação de novos profissionais. Esses profissionais da Nutrição, dentre os quais me incluo com imenso orgulho, são intensamente influenciados por seu olhar voltado para a ampliação da autonomia das pessoas em suas escolhas alimentares, por meio da valorização do alimento, suas diferentes formas de preparo e consumo, respeitando-se as diferenças individuais, emocionais e sociais.

É indiscutível a relevância acadêmica desta obra! Que venham mais muitos anos de sucesso!

Ana Carolina Almada Colucci
*Nutricionista, Mestre e Doutora em Saúde Pública pela
Faculdade de Saúde Pública da Universidade de São Paulo.
Coordenadora do curso de Nutrição da Universidade
Presbiteriana Mackenzie*

PREFÁCIO DA
PRIMEIRA EDIÇÃO

Um livro de Técnica Dietética, elaborado por uma nutricionista como a doutora Sonia Tucunduva Philippi, que, por 11 anos, foi professora responsável pela disciplina de mesmo nome do Curso de Graduação em Nutrição da USP, aliando criatividade à sua capacidade técnico-científica, despertando seus alunos para uma matéria de importância fundamental na formação do nutricionista – o preparo de alimentos –, terá lugar de destaque na biblioteca dos cursos de Nutrição do país.

Mas, pelo seu conteúdo, é certo que será também o livro de consulta de alunos e profissionais de nutrição, não só aos que se preocupam com a qualidade nutricional de preparações culinárias, mas que têm consciência do nível de importância que deve ser dado à qualidade sensorial dessas preparações. Se a Ciência da Nutrição tem como objetivo cuidar para que todos os princípios nutritivos estejam presentes na alimentação do ser humano, é a culinária, arte e também ciência, que deve cumprir seu objetivo hedônico de oferecer preparações culinárias que sejam ingeridas com prazer, além de garantir a aplicação dos princípios científicos a serem observados pelos manipuladores de alimentos, devidamente orientados por um nutricionista, cuidando não somente da conservação e/ou melhoria do valor nutritivo, mas do controle higiênico sanitário desses alimentos, sem o qual a saúde humana pode estar em risco.

A doutora Sonia, aliando a formação de pesquisadora à sua experiência profissional, aborda conceitos e objetivos da Técnica Dietética e os procedimentos gerais para a execução de um protocolo ou de uma receita culinária, apresentando as técnicas básicas do preparo de alimentos e agrupando-os por suas características físico-químicas, além de dedicar um capítulo à culinária do Brasil e do mundo. Pela qualidade de seu conteúdo, que foi exaustivamente trabalhado, esta obra está destinada ao sucesso.

Nesta oportunidade, cumprimento a doutora Sonia não somente por este livro, mas por toda a sua vida, sua experiência profissional e pela riqueza de seu currículo. Agradeço a honra de prefaciar esta obra, que me trouxe a grande alegria e o orgulho de ver vitoriosa uma aluna da disciplina Estudo Experimental dos Alimentos, que introduzi no curso de graduação de Nutrição da USP e do qual, por 10 anos, fui a professora responsável.

Parabéns!

Maria Helena Villar Nutricionista
Livre-docente em Nutrição Social. Foi coordenadora do curso de Nutrição da Universidade Anhembi Morumbi

AGRADECIMENTOS

A descoberta de alguém que seja competente e adivinhe seus pensamentos aconteceu com a indicação da Profa. Andrea Romero de Almeida. A aluna do curso de Nutrição da Universidade Presbiteriana Mackenzie veio para uma entrevista e achei que seria um investimento que valeria a pena. E como valeu! Julia Cunha Lucena foi incansável nas buscas pela atualização e revisão dos capítulos do livro. Comprometida e ávida por aprender, nos tornamos uma parceria produtiva e amiga. Obrigada pela presença nesta quarta edição.

Agradeço à nutricionista Mariana Cervato pela colaboração no capítulo sobre Culinária Internacional. A leitura cuidadosa e as sugestões foram determinantes na melhoria do conteúdo do capítulo.

O pedido de um prefácio sempre demanda reflexões sobre quem seria a pessoa mais indicada. Desta vez não tive dúvida, pois sua carreira acadêmica a credenciava para essa tarefa, mas principalmente sua delicadeza no trato com as pessoas e a seriedade para com a ciência da Nutrição atestaram o belíssimo prefácio desta edição comemorativa. Obrigada, Profa. Ana Carolina Almada Colucci, você me emocionou.

Ana Maria da Silva Hosaka, Eliane Usui e Flavia Mielnik, meus agradecimentos pelo apoio técnico e pela competência, profissionalismo e amizade de sempre.

Meu carinho para as alunas do curso de Nutrição que conheci no IV Conae em Natal, Rio Grande do Norte, que me homenagearam criando no WhatsApp o grupo de estudo "Sonias Tôcunduvida". Fiquei imensamente feliz!

E finalmente aos coordenadores, professores e alunos dos cursos de Nutrição de todo o Brasil por adotarem nosso livro. Vocês são minha inspiração e é para vocês que dedico meu tempo escrevendo sobre Nutrição e Alimentação.

SEGUNDA E TERCEIRA EDIÇÕES, 2006-2014

Desde 2003, a leitura atenta e a constante utilização do *Nutrição e Técnica Dietética* pelos alunos, como material de consulta e apoio para as pesquisas e aulas, foram fundamentais para a elaboração desta 3ª edição ampliada e atualizada. Novamente, prevaleceu o espírito de equipe com a integração dos meus alunos de iniciação científica do curso de Nutrição, assim como os estagiários e os mestrandos. Meus agradecimentos e carinho para: Ivy de Oliveira, Vanessa Mendes, Érika Yassunaga, Fernanda Marcheto, Lívia Michelazzo, Luciana Rumy Kaneshiro, Carolina Menezes, Carolina Pimentel, Adriana de Paula Santos e Ana Carolina Barco Leme.

PRIMEIRA EDIÇÃO, 2003

A reunião e o desenvolvimento dos temas para a primeira edição, em 2003, só foram possíveis graças à intensa e à valiosa colaboração de várias pessoas: Ana Carolina Castro Teixeira, Lucimara dos Santos Barbosa, Michele Yuri Itamoto, Lysia Duarte Henriques, Viviane Polacow, Mariana Guimarães Weiler, Roberta de Lima Ribeiro Coutinho, Camila Gonçalves Guimarães, Alessandra Favano, Elizabeth Maria Bismarck Nasr, Erika Checon Blandino, que foram alunas monitoras nas disciplinas de Técnica Dietética do curso de Nutrição da Faculdade de Saúde Pública da USP. Foram essenciais, na mesma época, as participações das alunas Ana Paula Giorgi, da Nutric., Bianca Montoni e Tatiana Tucunduva Philippi, responsável pela revisão do inglês instrumental.

A pesquisa bibliográfica e a organização de alguns capítulos contaram com o auxílio dos alunos de pós-graduação em Nutrição da Faculdade de

Saúde Pública da USP, do Programa de Aperfeiçoamento de Ensino – PAE (níveis mestrado e doutorado): Graziela Mantoanelli, Ana Carolina Almada Colucci, Andréa Romero Latterza, Ana Teresa Rodrigues Cruz, Cynthia Maria Azevedo Antonaccio, Karin Louise Lenz Dunker, Raquel de Andrade Cardoso e Regilda Soraia dos Reis Moreira.

Os agradecimentos também foram para aqueles que colaboraram na elaboração da planta do Laboratório de Técnica Dietética: Adriana Olivani, arquiteta, e Caio Tucunduva Philippi, engenheiro civil.

Agradeço à Profa. Dra. Regina Mara Fisberg, pela valiosa colaboração e discussão em alguns dos capítulos; à Neide Rigo, Maria Silvério Emígdio e Rita de Cássia Montes Braggio, pessoas maravilhosas que enriqueceram a primeira edição deste livro.

Agradeço ainda, de maneira muito especial, à Profa. Ana Carolina Almada Colucci pela organização e sistematização final da primeira edição do livro.

TÉCNICA DIETÉTICA

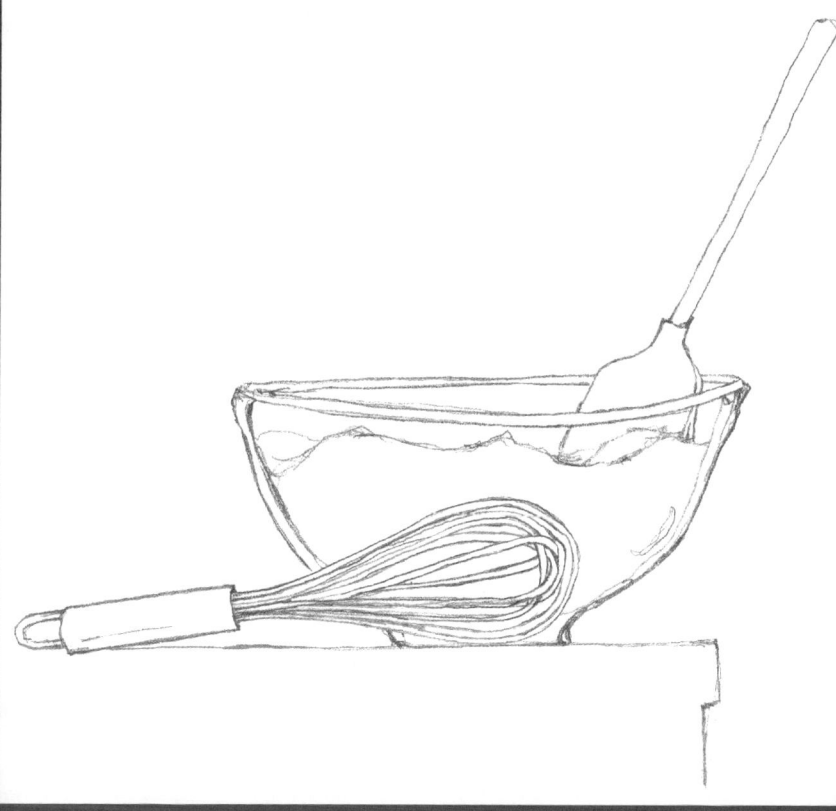

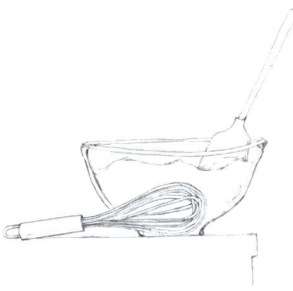

▶ S U M Á R I O

INTRODUÇÃO

A Técnica Dietética, disciplina importante para o conhecimento da Ciência da Nutrição, é uma ferramenta indispensável para o desenvolvimento dos profissionais das áreas de Nutrição, Alimentação, Gastronomia e afins.

A Nutrição pode ser definida como a ciência que estuda todos os processos por meio dos quais o organismo recebe, utiliza e elimina os nutrientes ingeridos. Mas a Nutrição é bem mais ampla e complexa, envolvendo aspectos desde a seleção, escolha e preparo dos alimentos, passando pelo contexto de vida do indivíduo, até sua relação com a saúde e a doença.

A alimentação é entendida como um ato voluntário e consciente que depende do indivíduo. Ela deve ser planejada individualmente, de acordo com os hábitos alimentares, dividida em refeições, de acordo com as recomendações nutricionais, preferências alimentares e respeitando-se as condições biopsicossociais e ambientais, além do prazer em comer.

A Dietética é considerada um ramo da Ciência da Nutrição que estuda e aplica os princípios e processos básicos da alimentação no organismo humano, e permite o planejamento, a execução e a avaliação de dietas adaptadas às características biopsicossociais e ambientais, às culturas e atitudes alimentares dos indivíduos (Philippi, 2014), considerando-se crenças, pensamentos, sentimentos e comportamentos relacionados aos alimentos e às técnicas dietéticas utilizadas.

TÉCNICA DIETÉTICA (TD)

Conceitos e objetivos

A Técnica Dietética é a sistematização e o estudo dos procedimentos para tornar possível a plena utilização dos alimentos, visando à preservação do valor nutritivo e à obtenção dos caracteres sensoriais desejados. Também fazem parte da Técnica Dietética as operações tecnológicas a que são submetidos os alimentos, as modificações ocorridas durante seu processamento até o consumo final e a apresentação sensorial dos alimentos. O estudo dessas técnicas é importante, tendo em vista que a culinária talvez seja a mais básica das tecnologias, que teria sido um grande fator transformador da nossa história evolutiva.

Os objetivos da Técnica Dietética podem ser classificados em: dietético, digestivo, nutritivo, higiênico, sensorial, operacional, econômico e ambiental.

- Dietético: consiste em adequar a quantidade (gramas, medidas usuais ou porções), qualidade e forma de preparo dos alimentos da dieta às necessidades fisiopatológicas do indivíduo ou da população.
- Digestivo: consiste em modificar os alimentos por meio de processos culinários, a fim de facilitar a digestão. As técnicas utilizadas na preparação dos alimentos facilitam e antecipam as etapas digestivas. Alguns alimentos podem ser ingeridos crus (verduras), outros necessitam apenas da separação das partes não comestíveis ou de divisão em partes menores (frutas). Há também alimentos que necessitam de cocção para tornarem-se comestíveis e digeríveis (arroz e feijão). Além dos processos culinários, as condições do sistema digestório humano determinam a digestibilidade. Para substituir alguma etapa digestiva inexistente ou prejudicada no organismo, existem técnicas culinárias que facilitam a digestão. Exemplos disso são o mingau e a sopa, preparados cozidos e/ou liquidificados para atender às necessidades de crianças, idosos e doentes.
- Nutritivo: consiste em selecionar os mais adequados métodos de preparo de alimentos para otimização e conservação máxima do seu valor nutritivo. A preservação dos nutrientes deve ser observada em todas as etapas, desde a seleção, compra, armazenamento até o consumo. Durante o pré-preparo e o preparo do alimento até o consumo efetivo, também devem ser consideradas as possibilidades de preservar e melhorar seu valor nutritivo. A salada de frutas e o suco de laranja devem ser preparados e servidos imediatamente, para evitar perdas de vitamina C, que ocorrem pelo aquecimento ou exposição do alimento ao calor ou temperatura ambiente.
- Higiênico: consiste em prevenir a ação de fatores externos que possam prejudicar a qualidade dos alimentos e, ao mesmo tempo, prolongar a

sua vida útil. Por serem substâncias vivas e ricas em nutrientes, os alimentos estão sujeitos à deterioração e contaminação, o que os torna veículos de agentes contaminantes biológicos, físicos ou químicos, que podem causar agravos à saúde dos indivíduos. Adequadas técnicas de seleção, manuseio, preparo, distribuição e armazenamento contribuem para a preservação dos alimentos. Portanto, os perecíveis, como frutas, verduras, legumes e carnes, merecem maiores cuidados.

- Sensorial: consiste em apresentar o alimento de forma que desperte todos os sentidos, não apenas o paladar, pois cada alimento possui suas próprias características sensoriais: aparência, cor, odor, sabor (doce, azedo, amargo, salgado e o quinto sabor, umami), consistência ou textura que podem ser preservadas, ressaltadas ou modificadas por meio de técnicas culinárias adequadas. Além de nutritivos, higienicamente seguros e com boa digestibilidade, os alimentos precisam estar sensorialmente atraentes para que sejam bem-aceitos e consumidos, podendo contribuir, assim, para a saúde nutricional e emocional do indivíduo.

- Operacional: consiste em preparar e organizar espaços físicos, materiais, equipamentos e utensílios; planejar os cardápios e capacitar a mão de obra selecionada para o trabalho.

- Econômico: consiste em escolher as técnicas a serem empregadas no preparo de alimentos, considerando os custos e os recursos humanos, materiais e financeiros disponíveis. O aspecto econômico envolve planejamento técnico dos cardápios e compras racionais, que levem em conta: safra e disponibilidade no mercado, avaliação periódica de quantidades *per capita*, armazenamento correto, pré-preparo sem desperdício e, finalmente, aplicação de técnicas culinárias que preservem o valor nutritivo e melhorem o paladar e a aceitabilidade do alimento. Também deve ser considerado o reaproveitamento seguro, quando existirem sobras alimentares limpas e o uso integral do alimento. Para maior economia, é necessário simplificar as operações, o que melhora a relação custo/benefício de uma preparação. O valor de um alimento pode ser avaliado por seu conteúdo nutricional, suas possibilidades de aproveitamento e sua capacidade de manipulação. Devem-se utilizar energia e mão de obra reduzidas, mas mantendo-se sempre a qualidade e o valor

nutritivo dos alimentos. Bons indicadores do objetivo econômico podem ser a quantidade de alimento que sobra nos pratos (resto) e a
quantidade de sobra limpa (que foi preparada, mas não servida). A
existência de resto e sobra limpa revela um gasto além do necessário,
causado por falhas no planejamento ou de execução da preparação
culinária.

- Ambiental: consiste no planejamento dietético saudável e sustentável
  com técnicas que contribuem para a saúde e para um sistema alimentar
  que não degrade os recursos naturais.

LABORATÓRIO DE TÉCNICA DIETÉTICA (LTD)

O LTD deve ser planejado como unidade de docência e pesquisa, a
fim de apoiar o ensino da Técnica Dietética em seus aspectos práticos.
Nesse laboratório são elaborados protocolos de preparações com os diversos grupos de alimentos, com o objetivo de desenvolver receitas culinárias, conhecer as modificações ocorridas com os alimentos durante a
manipulação, preparar o alimento, estudar indicadores e dimensionar
pesos, medidas e porções de alimentos.

Para que seja possível o estudo adequado de técnica dietética, alguns critérios devem ser estabelecidos no LTD. Os procedimentos, protocolos e/ou receitas devem ser definidos a partir dos ingredientes, das
quantidades e das formas de preparo, a fim de que os resultados obtidos
sejam confiáveis. A seleção criteriosa dos alimentos a serem utilizados
deve garantir o valor nutritivo e as adequadas condições higiênico-sani-
tárias das preparações.

No LTD, o monitoramento constante de todas as modificações
ocorridas com os alimentos durante o preparo é fundamental, bem como o registro rigoroso de tais informações. É importante ainda determinar o rendimento de cada preparação, estabelecer o padrão das porções
e o custo de cada ingrediente para que se possa elaborar o cálculo do
valor nutritivo e do custo por porção.

O LTD deve ser planejado para permitir a realização adequada das
atividades didáticas e da pesquisa. A planta física de um LTD deve considerar áreas para ensino, preparação, degustação e discussão dos resul-

tados; desenvolvimento das receitas; avaliação sensorial; armazenamento de materiais e utensílios; e área de sanitários e vestiários (Anexo 1). Quando possível, recomenda-se uma área física destinada para a avaliação sensorial das preparações, com cabines individualizadas, com proximidade e comunicação ao LTD.

A. Área de ensino: sala com cadeiras e apoio voltados para a bancada de demonstração com fogão, cuba, computador e espelho suspenso para permitir melhor visualização das aulas práticas.

B. Área para degustação: bancada em "U" com banquetas que permitam acomodação dos alunos para discussão dos resultados e degustação das preparações realizadas em aula.

C. Área para desenvolvimento das preparações culinárias, protocolos e projetos de pesquisa: bancada com fogão, cuba, computador, área de pré-preparo e local para armazenamento de utensílios; bancada com as balanças eletrônicas; bancada para dispor os ingredientes a serem utilizados em aula; freezer, geladeira, banho-maria, forno micro-ondas, forno combinado, forno elétrico, lava-louças e outros. Nessa área, devem também estar planejados os sistemas de exaustão, iluminação e ventilação compatíveis com a área física do laboratório.

D. Área para avaliação sensorial: cabines individuais para degustação, com pequenas cubas, computadores e iluminação apropriada.

E. Local para armazenar: utensílios (liquidificador, batedoira, centrífuga, fritadeira, formas, assadeiras, panelas, caldeirões), materiais descartáveis, materiais de ensino (livros, periódicos, revistas).

F. Despensa seca: armário para armazenamento de alimentos não perecíveis.

G. Local para lixo (próximo à saída do laboratório).

H. Sanitários e vestiários com chuveiros de segurança.

Objetivos das aulas no LTD

- Conhecimento dos alimentos *in natura* e industrializados (aspecto, forma, tipo) a serem utilizados em diferentes preparações.
- Utilização correta dos materiais, utensílios e equipamentos do LTD.

- Sistematização dos procedimentos e das técnicas adequadas para aquisição, seleção, pré-preparo, preparo, conservação, armazenamento e apresentação dos alimentos.
- Conhecimento dos pesos dos diversos tipos de alimentos e suas respectivas proporções entre medidas usuais de consumo e medidas padronizadas.
- Avaliação e degustação das preparações culinárias.
- Prática das normas de higiene e manipulação dos diferentes alimentos.
- Cálculo de valor nutritivo, indicador de parte comestível, indicador de conversão, indicador de reidratação e custo das preparações (total e por porção).
- Elaboração de projeto de pesquisa desenvolvendo protocolos, preparações e experimentos de acordo com técnicas dietéticas adequadas.
- Desenvolvimento de espírito de equipe na execução das tarefas, para maior eficiência do trabalho com relação ao tempo dispendido, qualidade do produto final, limpeza do local utilizado, manutenção adequada dos materiais, equipamentos e objetivos da equipe.

Regras a serem observadas no LTD

Para o funcionamento adequado e o rendimento do trabalho, algumas regras devem ser observadas com relação à conduta pessoal, higiene pessoal, manipulação de alimentos, higienização de materiais, aos utensílios e equipamentos, ao planejamento e à organização do trabalho.

Conduta pessoal

O LTD deve ser visto como um ambiente de ensino e pesquisa, portanto, cada aluno será responsável por si próprio e pelos resultados do trabalho em grupo. A fim de facilitar o convívio e a integração, o aluno deverá estar atento à sua conduta pessoal e obedecer às seguintes regras:

- Ser pontual.
- Não consumir alimentos, principalmente aqueles que estiverem sendo preparados.
- Não usar joias ou acessórios que possam prejudicar a manipulação dos alimentos.

- Manter um bom relacionamento pessoal com os colegas, professores e funcionários.
- Colaborar nas tarefas durante a preparação e a degustação dos alimentos; lembrar que degustar é "experimentar" o alimento apenas para poder avaliá-lo, portanto, não é necessário comer exageradamente.
- Empenhar-se em aprender a organizar e distribuir as porções de alimentos para degustação e avaliação.

Higiene pessoal

Com relação à higiene pessoal, o aluno deverá:

- Usar, obrigatoriamente, avental, de preferência com mangas e touca descartável, prendendo todo o cabelo.
- Entrar no LTD já uniformizado e com os cabelos presos; deve-se evitar o uso de redes nos cabelos, pois não são eficientes.
- Lavar as mãos com água e sabão ao entrar no LTD, ao iniciar o trabalho e sempre que se fizer necessário.
- Não fumar no LTD.

Manipulação de alimentos

- Não levar à boca talheres, espátulas ou as mãos que manipularam alimentos.
- Lavar os talheres utilizados para provar tempero ou verificar "o ponto" dos alimentos imediatamente após o uso.

Higienização de materiais, utensílios e equipamentos

- Retirar os restos de alimentos e o excesso de gordura dos utensílios antes do início da lavagem.
- Destinar de forma correta os resíduos orgânicos e não orgânicos.
- Lavar todos os materiais, utensílios e equipamentos imediatamente após o uso.
- Secar todos os materiais, utensílios e equipamentos antes de guardá-los.
- Ser responsável pela limpeza total de sua área de trabalho, área de pesagem e área de degustação.

Planejamento e organização do trabalho

- Aguardar a divisão dos trabalhos.
- Ler atentamente as instruções contidas em cada receita ou protocolo.
- Planejar o trabalho antes de iniciá-lo.
- Reunir todo o material necessário para o desenvolvimento do trabalho (equipamentos, utensílios e ingredientes) antes de iniciar a execução.
- Transportar os alimentos em utensílios apropriados, sempre aparados em pratos ou bandejas.
- Colocar cada material em seu lugar próprio depois de utilizado e limpo.
- Desprezar os restos de alimentos após a degustação, pois em razão da excessiva manipulação eles podem causar danos à saúde.

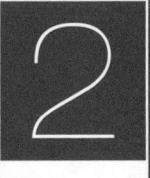

2

METODOLOGIA PARA PESOS E MEDIDAS

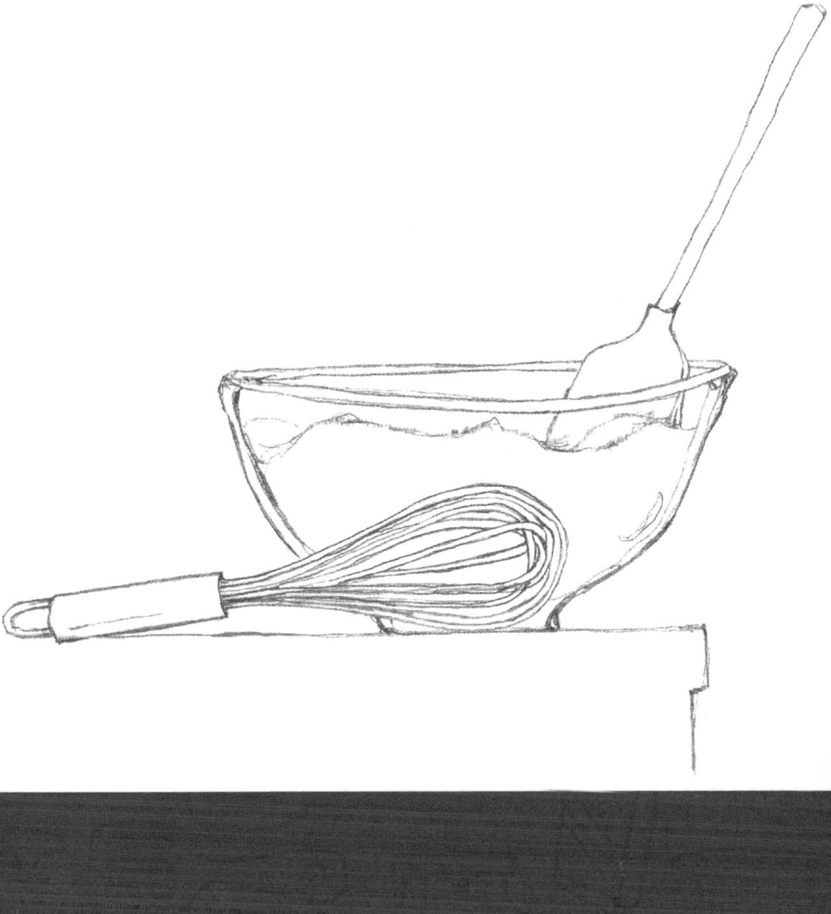

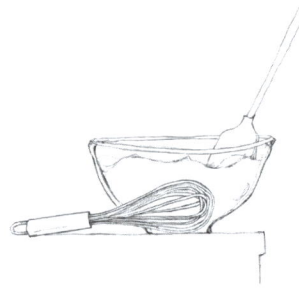

► S U M Á R I O

INTRODUÇÃO

Para que uma preparação culinária seja realizada e reproduzida com sucesso, vários fatores são importantes, tais como tipo de utensílio, temperatura e tempo de preparo, além da qualidade e quantidade dos ingredientes. A reprodução dessas condições garantirá a obtenção de resultados semelhantes a cada repetição da receita ou protocolo, mesmo quando elaborados diversas vezes e por pessoas diferentes.

A redação de uma receita deve conter informações claras e precisas, a fim de possibilitar sua fácil compreensão e para melhor reprodutibilidade.

Quando se executa uma receita, é imprescindível que os ingredientes sejam medidos com precisão. Os valores para pesos e medidas não podem ser elaborados com exatidão matemática; devem-se considerar as diferenças de volume entre os vários tipos de utensílios usados como medida, além da maior ou menor acomodação do alimento no recipiente. A fim de minimizar essas variações de medida, a Técnica Dietética desenvolveu métodos para a pesagem dos alimentos na elaboração de receitas.

Obter medidas exatas requer instrumentos com capacidade de medidas padronizadas, como balança, proveta, béquer, litros ou recipientes graduados que facilitem a medição dos ingredientes. O emprego de medidas exatas garante a reprodutibilidade da receita e auxilia o controle de qualidade, quantidade e custo.

Outra forma para medição de ingredientes é a utilização de medidas usuais de consumo, também conhecidas como medidas caseiras (xícaras, colheres, copos, escumadeira, concha). Como esses recipientes são de diferentes tamanhos, podem ocorrer variações nos valores em grama (g) ou em mililitro (mL) dos ingredientes. Tais variações podem ser minimizadas, desde que o método de utilização e de manipulação dos ingredientes seja cuidadosamente padronizado. A vantagem da utilização de medidas usuais deve-se à disponibilidade dos utensílios domésticos, por seu menor custo e sua facilidade de obtenção em virtude dos hábitos alimentares. Porém, com a utilização de medidas usuais, pode-se obter um produto final diferente a cada execução da receita, tornando mais difícil o controle de qualidade, quantidade e custo, pela dificuldade na padronização das quantidades.

Para que os procedimentos de pesagem e medição de ingredientes sejam adequados, são essenciais o conhecimento da capacidade volumétrica dos utensílios e sua padronização de medidas. Assim, é possível saber a densidade do alimento (gramas de alimento por unidade de volume) e estimar a quantidade do ingrediente para qualquer utensílio utilizado.

PROCEDIMENTOS GERAIS PARA EXECUÇÃO DE UM PROTOCOLO OU UMA RECEITA CULINÁRIA

Antes de iniciar uma receita ou um protocolo, é importante ler com atenção todos os itens, a fim de assegurar as condições de preparo e evitar a interrupção do trabalho.

Todos os ingredientes e recipientes necessários ao experimento devem estar reunidos, assim como os utensílios e equipamentos utilizados como medida devem ser padronizados e separados previamente.

Mensuração dos alimentos

Para trabalhar com alimentos, são necessárias balanças digitais ou eletrônicas de precisão. Quando se utiliza uma balança de precisão, recomenda-se usar a mesma para a pesagem de todos os ingredientes, evitando-se, assim, alterações decorrentes de possíveis diferenças entre equipamentos. É importante observar a capacidade máxima de pesagem da balança e verificar sua regulagem com frequência.

Um recipiente medidor deverá ser primeiramente pesado e ter seu peso anotado. Em seguida, o ingrediente deverá ser colocado nesse recipiente e pesado. Para a obtenção do peso da amostra, é necessário subtrair o peso do recipiente e anotar o resultado (que será correspondente apenas ao do alimento).

Uma balança digital precisa ser primeiramente zerada e nivelada. Após a colocação do recipiente medidor, a balança deve ser tarada (zerada); o alimento pode, então, ser colocado no recipiente; o peso obtido será correspondente somente ao do alimento.

Técnicas para pesagem e medição dos ingredientes

Ingredientes secos

Os alimentos sólidos são muito diversos quanto à forma física (tabletes, pedaços, grãos, pós e outros), o que demanda cuidados especiais para uma pesagem e medição precisas, necessárias tanto à padronização de receitas quanto ao preparo de dietas especiais.

Os alimentos secos, como farinha, açúcar, aveia ou grãos, não devem ser pressionados para serem medidos. Caso estejam com grumos, encaroçados, deve-se usar uma colher para desmanchar os grumos. Com o auxílio de uma colher, os alimentos devem ser cuidadosamente colocados no utensílio de medida (xícara ou colher padronizada), sem que sejam comprimidos, até que o utensílio esteja cheio por completo. Utilizando-se uma espátula ou o lado cego da faca, a superfície do recipiente deve ser nivelada, retirando-se o excesso. O ingrediente não deve ser retirado da lata ou do pacote com o utensílio de medição.

Ingredientes líquidos

Como para os alimentos sólidos, a padronização de medidas também é necessária para os líquidos. Nesse caso, não há preocupação com a compactação natural do alimento, mas as regras básicas de pesagem (quanto à temperatura do alimento e ao nivelamento) devem ser observadas.

Os alimentos líquidos devem ser colocados nos utensílios nos quais serão pesados e, em seguida, transferidos para medidores de vidro com graduação, ou xícaras de tamanho adequado, para leitura do volume. O recipiente deve ser preenchido aos poucos, com o auxílio de um funil, até atingir a quantidade indicada pela receita. Quando dentro do medidor, os líquidos formam um menisco na superfície livre. A leitura do volume deve ser feita em superfície plana, com os olhos no nível do menisco, e deve ser tomada a medida de sua parte inferior. É possível ainda usar xícaras e colheres padronizadas, pois ambas apresentam capacidades conhecidas.

Ingredientes pastosos ou gordurosos

Alimentos pastosos (como doce de leite) ou gordurosos (como manteiga ou margarina) devem ser pesados sempre em temperatura ambiente e colocados em um utensílio padronizado com o auxílio de uma colher. Deve-se pressionar o alimento a cada adição, a fim de aco- modá-lo e evitar a formação de bolhas de ar. Quando a medida estiver cheia, a superfície deve ser nivelada com uma espátula ou com o lado cego de uma faca para retirar o excesso. Se a quantidade solicitada na receita for medida em colheres, o alimento poderá ser colocado direta- mente, desde que se tomem precauções para evitar a formação de bolhas e a aderência do produto na parte externa da colher (se isso acontecer, deve-se retirar o excesso). Nesse caso, os ingredientes também devem ser nivelados com espátula ou faca. Para a pesagem de óleos, devem ser observados os mesmos procedimentos para ingredientes líquidos.

Método para redação de receitas culinárias

A receita consiste em uma fórmula para obtenção de uma prepara- ção culinária. Deve apresentar ingredientes, quantidades, modo e tempo de preparo, rendimento, valor calórico e custo.

Escrever uma receita culinária exige um método que permita ao leitor compreender e executar a fórmula, assim como a repetição com resultados semelhantes (reprodutibilidade) em todas as vezes que a re- ceita for preparada.

As receitas devem apresentar:

- Um nome fantasia (bolo floresta negra, por exemplo).
- Um nome técnico com a descrição da preparação e identificação dos principais ingredientes (bolo de chocolate com cereja, chantili e raspas de chocolate).
- Listagem detalhada dos ingredientes, que permite a separação prévia de todos os alimentos a serem utilizados.
- Listagem dos ingredientes por ordem de uso, especificando a forma de utilização de cada um.
- Listagem prévia dos utensílios a serem utilizados, com descrição de capacidade e tamanho.
- Descrição das quantidades, em medidas usuais ou padronizadas e em gramas, para facilitar a mensuração dos ingredientes.

- Descrição detalhada do modo de preparo, a fim de facilitar o entendimento da receita.
- Tempo de pré-preparo e preparo da receita.
- Temperatura de cocção e rendimento da receita (em número de porções).
- Informações sobre custo (total e por porção) e valor nutritivo da preparação.
- Definição da forma verbal: infinitivo (p. ex.: ralar) ou terceira pessoa (p. ex.: rale), que permite uma abordagem impessoal ou pessoal ao leitor, respectivamente. De maneira técnica, deve-se dar preferência ao modo impessoal, mas, para o público leigo, a redação na terceira pessoa é mais recomendada.

A utilização de legendas para grau de dificuldade do preparo, custo da receita, tempo dispendido e valor nutritivo da preparação facilita a compreensão da receita e permite economia de espaço.

A adoção de abreviaturas facilita a leitura e o preparo de receitas (Quadro 1).

QUADRO 1 – Terminologia e símbolos utilizados para a redação de receitas

C	colher de sopa	r	rasa
c	colher de chá	ch	cheio(a)
xíc	xícara de chá	Cs	colher de sobremesa
dt	dente	cc	colher de café
peq	pequeno	u	unidade
md	médio	q.s.	quantidade suficiente
gd	grande		
☞	passo a passo	🔺	sanduíches
💡	dicas e sugestões	🥄	porções de patê

(continua)

QUADRO 1 – Terminologia e símbolos utilizados para a redação de receitas (*continuação*)

🍴	porções para salgados e doces	🥛	copos
🍽	porções em pratos rasos (indiv.)	¹/₂	frações
🥣	porções em pratos de sopa (indiv.)	🕐	tempo de preparo
☕	porções em xícaras	❄	congelamento
🍰	porções em fatias	🎩	descongelamento
🍨	porções em taças		

A conversão e a equivalência de medidas adotadas são fatores importantes a serem considerados quando há necessidade de se converter gramas em mililitros ou mesmo entender as medidas utilizadas nas receitas (Quadro 2).

QUADRO 2 – Equivalência de medidas

Conversão	
1 oz (*ounce*) = 28,35 g (28 g)	1 lb (libra) = 16 oz = 453,59 g = 454 g
1 g = .035 oz	1 kg = 2,21 lb = 1.000 g
1 fl oz (*fluid ounce*) = 29,6 mL = 30 mL	1 *pound* = 1 lb = 453,59 g = 454 g
1 *pint* = 437 mL	1 xíc. chá = 237 mL = 16 C
¾ xíc. chá = 177 mL	2/3 xíc. chá = 158 mL
½ xíc. chá = 118 mL	1/3 xíc. chá = 79 mL
¼ xíc. chá = 59 mL	1/8 xíc. chá = 30 mL
1 colher de sopa = 15 mL	1 colher de chá = 5 mL
½ C padronizada = 1 Cs padronizada	1 cc padronizada = 1/8 c padronizada
1 copo tipo requeijão = 200 mL	1 copo descartável (suco) = 250 mL
1 copo tipo americano = 140 mL	1 copo descartável (água) = 170 mL
1 copo descartável (café) = 40 mL	1 xíc. chá tipo Colorex = 150 mL

Para a compreensão de receitas com medidas internacionais, é necessário fazer a conversão para as medidas utilizadas no Brasil (Quadro 2).

O conhecimento das medidas usuais ou padronizadas e suas equivalências facilita o desenvolvimento das receitas culinárias.

Em unidade de alimentação e nutrição (UAN), para facilitar a elaboração das preparações e garantir a qualidade e a quantidade constantes, é importante a redação adequada de receitas e fichas técnicas.

As receitas e as fichas técnicas padronizadas servem como base para o cálculo de custo das preparações, além de facilitar o trabalho de compras e o controle de desperdícios e possibilitar um aumento da produtividade.

Outros itens que podem ser incluídos na ficha técnica são: o grupo ao qual pertence a preparação (entrada, preparação principal, acompanhamento, sobremesa), a sugestão do modo de apresentação com acompanhamentos, o rendimento, o peso, valor nutritivo da preparação total e de uma porção a ser servida.

Para auxiliar na redação de receitas e fichas técnicas, existe um Glossário com termos utilizados em Técnica Dietética (Anexo 2).

EXEMPLO DE RECEITA

NOME FANTASIA: BOLO NUTRITIVO
NOME TÉCNICO: BOLO DE ABOBRINHA TIPO ITALIANA COM AÇÚCAR MASCAVO

Ingredientes:

2 xíc. de abobrinha italiana ralada

3 ovos

2 xíc. de açúcar mascavo

1 xíc. de óleo

3 xíc. de farinha de trigo

1 C de canela em pó

1 Cs de baunilha

1 Cs de bicarbonato de sódio

½ xíc. de uva-passa preta sem sementes

1 C de fermento em pó químico

Modo de preparo:

- Bater no liquidificador a abobrinha, os ovos, o açúcar mascavo e o óleo.
- Passar a massa para a tigela. Acrescentar a farinha de trigo e mexer até a massa ficar lisa.
- Adicionar a canela, a baunilha, o bicarbonato e a uva-passa. Misturar bem.
- Acrescentar o fermento e mexer delicadamente.
- Colocar em uma forma tipo "bolo inglês" untada e polvilhada com farinha de trigo.
- Levar para assar a 180ºC.
- Pesar e porcionar.

Utensílios e equipamentos:

- Liquidificador
- Tigela média
- Forma tipo "bolo inglês"

Tempo de pré-preparo: 10´

Preparo: 30´

Rendimento (n. porções):

10 fatias

1 fatia – 50 g

Custo total: R$

Custo por porção: R$

Valor nutritivo:

1 fatia (100 g) = 344 kcal

Proteínas: 5,43 g

Carboidratos: 39,70 g

Lipídios: 18,50 g

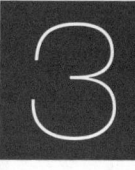

3

ALIMENTOS NATURAIS, INDUSTRIALIZADOS E PREPARAÇÕES CULINÁRIAS

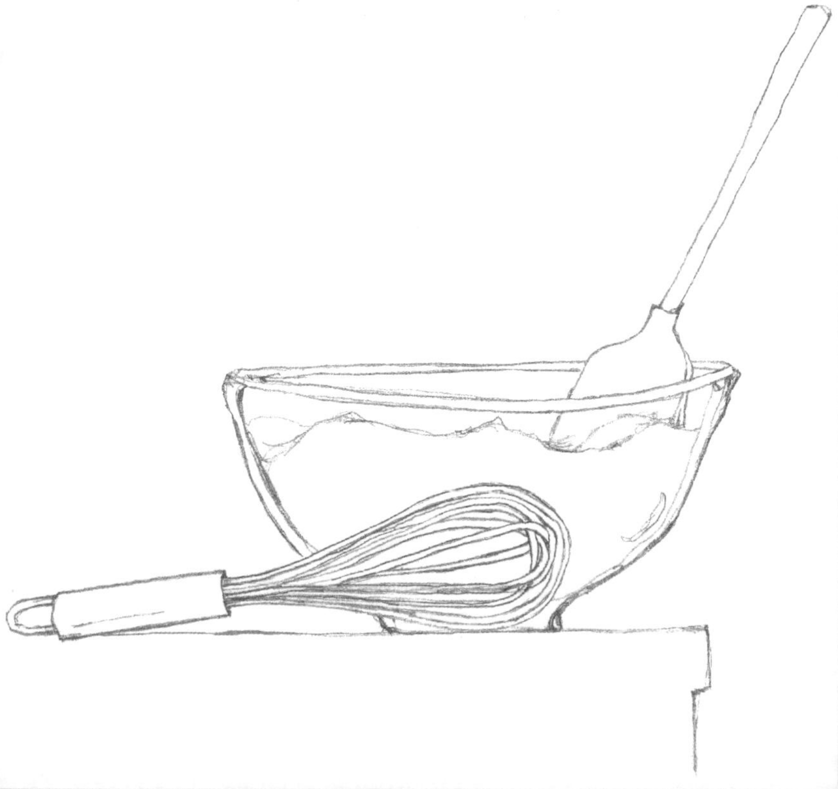

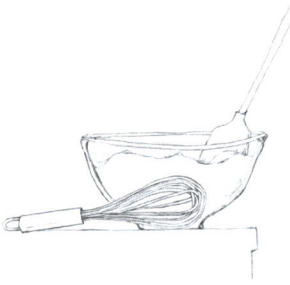

► SUMÁRIO

INTRODUÇÃO

Os alimentos, de forma geral, podem ser classificados em três grandes grupos, segundo a forma como se apresentam para o consumidor: naturais, industrializados ou processados e as preparações culinárias.

NATURAIS

São todos os alimentos *in natura* de origem vegetal ou animal, cujo consumo imediato exige apenas a remoção da parte não comestível e os tratamentos indicados para perfeita higienização e conservação. Pode-se assim classificá-los:

- Cereais: sementes ou grãos comestíveis das gramíneas, tais como trigo, arroz, centeio e aveia.
- Leguminosas: grãos que nascem em vagens, como o feijão, a ervilha, o grão-de-bico e a alfarroba.
- Tubérculos/raízes: parte subterrânea desenvolvida de determinadas plantas, utilizada como alimento (mandioca, batata, cenoura e konjac).
- Açúcares/mel: produto natural elaborado por abelhas a partir do néctar de flores e/ou sacaríneos[1] de plantas.
- Nozes/oleaginosas: todo fruto seco indeiscente (que não libera sementes) com uma única semente, que possui grande quantidade de óleos.
- Verduras: parte geralmente verde das hortaliças, na forma de folhas, utilizadas como alimento no seu estado natural.
- Legumes: fruto ou semente de diferentes hortaliças utilizadas como alimento na sua forma natural.
- Pescados: o pescado é encontrado em água doce ou salgada; serve para a alimentação.
- Rã: é um batráquio, cuja parte muscular é comestível.
- Aves: parte comestível de aves, com os respectivos ossos (galinha, frango, peru, codorna, perdiz etc.).

---

[1] Líquidos com alto teor de proteínas séricas e leucócitos, produzidos como reação a danos nos tecidos e vasos sanguíneos.

- Carnes bovinas/outras: parte muscular comestível de mamíferos com os respectivos ossos, classificados por espécie: carne bovina (boi, vaca, vitela), carne de ovino (cordeiro, carneiro), carne de caprinos (cabrito).
- Carne suína: tecido muscular comestível de suínos (porco e leitão).
- Ovos: produto do ovário de certos animais (aves, tartarugas e peixes) utilizado na alimentação humana.
- Leite: produto da secreção das glândulas mamárias dos mamíferos (vaca e cabra), que serve de alimento para o homem.
- Gordura: produto constituído de glicerídeos de ácidos gordurosos de origem vegetal ou animal, obtido unicamente por processos mecânicos, com ou sem aplicação de calor; é consumido em estado natural, podendo sofrer exclusivamente lavagem, decantação, filtração e centrifugação (banha de porco e manteiga caseira).
- Bebidas: líquidos próprios para consumo encontrados prontos na natureza, como água e água de coco.
- Condimentos: produtos constituídos de uma ou diversas substâncias de origem natural, empregados nos alimentos, a fim de modificar ou realçar o seu sabor.
- Frutas: produto procedente da frutificação de uma planta sadia, destinada ao consumo *in natura*.

INDUSTRIALIZADOS OU PROCESSADOS

São os alimentos de origem vegetal ou animal que, para o consumo humano final, foram submetidos a diversas técnicas, como a remoção de partes não comestíveis, cocção, pasteurização ou branqueamento, além da adição de outras substâncias, que os tornam alimentos tecnologicamente modificados. Quase todos os alimentos que compõem a dieta do ser humano de alguma forma sofreram algum tipo de modificação antes do consumo. Alguns exemplos de alimentos industrializados:

- Cereais: neste grupo estão as massas e as farinhas produzidas a partir dos cereais. Os farináceos são produtos obtidos pela moagem da parte comestível de cereais por processos tecnicamente aprovados. A massa alimentícia é o produto não fermentado, obtido pelo amassamento da farinha de trigo, semolina ou sêmola de trigo com água, adicionada ou não de outras substâncias permitidas.

- Alimentos infantis: alimentos prontos para o consumo de crianças (fórmulas, papas salgadas e de frutas).
- Leguminosas: encontradas como produto congelado, a vácuo, conservas simples ou mistas, prontas para consumo.
- Verduras/legumes: encontrados *in natura* pré-lavados, na forma de conservas, resfriados ou congelados.
- Frutas: submetidas a alguns processos para garantir maior e melhor conservação, *in natura* resfriadas, desidratadas, liofilizadas ou congeladas, em pasta e em calda.
- Tubérculos/raízes: congelados, a vácuo, em conserva, como farinhas e féculas em que predominam esses elementos.
- Nozes/oleaginosas: fruto seco com uma única semente submetido a algum processamento industrial, como assar, salgar.
- Carnes: maturadas, congeladas, resfriadas ou processadas e separadas mecanicamente, dão origem a diversos produtos. Os produtos cárneos e embutidos são elaborados com carnes ou outros tecidos animais comestíveis, e podem ser curados, condimentados, cozidos, defumados, dessecados ou não, tendo como envoltório uma película natural ou plástica.
- Pescados: peixes *in natura*, congelados, processados, enlatados e conservados em óleo comestível ou não.
- Aves: carnes de aves *in natura* resfriadas, congeladas, separadas mecanicamente e dispostas em diferentes formas de apresentação.
- Laticínios: alimentos feitos com um ou diversos tipos de leite, obtendo-se produtos diferentes das matérias-primas em forma, textura e sabor (*in natura*, em pó).
- Bebidas à base de extratos vegetais.
- *Fast-food*: lanches rápidos e refeições prontas (Anexo 2).
- Alimentos pré-preparados: alimentos ou preparações industrializadas que podem ser consumidos de imediato ou reaquecidos, assados ou cozidos.
- Doces: alimentos simples ou compostos, elaborados a partir da combinação de frutas, leite, gorduras, tendo o açúcar quase sempre como base de sua preparação.

- Doces gelados: sobremesas doces, elaboradas com suco de frutas ou leite (com ovos, chocolate etc.) e resfriadas até adquirirem consistência.
- Açúcares/adoçantes: produtos utilizados para garantir sabor doce a outros alimentos, sendo de origem natural ou artificial, mas que sofreram modificações de composição para aumentar seu potencial de doçura ou sua durabilidade.
- Gorduras: substâncias encontradas na forma de emulsão, compostas de óleos vegetais, animais ou mistas, obtidas por diversos métodos industriais, às quais são adicionadas outras substâncias que lhes conferem maior sabor e durabilidade.
- Matinais/suplementos: alimentos indicados para o café da manhã, lanche ou refeição suplementar.
- Condimentos/especiarias: substâncias que conferem mais sabor ou cor às preparações.
- Bebidas: compostos líquidos prontos para beber, de natureza alcoólica ou não.
- Molhos: preparações feitas a partir de caldos de carnes, peixes, legumes ou leite, prontos para o consumo.

PREPARAÇÕES CULINÁRIAS

São receitas constituídas por alimentos naturais e industrializados em unidades de alimentação, laboratórios de Técnica Dietética ou em cozinhas domésticas. Os alimentos sofrem etapas de pré-preparo e preparo, combinando diferentes ingredientes em receitas comuns e habituais da dieta básica ou em experimentos com novos alimentos ou formas não usuais de consumo:

- Preparação principal: deve ser composta, como o próprio nome diz, por alimentos essenciais para a dieta do brasileiro – a mistura do arroz e do feijão.
- Entrada: preparações que antecedem a refeição, como saladas, sopas e molhos.
- Acompanhamento: o alimento base deste tipo de formulação são as carnes, peixes etc. submetidos às diversas formas de preparo. São pre-

parações à base de cereais, legumes ou verduras, servidas como complemento da preparação principal, também denominadas "guarnições".

- Aperitivo: alimentos utilizados como petiscos, que antecedem ou intercalam a preparação principal (amendoim, castanha-de-caju, patês e torradas, picles e outros). Também são utilizados para acompanhar bebidas.
- Sobremesa: preparações doces servidas comumente depois das refeições. Frutas, queijos e sorvetes também são considerados itens que podem compor a sobremesa.
- Lanche: preparações elaboradas com vários alimentos, que podem ou não substituir uma refeição, dependendo do valor nutritivo. Podem ser assadas, fritas, grelhadas ou simplesmente montadas sem sofrerem cocção.
- Bebidas: líquidos, alcoólicos ou não, obtidos da combinação de frutas, verduras e legumes, ou da mistura de diferentes alimentos; as infusões (chá e café) também são consideradas bebidas. Os sucos têm em sua composição apenas ingredientes naturais das próprias frutas e vegetais. Os refrescos são opções não fermentadas feitas a partir da diluição, em água potável, do suco da fruta, polpa ou extrato vegetal de sua origem. Pode conter adição de açúcares e conta com apenas 10% da fruta. Os néctares são bebidas que podem ter adoçantes, corantes, conservantes e outros aditivos. Possuem cerca de 30% de suco da fruta.

GUIA ALIMENTAR PARA A POPULAÇÃO BRASILEIRA (GAPB, 2014)

O *Guia* trouxe uma série de reflexões importantes sobre a alimentação. Também contemplou uma classificação sobre o grau de processamento dos alimentos e preparações culinárias sinalizando a necessidade de maior ou menor consumo desses alimentos. Essa classificação em função do grau de processamento dos alimentos (*in natura,* minimamente processados, processados e ultraprocessados) gerou controvérsias, dada a limitação do consumo de alimentos do hábito da população brasileira. Neste capítulo, foram mantidos os conceitos emitidos na edição anterior.

As técnicas dietéticas utilizadas no preparo de um alimento também devem ser um indicativo no contexto de melhores escolhas alimentares que contribuem para uma alimentação saudável.

TÉCNICAS BÁSICAS

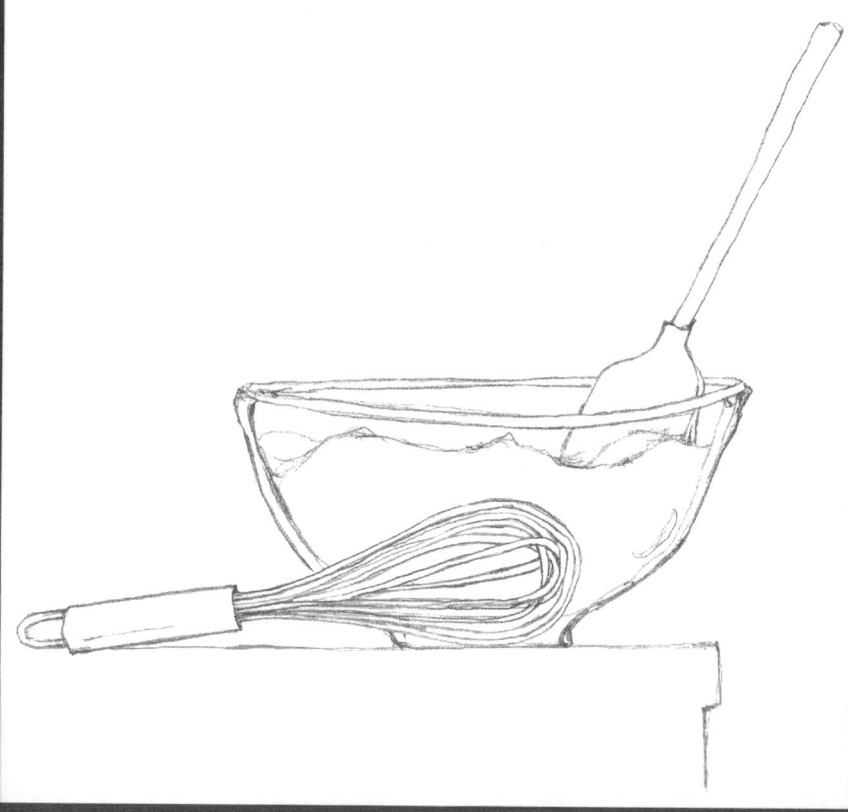

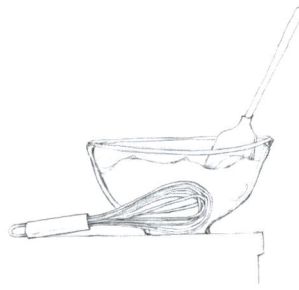

► S U M Á R I O

INTRODUÇÃO

Em Técnica Dietética (TD), os alimentos são a matéria-prima primordial para a elaboração das preparações culinárias. O preparo seguro de receitas requer atenção no tocante às condições de higiene, recursos humanos, utensílios, equipamentos e áreas específicas para o desenvolvimento das receitas. A mão de obra a ser empregada deve ser qualificada e treinada para o trabalho e não deve apresentar doenças infecciosas ou limitantes para movimentos essenciais na cozinha.

O preparo dos alimentos em TD deve assegurar:

- Adequado valor nutritivo dos alimentos.
- Agradável palatabilidade, garantindo, assim, a aceitação da preparação.
- Digestibilidade.
- Apresentação atraente, favorecendo não só o aspecto visual da preparação como também a aceitação pelo consumidor.

OPERAÇÕES

Pré-preparo de alimentos

Para que os alimentos possam ser consumidos, é necessário, inicialmente, passar pelo processo de pré-preparo, que consiste em operações de limpeza, divisão ou mistura, para serem consumidos crus ou submetidos à cocção. Durante o pré-preparo, podem ser utilizados métodos secos como escolher arroz ou feijão ou métodos úmidos como lavar frutas, verduras e legumes.

MÉTODOS DE DIVISÃO DE ALIMENTOS NO PRÉ-PREPARO

Divisão simples

Chama-se divisão simples, em TD, a operação em que o alimento é fracionado em partes, porém mantido aparentemente como um todo. A divisão pode variar em grau e ser feita com uso de instrumento cortante (facas) ou com o auxílio de máquinas (moedor, liquidificador, processador).

Os métodos de divisão simples mais empregados são:

- Cortar/picar: dividir o alimento em pedaços menores, utilizando-se de facas ou lâminas (p. ex.: tomate).
- Moer: dividir o alimento em pequenos pedaços, tornando-o homogêneo, manualmente ou com a utilização de máquinas (p. ex.: carne).
- Triturar: dividir o alimento em pedaços muito pequenos por meio de aparelhos ou máquinas (p. ex.: amendoim).
- Amassar: pressionar o alimento de forma que fique homogeneizado para uso em purês (p. ex.: batata).

Divisão com separação de partes

O alimento pode ser fracionado em partes menores; cada parte contém diferentes componentes. Por meio da divisão com separação de partes, é possível separar dois líquidos, dois sólidos ou um sólido e um líquido.

Os líquidos podem ser separados por operações, tais como:

- Decantar: separar dois componentes líquidos, deixando-os descansar e fazendo com que se separem em razão das diferentes densidades que possuem (p. ex.: retirada de gordura do caldo da carne).
- Centrifugar: separar dois líquidos de densidades diferentes com o auxílio de uma centrífuga (p. ex.: retirada do creme ou gordura do leite).

Os sólidos podem ser separados por operações como:

- Pelar ou descascar: retirar a pele ou casca utilizando facas (p. ex.: frutas, tomate, berinjela).
- Peneirar: separar partículas sólidas de diversos tamanhos (p. ex.: retirar impurezas de farinhas).
- Moer: retirar partes de um alimento; pode ser utilizado um moinho (p. ex.: separar germes dos cereais).

Um sólido e um líquido podem ser separados por meio de operações como:

- Espremer: extrair líquido de um alimento sólido, utilizando agentes de pressão, como espremedor manual ou elétrico (p. ex.: espremer limão ou laranja).
- Filtrar ou coar: separar partículas sólidas de um líquido (p. ex.: caldos e bebidas, chá, café).
- Sedimentar: deixar o líquido em repouso para que as partículas sólidas nele contidas depositem-se no fundo do recipiente (p. ex.: suco de maracujá).
- Centrifugar: separar sólidos e líquidos por força centrífuga (p. ex.: extrair suco de cenoura ou beterraba utilizando centrífuga).

MÉTODOS DE UNIÃO DOS ALIMENTOS

Durante o preparo de uma receita, podem ser realizadas operações com a finalidade de união dos alimentos, tais como:

- Misturar: unir dois ou mais ingredientes facilmente misturáveis, empregando-se energia mecânica (p. ex.: bolo, salada de frutas).
- Bater: unir dois ou mais ingredientes de difícil mistura. Nesse caso, há necessidade de movimento mais rápido, que pode ser feito manualmente ou com batedeira (p. ex.: claras em neve com açúcar, gema de ovo e óleo).
- Amassar, sovar: durante o preparo de massas, é importante amassá-las bem, para que todos os ingredientes se unam de maneira uniforme, garantindo, assim, o desenvolvimento do glúten. Para massa em grandes quantidades, é necessária a utilização de equipamentos mecânicos (p. ex.: farinha de trigo e gordura).

PREPARO DE ALIMENTOS

O preparo compreende as operações fundamentais, por meio de energia mecânica (divisão ou união), energia térmica (calor ou frio), ou pela associação de ambas.

Durante o preparo, frequentemente utiliza-se a cocção para possibilitar o consumo dos alimentos (p. ex.: cocção de arroz).

MÉTODOS

Cocção

Para que a maior parte dos alimentos possa ser consumida, é necessário que seja submetida ao processo de cocção. Os principais objetivos da cocção dos alimentos são:

- Manter ou melhorar o valor nutritivo.
- Aumentar a digestibilidade.
- Aumentar a palatabilidade, diminuindo, acentuando ou alterando a cor, o sabor, a textura ou a consistência dos alimentos.
- Inibir o crescimento de organismos patogênicos ou o desenvolvimento de substâncias prejudiciais à saúde.

Valor nutritivo

A perda de componentes hidrossolúveis, uma das mais importantes alterações no valor nutritivo, pode ocorrer no alimento por meio da cocção. A preservação do valor nutritivo dos alimentos ao se utilizar o calor da cocção também está diretamente ligada à quantidade de água utilizada, bem como ao tempo de duração desse processo. A destruição de vitaminas (como a tiamina e o ácido ascórbico) também pode ocorrer pelo uso do calor.

Sabor

Por meio da cocção, pode-se manter a palatabilidade dos alimentos e também acentuar seu sabor natural. Quando o objetivo é manter o sabor original do alimento, o processo de cocção deve ser o mais breve possível. Por exemplo, vegetais frescos devem ser cozidos em pouco tempo, com o mínimo de água. Se o objetivo é obter uma superfície dourada no alimento, então, o método de cocção deve ser por calor seco, como assar, grelhar ou fritar.

Algumas vezes, o objetivo é modificar ou misturar os sabores dos alimentos, como em cozidos e sopas. Quando os alimentos são cozidos juntos para haver um novo sabor final, o processo de cocção com frequência é mais longo, de forma a permitir a combinação desejada dos sabores. Cozinhar desnecessariamente o alimento prejudica o sabor, além de fazer com que os alimentos tornem-se rijos ou extremamente moles.

PROCESSOS BÁSICOS DE COCÇÃO

Os processos básicos de cocção realizam-se por meio de calor úmido, seco e misto.

Calor úmido

A cocção por calor úmido pode acontecer por meio de líquido quente ou vapor. É uma cocção lenta, na qual o vapor hidrata o alimento, abrandando as fibras:

- Cocção em líquido: consiste em cozinhar os alimentos em água. Os tipos de cocção em que se emprega calor úmido são:
  - Fervura em fogo lento: é uma cocção de longa duração, com líquido suficiente para cobrir o alimento, cuja temperatura não deve ultrapassar 95°C. Ideal para carnes mais rijas ou alimentos que necessitam de cocção prolongada, a fim de adquirir sabor (p. ex.: doces e molhos).

- Fervura em ebulição: consiste em cozinhar os alimentos em água abundante, a uma temperatura de 100°C (p. ex.: caldos, batatas, leguminosas secas, massas, legumes).

- Quando se utilizam os métodos de cocção por calor úmido, é importante destacar que pode haver perda por dissolução de componentes hidrossolúveis, alterando-se, dessa forma, o valor nutritivo do alimento. Assim, recomendam-se reduzida quantidade de água e menor tempo de cocção do alimento para minimizar as perdas.

- O banho-maria é um processo de cocção em que o alimento é colocado em uma vasilha, e esta, por sua vez, é imersa em outra que contém água quente ou fervente. É usado para cozinhar molhos, pudins, derreter chocolate e outras preparações que não podem ir diretamente ao calor intenso, ou que não devem ferver. Se houver água na vasilha interna, a cocção será por calor úmido; caso contrário, será por calor seco, evaporando-se a água do alimento.

- Cocção a vapor: consiste em cozinhar por meio do vapor que envolve o alimento. Este método apresenta a vantagem de realçar a aparência dos alimentos, além de reduzir as perdas por dissolução, preservando o valor nutritivo. A cocção a vapor pode ser realizada:
  - Sem pressão: utiliza-se um recipiente com orifícios no fundo, colocado sobre outro recipiente com líquido em ebulição. Os alimentos são dispostos sobre os orifícios e, assim, são cozidos pelo vapor do líquido em ebulição.
  - Sob pressão: cocção em panelas especiais, vedadas com uma tampa, possibilitando a formação de pressão dentro do utensílio. Quanto maior for a pressão, mais rápido o cozimento. Este método pode ser empregado para a cocção de leguminosas secas ou carnes mais rijas.

- Cocção em panelas elétricas: o arroz pode ser cozido e mantida sua temperatura com a utilização de panelas elétricas projetadas para essa finalidade. Existem também panelas de pressão elétricas que diminuem o tempo de cocção.

Calor seco

O calor seco ocorre quando, no método de cocção, existe a desidratação do alimento. Ele pode ser aplicado ao alimento com ou sem gordura:

- Calor seco com gordura: consiste em transmitir calor, de forma indireta, ao alimento, por meio de gordura. Os métodos são:
  - Saltear: consiste em submeter pequenas quantidades de alimento em pouca gordura, bem quente, mantendo a frigideira em constante movimento para que os alimentos não grudem no fundo (p. ex.: batata sauté).
  - Frigir: colocar os alimentos em pouca gordura, bem quente, sem movimentar o recipiente de cocção (p. ex.: ovos).
  - Fritar com gordura: colocar os alimentos em gordura suficiente, em temperatura elevada, sem imersão (p. ex.: bife à milanesa).
  - Fritar por imersão: mergulhar completamente o alimento em grande quantidade de gordura (p. ex.: batata frita).
  - Fritar em equipamentos elétricos com recomendação de pouquíssima gordura: utilizado para batatas e legumes, esse tipo de equipamento consegue bons resultados, melhorando o valor nutritivo dos alimentos preparados.
- A gordura absorvida pelos alimentos depende do utensílio, da quantidade e do tipo de óleo utilizado, do tempo de imersão, bem como do tipo e da composição do alimento a ser submetido ao processo. Com isso, a quantificação exata torna-se difícil e, para fins práticos, adotou-se uma média de 3 g de óleo para cada unidade de salgadinho, como coxinha, rissole e croquete. Recomenda-se utilizar papel absorvente para a retirada do excesso de óleo após o processo de fritura.
- Calor seco sem gordura: consiste na aplicação apenas de ar seco, sem a adição de gordura. A aplicação dessa forma de calor pode ser realizada por meio indireto ou direto. Os métodos de cocção por calor seco sem gordura são:
  - Assar no forno: aplicação de ar quente e calor indireto.
  - Assar no espeto: aplicação de ar quente e calor indireto. É possível utilizar o forno (espeto que gira dentro do forno) ou a churrasqueira, cuja fonte de calor é produzida por carvão, lenha ou eletricidade.

– Grelhar: método que consiste em preparar os alimentos por exposição ao calor seco e forte, utilizando-se grelha (meio indireto). Para grelhar, são utilizadas chapas aquecidas que transferem calor ao alimento por meio direto.

Calor misto

A cocção é realizada em duas etapas; inicia-se com calor seco em gordura, para formar uma camada protetora em volta do alimento (selar o alimento) e impedir a saída dos sucos; posteriormente, submete-se o alimento a calor úmido, adicionando-se pequenas quantidades de líquido. Os métodos de cocção por calor misto são:

• Brasear: o alimento é dourado e selado em pequena quantidade de gordura; em seguida, acrescenta-se o líquido, mantendo-se o ponto de fervura, até que o alimento fique macio (p. ex.: carne de panela).
• Refogar: o alimento é frito em pouca gordura e termina a cocção no vapor que se desprende. Pode-se acrescentar uma pequena quantidade de líquido (p. ex.: cebola, chuchu, abobrinha e arroz).
• Ensopar: o alimento é refogado em gordura quente; em seguida, acrescenta-se líquido suficiente para cozinhar, até que o alimento esteja macio e o molho encorpado (p. ex.: frango com batata).

Cocção no micro-ondas

A cocção no micro-ondas ocorre por meio de ondas eletromagnéticas, geradas por unidades emissoras chamadas magnétrons. O aquecimento nesse tipo de forno se dá à medida que as micro-ondas penetram no alimento, causando fricção entre as moléculas de água e, consequentemente, produzindo calor.

Os fornos comuns de micro-ondas são utilizados para cozinhar, gratinar, aquecer e descongelar alimentos. Algumas preparações devem ser adaptadas à utilização do forno de micro-ondas, em virtude das características dos ingredientes (p. ex.: ovo cozido, que deve ter a gema perfurada para evitar o rompimento durante o processo).

É importante destacar que não devem ser usados recipientes de metal no forno de micro-ondas, pois os metais refletem as micro-ondas, comprometem o preparo da receita e podem causar danos ao aparelho.

Além de fácil higienização, o forno de micro-ondas é um equipamento capaz de agilizar o preparo, o aquecimento e o descongelamento dos alimentos. Permite, ainda, uma melhor preservação do valor nutritivo dos alimentos, quando da cocção de vegetais sem a presença de água.

Atualmente, os fornos de micro-ondas trazem a combinação com energia elétrica, que permite dourar, gratinar e assar alimentos de forma satisfatória.

Tempo de cocção dos alimentos

Deve-se respeitar a ordem de colocação dos alimentos de acordo com o tempo de cocção de cada um e o tipo de preparação culinária; por exemplo, ao se preparar um cozido (carnes e vegetais), devem ser colocadas primeiro as carnes para obter o caldo. Nesse caldo, são colocados os alimentos mais duros (cenoura, chuchu), seguidos de batata, batata-doce, vagem, cebola, repolho. É preciso observar o grau de maciez dos alimentos e retirá-los à medida que estiverem cozidos.

Outro método de cocção utilizado é conhecido como *sous-vide*, que em francês quer dizer "sob vácuo". O objetivo da técnica é manter a integridade do alimento, evitando a perda de umidade e sabor. A cocção dos alimentos se dá em embalagens plásticas seladas a vácuo em baixas temperaturas por um tempo maior que o tradicional. O tempo pode variar entre 2 e 72 horas e em temperatura estável (entre 40 e 70°C).

A professora nutricionista Simone Valvassori destaca que as principais características técnicas da embalagem *sous-vide* são:

- Barreira ao oxigênio: uma embalagem que seja barreira (pouco permeável) ao oxigênio é fundamental para preservar os alimentos preparados no processo *sous-vide* pelo tempo adequado, que pode variar de algumas semanas, quando refrigerado, até vários meses, quando congelado.
- Resistência térmica: as embalagens são submetidas a grandes variações de temperatura e devem resistir sem perder as suas propriedades.

Por exemplo, a embalagem deve ainda suportar um processo de cozimento a vácuo (até 100°C) por várias horas.

- Resistência mecânica: por ter uso institucional, essas embalagens têm de suportar todo o rigor dos processos de produção, da distribuição até a finalização, sem apresentar qualquer tipo de rompimento ou furos, que poderiam causar vazamentos e colocar em risco todo o processo.

- Segurança alimentar: essas embalagens ficam muito tempo em contato direto com os alimentos, nas mais variadas temperaturas, e não devem aportar qualquer de seus componentes ou ingredientes (resinas, aditivos etc.) ao alimento. É fundamental que as embalagens para os processos *sous-vide* sejam formuladas com matérias-primas inertes e adequadas para contato direto em variadas temperaturas com os diferentes tipos de alimentos, sejam eles aquosos ou oleosos, ácidos ou básicos.

- Fechamento seguro e fácil: o fechamento das embalagens dos processos *sous-vide*, por selagem térmica, deve ser rápido, seguro e eficiente.

- Praticidade e conveniência: a embalagem deve sempre facilitar a vida dos operadores ao longo do seu ciclo de vida, assim deve permitir fácil identificação e marcação (seja por uso de tinta ou etiqueta) e facilidade de abertura.

- Competitividade e sustentabilidade: deve-se sempre lembrar que o benefício que a embalagem proporciona deve sempre ser maior do que o seu custo. Em razão das constantes inovações tecnológicas, nacionalização de matérias-primas e aumento de escala de produção, as embalagens para *sous-vide* têm se viabilizado cada vez mais como opções econômicas para o processamento de alimentos. Vale lembrar também que as embalagens mais finas contribuem com o meio ambiente por usarem menos recursos de fontes não renováveis e gerarem menor volume de descarte.

INDICADORES NO PREPARO DE ALIMENTOS

Indicador de parte comestível

Para o planejamento de dietas e cardápios, é essencial o conhecimento do indicador de parte comestível (IPC) dos alimentos, anteriormente denominado fator de correção. O IPC é uma constante obtida pela relação do peso bruto (gramas) com o peso líquido (gramas) do alimento.

$$IPC = PB\ (g)\ /\ PL\ (g)$$

A obtenção desse indicador não se restringe apenas ao cálculo do valor das perdas por retirada de cascas, aparas, sementes, talos e sujidades. O conhecimento da forma de consumo e da parte comestível do alimento permite que a avaliação do valor nutritivo da dieta e/ou cardápio não fique sub ou superestimada.

As falhas causadas por estimativas incorretas podem acarretar problemas operacionais em unidades de alimentação, como:

- Aumento nos custos.
- Desperdícios com sobras de alimentos já preparados.
- Aquisição superfaturada.

Outros fatores podem influenciar o IPC dos alimentos:

- No pré-preparo: a técnica empregada, o tipo de utensílio ou equipamento, e o recurso humano.
- No preparo e na forma de apresentação: corte de legumes (à juliana, cubos, tiras etc.) e formas de consumo (laranja com bagaço, melão boleado etc.).

Considerando-se esses aspectos, recomenda-se que cada unidade de alimentação tenha definido seus valores para o IPC, pois dificilmente os IPC obtidos serão iguais, dada a grande variabilidade das condições para obtenção do alimento na forma desejada. Na impossibilidade de definir esse indicador, especificamente para o local de trabalho (hospital, restaurante), podem ser adotados alguns valores padronizados. Porém, ao se optar por tabelas com valores já existentes, é importante que seja conhecida a metodologia empregada na obtenção dos valores, adaptando-os, se necessário, às peculiaridades de cada local.

O IPC é diretamente proporcional ao tempo decorrido após a colheita e a oferta, ou seja, quanto mais recente a colheita, mais íntegro o alimento e, consequentemente, menor a perda por partes amassadas, machucadas ou estragadas e impróprias para o consumo.

Na avaliação de dietas, a forma como o alimento é consumido pode minimizar as fontes de erros, principalmente considerando-se a análise de micronutrientes. Pode-se exemplificar com a laranja. Existem diferentes tipos de laranja (laranja-da-baía, laranja-lima, laranja-pera) e inúmeras formas de consumir a fruta (em gomos, chupada, espremida). Para cada uma das formas, o IPC é diferente, pois são considerados, além do peso médio do alimento bruto, os valores de casca, semente, bagaço e albedo.

São exemplos de IPC de alguns alimentos: batata (1,26), cenoura (1,22), cebola (1,06), pepino (1,28), pimentão (1,33), mamão papaia (1,41), mamão formosa (1,35), brócolis (3,40), couve-flor (1,17), espinafre (2,10), melão (1,39), manga (1,80), banana (1,56), laranja em gomo, sem semente (165/137,5 = 1,20) e laranja espremida, sem casca, semente e bagaço (165/75,3 = 2,19).

Indicador de conversão

Os alimentos podem sofrer modificações por fatores físicos (temperatura), químicos (ação de ácidos) e biológicos (fermentos). A ação externa que os alimentos recebem, na passagem de um estado para outro (cocção, congelamento, descongelamento), faz com que o peso dos alimentos se modifique.

Além do tipo de calor (úmido ou seco) que age sobre o alimento, outros fatores interferem no produto final, como: intensidade de calor, tempo de cocção, tipo de utensílio, adequação de equipamentos, qualificação da mão de obra e diferentes preparações para um mesmo alimento (assado, grelhado, gratinado, refogado e desidratado).

A conversão do alimento pode ser medida por meio de uma constante, obtida da relação entre o peso do alimento processado (gramas) e o peso do alimento no estado inicial (gramas).

IC = peso do alimento processado (g) / peso do alimento no estado inicial (g)

No caso de um alimento cozido, seria o peso do alimento cozido/ peso do alimento cru; se fosse para saber a diferença no peso de um alimento após o descongelamento, poderia ser utilizado o peso do alimento já descongelado/peso do alimento congelado. No caso de preparações como feijoada e polenta com molho, por exemplo, utiliza-se o peso final sobre o somatório de todos os pesos líquidos dos ingredientes utilizados, obtendo-se o IC da preparação.

Os alimentos em sua forma natural ou consumidos crus, como frutas e vegetais (saladas), não podem ter seu IC calculado; apenas o IPC, quando submetidos a algum procedimento de pré-preparo (p. ex.: cortados em cubos) ou consumidos de forma diferente (p. ex.: laranja espremida para suco).

Normalmente, as tabelas de composição centesimal trazem características dos alimentos crus. A informação do peso do alimento depois de cozido é importante para a conversão ao alimento preparado. Da mesma forma, o conhecimento do IC permite que as quantidades de alimentos nos processos de compra não sejam estimadas inadequadamente.

Recomenda-se, assim como para o IPC, que as unidades de alimentação tenham suas próprias tabelas de IC a partir de suas realidades locais.

São exemplos de IC de alguns alimentos: batata (1,00), macarrão (2,50), arroz (2,70) e feijão (2,00).

Indicador de reidratação

O indicador de reidratação (IR) normalmente é utilizado para grãos como arroz e feijão, triguilho e alimentos deixados de remolho (imersos em água). Quanto maior o tempo de reidratação, menor o tempo de cocção.

Quando um alimento fica de remolho, sofre um aumento em seu peso pela hidratação a que foi submetido. Exemplo: para fazer o tabule ou uma massa com trigo para quibe, o trigo deve ficar de remolho, tendo seu volume aumentado em cerca de duas a três vezes em relação ao peso seco. Para o cálculo do aumento de volume apresentado pelos cereais, utiliza-se o indicador de reidratação.

IR = peso do alimento reidratado (g) / peso do alimento seco (g)

São exemplos de IR de alguns alimentos: proteína texturizada de soja (2,00), quinoa (2,00) e triguilho (2,00).

As técnicas básicas devem ser utilizadas de forma criteriosa buscando o melhor aproveitamento do valor nutritivo do alimento, assim como a otimização do seu rendimento.

5

TÉCNICA DIETÉTICA, ALIMENTAÇÃO SAUDÁVEL E A PIRÂMIDE ALIMENTAR

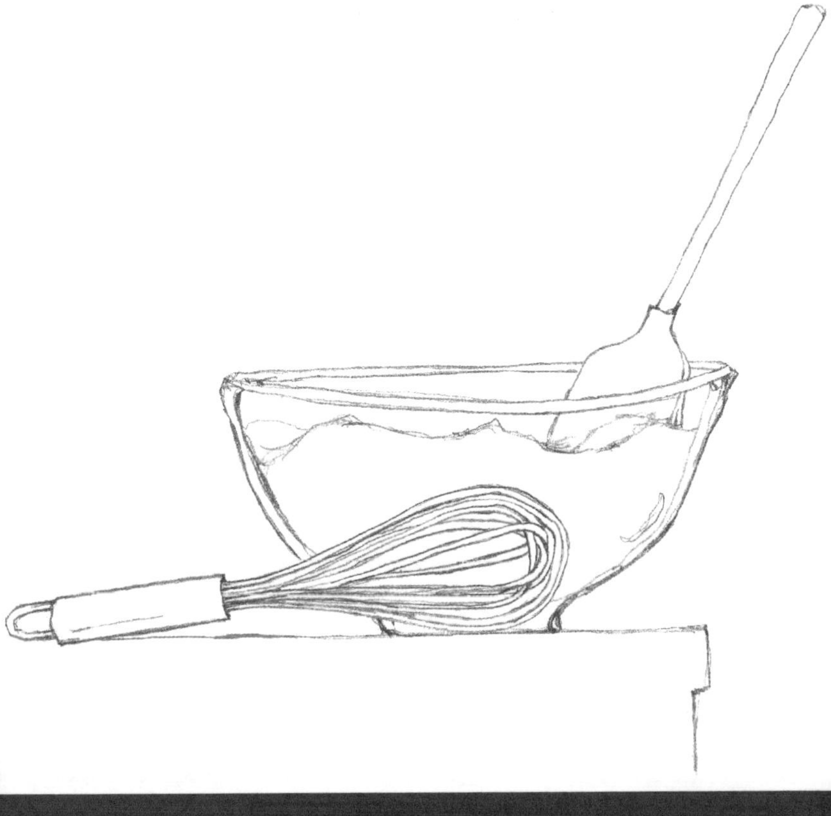

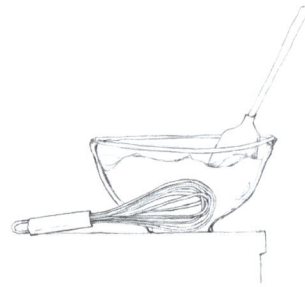

► SUMÁRIO

INTRODUÇÃO

A promoção de hábitos e práticas alimentares saudáveis tem início na infância, com o aleitamento materno. Essa prática faz parte da adoção de estilos de vida saudáveis, sendo um importante componente na promoção da saúde e da qualidade de vida (Philippi, 2004).

Entende-se por qualidade de vida aquilo que é bom e compensador nas áreas social, afetiva, profissional e no que se refere à saúde. Para que o indivíduo tenha uma boa qualidade de vida, torna-se necessária a integração de todas as áreas referidas.

A busca do homem por uma alimentação equilibrada é antiga, porém é recente a preocupação por uma alimentação saudável, segura, preparada com técnicas culinárias adequadas e integrada ao meio ambiente sustentável (Philippi, 2004).

A alimentação saudável é entendida como aquilo que se bebe e se come, que proporciona bem-estar, mas sem causar danos à saúde. No entanto, nem sempre depende apenas de escolha individual. A pobreza, a exclusão social, a baixa escolaridade, a inexistência de políticas públicas adequadas e a má qualidade da informação disponível podem restringir a opção e a prática de uma alimentação saudável. Para ser considerada saudável, a alimentação deve ser planejada com alimentos de todos os tipos e de procedência conhecida. Os alimentos devem ser consumidos preferencialmente em sua forma natural, adequados qualitativa e quantitativamente, pertencentes ao hábito alimentar, preparados de forma a preservar os valores nutritivos, os aspectos sensoriais, seguros sob o ponto de vista higiênico-sanitário e comidos com prazer. Os indivíduos devem fazer as refeições em ambientes "calmos", mastigando adequadamente e com tempo para satisfazer as necessidades nutricionais, emocionais, sociais e para promoção de uma qualidade de vida saudável (Philippi, 1999).

A aplicação de técnicas dietéticas adequadas é essencial para o planejamento alimentar não só no domicílio, mas também em unidades produtoras de refeições (UPRs), como empresas, escolas, restaurantes industriais e comerciais.

A produção de refeições, nas também chamadas unidades de alimentação e nutrição (UANs), tem como fases a avaliação do estado nutricional e dos hábitos alimentares dos clientes ou usuários para estimar as necessidades nutricionais. O estabelecimento de cardápios, a seleção e o treinamento de funcionários, a sistematização das compras e a seleção dos fornecedores são fases que merecem cuidados especiais no planejamento das refeições.

A elaboração das fichas técnicas e o desenvolvimento das receitas culinárias com definição das técnicas de pré-preparo, preparo e armazenamento são fundamentais para garantia do valor nutritivo – conceito este ligado ao valor da composição do alimento e dos aspectos sensoriais dos alimentos a serem oferecidos.

A provisão de equipamentos, utensílios e sistema de distribuição das refeições aos clientes nas UPRs é uma fase importante do planejamento, assim como o destino das sobras alimentares, dos restos e dos resíduos finais. É importante o conhecimento dos indicadores de avaliação das sobras alimentares, assim como os estudos para viabilização do reúso das águas no contexto de uma política integrada de gestão de recursos ambientais.

Comer é um ato social ligado ao simbólico e ao imaginário. As mudanças na atitude e no comportamento alimentar implicam superação, entendimento, respeito e aceitação das formas de convívio com o alimento desde a infância até a fase adulta. O comportamento alimentar pode ser entendido como um processo que constitui um conjunto de ações realizadas com relação ao alimento, que tem início no momento da decisão, da disponibilidade, do acesso, do modo de preparo, dos utensílios, horários e da divisão da alimentação nas refeições do dia, encerrando o processo com o alimento sendo ingerido.

As atitudes alimentares entendidas como as crenças e as emoções vinculadas aos alimentos também variam de acordo com a diversidade geográfica e os hábitos regionais, o prestígio social, o local em que a refeição é preparada e servida (dentro ou fora do domicílio), e as pessoas que preparam, refletindo-se no tamanho das porções consumidas.

Nas últimas décadas, ocorreu uma mudança no padrão alimentar do brasileiro: aumento de bebidas açucaradas, aumento do sódio, aumento de alimentos com alta densidade energética e redução do consumo da mistura arroz e feijão.

PIRÂMIDE ALIMENTAR E UMA ALIMENTAÇÃO SAUDÁVEL

Foi desenvolvido em 2005 um *Guia Alimentar* pelo Ministério da Saúde para prevenir as doenças crônicas não transmissíveis (DCNTs), adequando orientações sobre a dieta e a atividade física às novas diretrizes alimentares preconizadas na estratégia global (Brasil, 2005). A alimentação saudável e a atividade física regular são aliadas fundamentais para a manutenção do peso saudável, redução do risco de doenças e melhoria da qualidade de vida. Em 2014 foi publicado um novo *Guia Alimentar* pelo Ministério da Saúde com uma série de reflexões importantes como regionalidade, resgate de culturas e práticas alimentares, dando dimensão da área geográfica brasileira, assim como da diversidade alimentar. Foram apresentados princípios sobre como a alimentação é mais que a ingestão de apenas nutrientes, uma alimentação adequada e saudável deriva de um sistema alimentar social e os guias alimentares ampliam a autonomia nas escolhas alimentares.

Os conceitos sobre os trabalhos da pirâmide alimentar buscam integrar os atuais conceitos do *Guia Alimentar* com a imprescindível divisão dos alimentos em grupos para viabilização de escolhas alimentares saudáveis.

Histórico da pirâmide alimentar brasileira

A primeira pirâmide alimentar adaptada à população brasileira (Philippi, 1999) baseou-se no planejamento de três dietas (1.600 kcal, 2.200 kcal e 2.800 kcal) para o estabelecimento do número de porções dos diferentes grupos alimentares. Houve a preocupação em se utilizar medidas usuais de consumo, assim como o respectivo peso em gramas dos alimentos.

Com a apresentação da pirâmide alimentar norte-americana (Dietary Guidelines for Americans, 2005), da legislação para rotulagem dos alimentos e do *Guia Alimentar* brasileiro do Ministério da Saúde, pensou-se na adaptação da pirâmide com o planejamento do número de porções para uma dieta de 2.000 kcal. Em 2013 uma nova proposta foi implementada com o redesenho e a inserção de novos alimentos na pirâmide alimentar, possibilitando uma melhor adaptação à dieta e destaque aos hábitos culturais dos brasileiros. Cada região do país possui suas especificidades e práticas alimentares. No Nordeste, por exemplo, a carne-seca e de bode são bons exemplos da cultura regional. Da terra seca do sertão também saem ingredientes-chave para a cozinha local. Batata-doce, inhame, milho e jerimum acompanham pratos com feijão--de-corda, a exemplo do baião de dois e do arrumadinho. Frutas regionais como caju, goiaba e graviola também devem ser inseridas na dieta.

Uma alimentação saudável deve ser composta por quatro a seis refeições diárias, distribuídas em três refeições principais (café da manhã, almoço, jantar), com 15 a 35% das recomendações diárias de energia, e em até três lanches intermediários (manhã, tarde e noite), com 5 a 15% das recomendações diárias de energia. O objetivo é haver um equilíbrio e uma alimentação diversificada, e não apenas restrições. Alguns alimentos são altamente nutritivos e de fácil inclusão na dieta. No redesenho da figura da pirâmide, em 2013, foram incluídos novos alimentos nos diferentes grupos alimentares. No grupo do arroz, pão, massa, batata, mandioca: destacou-se a presença de arroz integral, pão de forma integral, pão francês integral, farinha integral, biscoito integral, aveia e inclusão da quinoa e do cereal tipo matinal; no grupo das frutas houve o realce maior para as frutas regionais: caju, goiaba, graviola e a inclusão dos sucos e salada de frutas; no grupo das verduras e legumes foram incluídas as folhas verde-escuras, repolho, abobrinha, berinjela, beterraba, brócolis, couve-flor, cenoura com folhas e a salada com diferentes vegetais; no grupo do leite, queijo e iogurte, maior visibilidade a todos os alimentos do grupo como fonte importante de riboflavina (B2) e principal fonte de cálcio na alimentação (uma porção de iogurte natural por dia oferece 29% da recomendação diária de cálcio e é uma ótima opção para ser consumida com as frutas regionais); no grupo das carnes e ovos, maior destaque para os peixes do tipo salmão e sardinha, peixes regionais e para os cortes mais magros e grelhados, bem como frango sem pele e ovos. No grupo dos feijões e oleaginosas, o feijão como preparação culinária, a soja, lentilha e o grão-de-bico, e as oleaginosas como castanha-do-brasil e castanha-de-caju. No grupo dos óleos e gorduras houve destaque para o azeite. No grupo dos açúcares e doces ficaram representados os alimentos doces e o próprio açúcar de adição.

GRUPOS E PORÇÕES DOS ALIMENTOS

As porções são as quantidades dos alimentos em suas formas mais comuns de consumo pela população (fatia, colheres, unidades, copos, folhas etc.). Foram estabelecidas porções para os oito grupos alimentares, com definição dos pesos em gramas, quilocalorias e as medidas usuais de consumo de alimentos naturais, industrializados e preparações culinárias, para facilitar a transmissão das orientações dietéticas e o entendimento pela população (Anexo 3).

Considerou-se que o hábito brasileiro de consumir arroz com feijão decresceu e que a mistura, por preconceito, adquiriu conotação de menor prestígio. Ao destacar o grupo das leguminosas (feijões) na pirâmide, reforça-se, nas orientações dietéticas, a necessidade do resgate desse excelente hábito alimentar brasileiro.

A diminuição no consumo de verduras, legumes e frutas como fator contributivo para o aumento das DCNTs também mereceu destaque, com o aumento das quilocalorias do grupo das frutas, facilitando a orientação dietética aos consumidores sem fracionamentos das unidades.

A dieta-padrão estabelecida de 2.000 kcal tem 8 grupos alimentares:

1. Grupo do arroz, pão, massa, batata e mandioca – 6 porções (1 porção = 150 kcal).
2. Grupo das frutas – 3 porções (1 porção = 70 kcal).
3. Grupo dos legumes e verduras – 3 porções (1 porção = 15 kcal).
4. Grupo de carnes e ovos – 1 porção (190 kcal).
5. Grupo do leite, queijo e iogurte – 3 porções (1 porção – 120 kcal).
6. Grupo dos feijões – 1 porção (55 kcal).
7. Grupo dos óleos e gorduras – 1 porção (73 kcal).
8. Grupo dos açúcares e doces – 1 porção (110 kcal).

PIRÂMIDE DOS ALIMENTOS

Guia para escolha dos alimentos
Dieta de 2.000 kcal

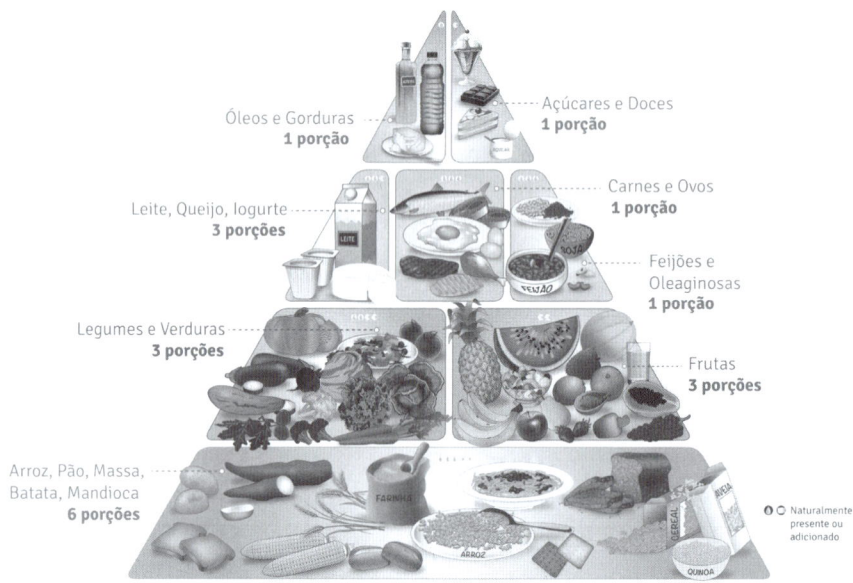

Óleos e Gorduras
1 porção

Açúcares e Doces
1 porção

Leite, Queijo, Iogurte
3 porções

Carnes e Ovos
1 porção

Feijões e
Oleaginosas
1 porção

Legumes e Verduras
3 porções

Frutas
3 porções

Arroz, Pão, Massa,
Batata, Mandioca
6 porções

Naturalmente
presente ou
adicionado

Pratique atividade física, no mínimo 30 minutos diários
Faça 6 refeições no dia (café da manhã, almoço e jantar, com lanches intermediários)

Recomenda-se que o total de vegetais, constituídos pelos grupos das verduras e legumes (3 porções) e das frutas (3 porções), seja de, no mínimo, 400 g por dia.

Para o planejamento das dietas saudáveis, deve ser incorporado o conceito de Escolha Alimentar Inteligente, ou seja, diminuição do consumo de gorduras e açúcares e aumento de frutas, verduras, legumes, grãos integrais, leite, queijo e iogurte desnatados. Como escolha inteligente destaca-se a opção por formas de preparo assadas, grelhadas e ao natural, evitando-se frituras e preparações com muito óleo e gordura. O consumo adequado de todos os grupos de alimentos preconizados pela pirâmide, com o estabelecimento das porções alimentares, contribui para a prevenção e promoção da saúde em geral.

A adoção das orientações e diretrizes dos guias alimentares para uma vida saudável depende da mudança das atitudes alimentares e do comportamento dos indivíduos, que devem ser orientados adequadamente com relação às suas dietas. As principais orientações podem ser resumidas em mensagens.

ALIMENTAÇÃO SAUDÁVEL: DEZ MENSAGENS

1. Escolha uma dieta saudável com diversos alimentos de todos os oito grupos da pirâmide. Faça três refeições ao dia e intercale pequenos lanches entre elas. Preste atenção no tamanho das porções, pense na quantidade de alimento que você precisa.
2. Coma todos os dias verduras, legumes (3 porções) e frutas (3 porções). Dê preferência aos alimentos da época e típicos da sua região.
3. Crie novos hábitos alimentares e mude para hábitos saudáveis. As mudanças gradativas são as mais indicadas para serem incorporadas ao dia a dia.
4. O modo de preparo dos alimentos e as melhores técnicas dietéticas devem ser observados para garantia da qualidade final e do sabor. Recomenda-se sempre que possível o uso de alimentos na forma natural, assim como preparações assadas, cozidas em água ou vapor e grelhadas. Evite frituras.
5. Leia os rótulos dos alimentos para conhecer o valor nutritivo e fazer escolhas alimentares inteligentes e mais saudáveis.
6. Coma menos açúcar, doce, sal e alimentos ricos em sódio. Evite o uso de saleiro e açucareiro na mesa. Use porções pequenas. Coma mais, e pelo menos duas vezes por semana, grãos integrais e peixe.
7. Dê preferência a óleo vegetal, azeite, leite desnatado e carne magra. Evite manteiga, molhos gordurosos, gordura hidrogenada e margarina.
8. Para bebida alcoólica, limite de no máximo um drinque por dia, se for mulher, e dois drinques por dia, se for homem.
9. Beber, no mínimo, oito copos de água por dia.
10. Para manter seu peso ou atingir o peso ideal considere seu estilo de vida: faça, no mínimo, 30 minutos de atividade física todos os dias e planeje suas refeições adequadamente.

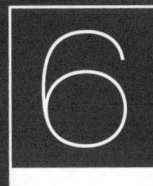

6

CEREAIS, MASSAS E PÃES

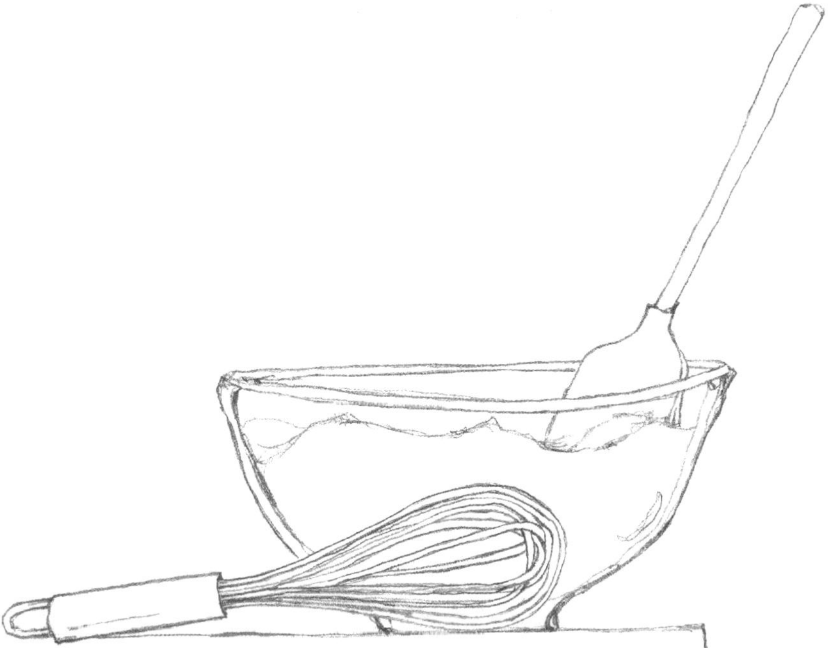

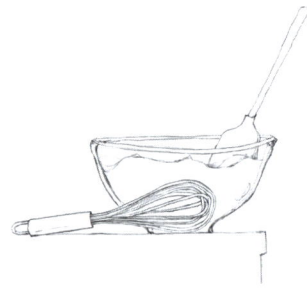

▶ SUMÁRIO

CEREAIS

Conceito

Cereais são alimentos de origem vegetal, constituídos de grãos e largamente consumidos pelos povos ao redor do mundo. O nome cereal deriva de Ceres, a deusa da mitologia romana da agricultura e da colheita, que na mitologia grega era conhecida como Demeter. Os principais cereais cultivados – arroz, trigo, milho, aveia, centeio, cevada e triticale (híbrido de centeio e trigo) – são muito consumidos por fazerem parte do hábito alimentar de diversos povos; pela facilidade de cultura, conservação, transporte e rendimento; por serem de baixo custo; pelo alto valor nutritivo; e pela grande variedade de formas de preparação.

Valor nutritivo

Os cereais são excelentes fontes de carboidrato e energia (cada grama de carboidrato fornece 4 kcal), contendo também proteína e vitaminas como tiamina, riboflavina e niacina. Os integrais, além desses nutrientes, são ricos em fibras, minerais (principalmente ferro) e possuem um maior teor de tiamina. No entanto, os cereais são deficientes em alguns aminoácidos como lisina, treonina e triptofano. Tal deficiência pode ser compensada com a combinação de alimentos. A mistura de arroz e feijão, por exemplo, complementa-se com os aminoácidos, em que o arroz, pobre em lisina, complementa-se com a lisina do feijão e vice-versa; o feijão, pobre em metionina, complementa-se com a metionina do arroz, resultando em uma mistura de melhor valor proteico. A proporção adequada entre feijão e arroz é uma parte de feijão para três partes de arroz.

Cereais habitualmente consumidos

Arroz

O arroz (*Oryza sativa L.*) é um alimento habitual no oriente que conquistou gradativamente todo o mundo. É considerado um dos cereais de subsistência, ao lado do trigo e do milho. Estima-se que o arroz contribua, em média, com 21% do suprimento calórico da população mundial, consagrando-se como um alimento básico em mais de 113 países.

O sudeste asiático é apontado como o local de origem do arroz, segundo a Empresa Brasileira de Pesquisa Agropecuária (Embrapa). Duas formas silvestres são descritas na literatura como precursoras do arroz cultivado: a espécie *Oryza rufipogon*, procedente da Ásia, originando a *O. sativa*; e a *Oryza barthii* (= *Oryza breviligulata*), proveniente da África Ocidental, dando origem à *O. glaberrima*. O gênero Oryza é o mais importante e engloba cerca de 23 espécies, dispersas espontaneamente nas regiões tropicais da Ásia, África e Américas. Foram, provavelmente, os espanhóis os responsáveis pela sua disseminação nas Américas.

O Brasil é apontado como o primeiro país a cultivar o cereal no continente americano. O arroz era o "milho d'água" (abati-uaupé) que os indígenas, muito antes de terem contato com os portugueses, colhiam nas zonas alagadas próximas ao litoral brasileiro.

A expedição de Pedro Álvares Cabral, após uma peregrinação por cerca de 5 km em solo brasileiro, trazia consigo amostras de arroz, confirmado por registros de Américo Vespúcio que mencionam esse cereal em grandes áreas alagadas do Amazonas.

No ano de 1587, plantações de arroz ocupavam terras na Bahia e em Iguape no estado de São Paulo e, por volta de 1745, no Maranhão. Em 1766, a Coroa Portuguesa permitiu a instalação da primeira descascadora de arroz no Brasil, na cidade do Rio de Janeiro.

A prática da orizicultura (cultivo agrícola do arroz) no Brasil, de forma organizada e racional, teve início em meados do século XVIII, e dessa época até a metade do século XIX, o Brasil foi um grande exportador de arroz. O Brasil é o 9º maior produtor de arroz no mundo, mas é também um grande importador.

Com esse cereal, pode-se preparar farinhas para bolos, mingaus e doces, e também bebidas (aguardentes e saquê). Existem vários tipos de arroz, utilizados em diversas preparações.

O arroz pode ser classificado de acordo com os tipos, que são definidos pelo comprimento do grão (longo ou curto). O grão longo, por ter menos amilopectina que o curto, apresenta menor viscosidade.

O grão descascado e polido é um dos produtos básicos da alimentação mundial, sendo consumido de diferentes formas. Em geral, o grão de arroz é usado polido, processo em que se perde a maior parte da proteína.

No arroz integral, o embrião é mantido. Inicialmente, ele é tratado para retirar seus revestimentos mais externos; o resultado é um grão levemente castanho. O arroz ainda pode ser tratado para remover o seu envoltório mais interno, o chamado farelo. O farelo compreende 8% do grão processado e contém cerca de 20% de óleo, 5% de proteínas e 50% de carboidratos. Com a remoção do farelo, obtém-se o arroz branco comum. No Brasil, o polimento elimina 8% dos envoltórios do grão, que pode ser enriquecido com nutrientes como ferro.

- Arroz polido: é a variedade mais consumida no Brasil, usualmente conhecida como arroz branco. É consumido refogado e cozido em água e acompanha o feijão nas principais refeições do brasileiro. Seus grãos podem ser curtos e redondos ou médios e longos.
  - O grão de arroz curto e redondo tende a absorver mais água e costuma-se dizer que "empapa" quando cozido; tradicionalmente, é usado para fazer arroz-doce e também faz parte da culinária oriental. Existem vários tipos de arroz utilizados na culinária japonesa, dentre eles o mochigome (arroz tradicional), o hakumai (em sopas) e o gohan em sushis. O arroz sasanishiki também é um arroz tradicional japonês, muito utilizado no preparo de sushis. A qualidade desse arroz está no sabor delicado e neutro, na textura úmida e nos grãos unidos e macios, que podem ser modelados durante o preparo. O arroz sasanishiki é utilizado também como ingrediente para a fabricação de vinagre, missô, shoyu e saquê.
  - O arroz de grão médio tem um comprimento três vezes maior do que sua espessura. Não absorve tanta água como o de grão curto e pode ser usado em receitas salgadas ou doces; especialmente indicado no preparo de risotos.
  - O arroz de grão longo é o mais consumido, e utilizado em preparações culinárias salgadas. Quando cozido corretamente e com a

quantidade de água adequada, fica com os grãos bem soltos (normalmente uma medida de arroz para duas medidas de água).

- Arroz parboilizado: em geral, é o arroz de grão longo, submetido à cocção sob pressão antes do beneficiamento. Por sua umidade e pressão elevadas, ocorre a gelatinização do amido do grão e a migração dos nutrientes (vitaminas e minerais), que estavam presentes no farelo para o centro do grão. As vantagens do arroz parboilizado em relação ao arroz polido são maior valor nutritivo e rendimento.

- Arroz selvagem: nativo da América do Norte, os grãos desse arroz são raros. Tem alto valor nutritivo, sendo mais rico que o arroz comum em proteínas, minerais e vitaminas do complexo B. A textura crocante e a cor escura atraem pelo sabor amendoado e pelo aroma marcante, que lembram ervas torradas.

- Arroz integral: é o grão do qual é removida apenas a casca. O arroz integral permanece com o farelo, fina película em que se concentra a maior parte dos nutrientes, localizada entre a casca e o grão de arroz. O arroz integral é mais nutritivo do que o polido, pois a presença do farelo atua como uma barreira à penetração de água, o que torna a cocção mais demorada quando comparada ao arroz polido. É fonte de fibras, proteínas, fósforo, ferro, cálcio e vitaminas do complexo B. O processamento do arroz integral é praticamente o mesmo do arroz polido, sendo a principal diferença a etapa de brunição (processo em que os grãos passam pelo brunidor, um equipamento que retira dos grãos inteiros o restante da camada do farelo, tornando os grãos mais brancos e levemente opacos em virtude de algumas ranhuras); no caso do arroz integral, essa etapa é mais branda.

- Arroz malekizado (ou macerado, como também é conhecido): grão com casca, macerado em água fria por três dias e submetido a vapor em alta temperatura (600 a 700°C); em seguida, é desidratado e descascado, e retirados a cutícula e o germe. Nesse processo, ocorre a transferência dos produtos da cutícula para o interior do grão, permitindo considerá-lo um produto semi-integral.

- Arroz vermelho: é um arroz rico em fibras, conhecido como camargue (que remete a Camarga, região na França onde esse tipo de grão costuma ser produzido), e recebe essa coloração em razão dos pigmentos contidos na sua casca. Essa variedade apareceu em decorrência de uma mutação natural, e pode ser cozida e comida dessa forma ou transformada em arroz branco. A leve cor castanha deve-se à presença de camadas de farelo. Esse arroz foi introduzido no Brasil pelos portugueses no século XVI no atual estado da Bahia. Na Paraíba, maior produtor de arroz vermelho do Brasil, é conhecido também como arroz--da-terra e arroz de Veneza. O arroz vermelho tem especial destaque no Vale do Rio Piancó, na Paraíba, porém encontram-se produções no Vale do Apodi, no Rio Grande do Norte, e algumas pequenas produções paulistas. Com uma área anualmente plantada em torno de 635 hectares, o Vale do Piancó constitui o verdadeiro refúgio do arroz vermelho no Brasil. O arroz cultivado nessa região pode ser considerado um produto ecologicamente limpo, pois não recebe tratamento com agrotóxicos.

- Arroz carnaroli: é um grão híbrido com mais amido. Tradicional na Itália, é o principal ingrediente do risoto. Possui grãos grandes e largos que, durante a cocção, absorvem mais água e o sabor dos temperos. Com a cocção o grão fica solto, com aspecto cremoso e *"al dente"*.

- Arroz arbóreo: típico da região da Lombardia, Veneto e Piemonte na Itália, é um arroz branco perolado, de forma arredondada, também usado para preparar o risoto italiano. O arroz arbóreo libera uma quantidade maior de amido, deixando os grãos mais ligados e com uma consistência mais cremosa. Eles são mais longos e arredondados, facilitando a cocção dos grãos. Os valores nutritivos são semelhantes aos do arroz agulhinha. Após cozido, sua consistência fica tenra, *"al dente"* e cremosa (absorve uma quantidade maior de líquido sem desintegrar-se).

- Arroz jasmim: é um arroz de origem tailandesa, com grãos brancos, finos e longos. O arroz jasmim ou jasmine é uma variedade de grão comprido e cristalino, muito parecida com o arroz basmati, característico da cozinha da Índia. O arroz aromático da Tailândia (*Thai jasmine rice* ou *Thai fragrant rice*), conhecido localmente como Khao Hom Mali, é reconhecido internacionalmente como um arroz *premium* de classe superior por seu grão longo, aroma exclusivo e sabor suave.

- Arroz basmati: é um arroz de origem indiana e paquistanesa, com aroma peculiar, tipo longo fino, indispensável para a culinária hindu e muito apreciado no mercado europeu. No entanto, novas variedades produtivas de arroz aromático longo fino, cultivadas em diversas regiões do mundo, vêm sendo chamadas de "basmati", prejudicando e competindo com grãos de qualidade inferior e preços mais baixos.

- Arroz dourado: o arroz dourado é um alimento geneticamente modificado, que contém altos teores de betacaroteno. Foi desenvolvido para auxiliar na redução da deficiência da vitamina A – importante antioxidante e contra problemas relacionados a visão – nas populações de países pobres, onde a alimentação básica é o arroz.

- Arroz negro: o arroz negro, consumido em preparações culinárias sofisticadas, foi considerado uma praga da cultura arrozeira por muito tempo, ainda que consumido em algumas regiões do sul da Ásia. Esse tipo de arroz pigmentado é rico em antocianinas e bastante utilizado na culinária.

- Arroz instantâneo: após ter sido beneficiado, o arroz é cozido e a umidade da cocção retirada. Para reconstituí-lo, basta adicionar água fervente e cozinhar por pouco tempo.

O arroz é utilizado também como ingrediente principal em inúmeras preparações, como risotos e outras:

- Arroz à espanhola: linguiça, tomate, pimentão, cenoura, ervilha, caldo de carne.
- Arroz à grega: cenoura, vagem, pimentão.
- Arroz à paulista: presunto, muçarela, ervilha, linguiça.
- Arroz à valenciana: lombinho defumado, paio, linguiça, calabresa, bacon.
- Arroz americano: presunto, azeitona, ervilha, tomate, queijo, ovos.
- Arroz ao "*gratin*": presunto, gemas, leite, creme de leite, farinha de trigo, queijo parmesão, ervilhas.
- Arroz marroquino: caldo de galinha, canela em pó, amêndoas.
- Arroz mediterrâneo: lentilha, linguiça, batata, caldo de carne.

Apesar de largamente utilizado em preparações salgadas, o arroz também pode ser ingrediente de preparações doces, como o arroz-doce (arroz, açúcar, leite e canela). O arroz pode, ainda, ser adicionado a so-

pas, como no preparo de canja de galinha, a fim de agregar valor calórico e sabor à preparação.

Trigo e farinha de trigo

O trigo é um dos cereais mais utilizados e amplamente cultivados
em todo o mundo. Em Roma, era o cereal preferido dos ricos, restando
aos escravos e pobres a cevada. Teve sua origem na época persa, e foi
trazido para o Brasil por Martim Afonso em meados do século XVI.

Especialmente quando novo, o trigo assemelha-se a um capim
muito verde e, quando amadurece, adquire uma coloração dourada. É
composto principalmente de amido e contém uma proteína denominada glúten.

O trigo pode ser consumido de diversas maneiras: cozido em preparações que levem sua farinha, como biscoitos, bolos, pães, pizzas e massas em geral; ingerido na forma de farelo, germe ou óleo de germe de
trigo; em preparações com trigo para quibe, também denominado triguilho ou bulgor, muito utilizado na culinária árabe, como em tabule,
quibe e na pizza com trigo para quibe.

A farinha de trigo integral é preparada pela moagem do grão de
trigo completo, isto é, 100% de taxa de extração. O trigo para quibe passa pelo mesmo equipamento utilizado para a fabricação da farinha de
trigo branca, porém o equipamento é regulado apenas para quebrar o
grão e não para triturá-lo.

A farinha de trigo branca é resultado da moagem dos grãos amido-
sos, grãos sem o farelo e o germe, e pode ser especial ou comum.

A resolução da Agência Nacional de Vigilância Sanitária (Anvisa)
determinou que, desde 2004, as farinhas de trigo e de milho teriam de
ser enriquecidas com ferro e ácido fólico. De acordo com atualização de
2017, os fabricantes devem enriquecer as farinhas de milho e trigo com
4 a 9 mg de ferro para cada 100 g de produto e com 140 a 220 µg de
ácido fólico também para cada 100 g de farinha. Os farináceos, os pães,
o macarrão, os biscoitos, as misturas para bolos e os salgadinhos deverão apresentar, portanto, maior quantidade de ferro e ácido fólico em
seu valor nutritivo.

As farinhas de trigo tipo especial e com fermento possuem em média 340 kcal/100 g. A farinha do tipo especial apresenta boa porcentagem de glúten, sendo própria para bolos, pães levedados, massas, biscoitos, tortas e pães sírio e sueco.

O trigo sarraceno, também conhecido como trigo mourizo ou trigo negro (*Fagopyrum esculentum*), é ingerido na forma de grãos cozidos, panquecas, pães ou mingaus.

Freekeh ou Frikeh, também conhecido como trigo verde, é conhecido há mais de 4 mil anos no Mediterrâneo Oriental e tem um sabor defumado e levemente adocicado. Pode ser consumido como salada e acompanhamento de carnes.

Existem três principais espécies de trigo, descritas no Quadro 1.

QUADRO 1 – Espécies de trigo e sua utilização

Tipos	Utilização
Trigo duro (*Triticum vulgares*)	Pão
Trigo durum (*Triticum durum*)	Massas
Trigo club/mole	Biscoitos e bolos

Milho

Grão de *Zea mays*, também chamado de milho indiano, é um cereal originário da América, levado para a Europa no século XVI pelos espanhóis. Há muitas variedades de milho empregadas em diversas preparações, como milho para pipoca e milho para canjica.

O milho pode ser consumido cozido na espiga, na forma de conserva ou como ingrediente de várias preparações doces ou salgadas (pamonha, curau, creme de milho, farofa, torta etc.). Desse cereal, pode-se ainda extrair amido, farinha de milho e fubá, empregados em diversas receitas como pães, cuscuz, polenta, bolo, broa e pudim.

A pipoca também é uma forma de utilização do milho muito conhecida; para o seu preparo é necessário o aquecimento do milho, transformando a umidade interna do grão em vapor, explodindo-o pelo aumento da pressão – o que provoca a ruptura da celulose que envolve o grão.

As pipocas são apresentadas com os mais variados sabores, que vão desde orégano, limão com pimenta, cúrcuma, acrescidas de queijo até sabores doces como rapadura, *cookies* e chocolate.

Outro importante produto derivado do milho é o óleo, rico em ácidos graxos poli-insaturados, indicado em dietas para o combate da arterosclerose e hipercolesterolemia.

Aveia

Dos grãos da espécie Avena, os três mais conhecidos são a *Avena sativa*, a *steritis* e a *strigosa*. Sua cultura é típica das regiões temperadas e acredita-se que seja originária da Escócia.

Rica em fibras, vitaminas do complexo B, vitamina E, cálcio, fósforo, ferro, proteínas, ácidos graxos como oleico, linoleico e palmítico, a aveia pode ser ingerida sob a forma de flocos, flocos finos, farinha; como ingrediente no preparo de biscoitos (*cookies*) ou de mingau (cozida com leite); e misturada a frutas picadas ou amassadas com mel. Sob qualquer uma de suas formas, a aveia também pode ser ingrediente de sopas e caldos, tortas salgadas e doces, bolos, pães, granolas e biscoitos.

A aveia possui subprodutos como farinha e farelo, sendo este rico em uma fibra solúvel chamada betaglucana.

Centeio

Originário da Ásia, tradicional no norte da Europa e da Rússia, também cultivado na América Latina, contém vitaminas do complexo B, ferro, manganês, zinco, cobre e potássio. A farinha de centeio é obtida pela trituração do grão com casca, o que explica sua coloração escura e a conservação de nutrientes. Por possuir glúten em baixa quantidade, é necessário acrescentar um pouco de farinha de trigo ao se preparar o pão de centeio, para que a massa não fique endurecida. O centeio também é utilizado na produção de uísque, gim e cervejas.

Cevada

Mais antigo cereal que se conhece, aparece na Bíblia citado por Moisés. Quando o homem ainda não havia aprendido a utilizar o trigo, o pão era feito com cevada, grão rico em cálcio, fósforo e potássio.

A cevada é utilizada principalmente no preparo da cerveja, podendo também ser consumida cozida ou como mingau. Muitos utilizam sua infusão com o grão torrado e moído em substituição ao café.

O subproduto da cevada, o malte, também é utilizado no preparo de bebidas.

Triticale

Cereal híbrido, proveniente do cruzamento entre trigo e centeio. É rico em lisina, metionina e cistina, e algumas variedades são ricas em proteínas.

Outros tipos de cereais

- Amaranto: a semente do amaranto é extraída de uma planta originária do Peru. Apresenta proteínas de bom valor biológico, fibra, zinco, fósforo e cálcio.
- Sorgo (*Sorghum vulgare*): cultivado para forragens e, na África, é utilizado como arroz.
- Quinoa: classificada como pseudocereal (botanicamente parente da beterraba e da acelga), proveniente dos Andes, conhecida como "trigo dos incas", é um tipo de cereal que produz uma semente pequena, comestível, rica em proteínas, vitaminas e minerais. Pode ser consumida cozida em água, como salada, em sopas e molhos. A farinha de quinoa pode ser utilizada no preparo de pães, mingaus e biscoitos.
- Linhaça: é a semente proveniente do linho, originou-se na Europa em meados de 5000 a.C. É muito rica em fibras e fonte de ômegas, principalmente o ômega 3, e seu consumo vem crescendo ao longo dos anos.
- Chia (*Salvia hispanica L.*): consumida desde os astecas e na era pré-colombiana da América do Sul. Contém compostos fenólicos e ácidos graxos essenciais. Pode ser consumida em saladas (grão e óleo), hidratada como sagu, em biscoitos, iogurte e pães.

Formas de consumo

Os cereais podem ser consumidos "ao natural", cozidos ou em preparações, sob a forma de farinhas:

- "Ao natural": cereais matinais, aveia em flocos, tabule, entre outros.
- Cozidos: arroz cozido, milho cozido.
- Preparações: pães, biscoitos, macarrão e outras massas.

Estrutura dos grãos

Os grãos possuem estruturas distintas (casca, película, endosperma e germe) e apresentam valores nutritivos diferentes (Quadro 2).

O beneficiamento dos cereais consiste na retirada da casca, das películas e do germe, restando o amido e as proteínas de baixo valor biológico.

A semolina e a sêmola são farinhas extraídas da parte intermediária entre o envoltório e o centro do cereal; apresentam aspecto mais grosseiro que a farinha e possuem grande quantidade de glúten, sendo ideais para fabricar macarrão e outras massas.

Para uma alimentação mais saudável e por possuírem maior valor nutritivo, deve-se dar preferência ao consumo de cereais integrais e de produtos elaborados a partir desses cereais.

Pode-se enriquecer os cereais (grãos e farinhas) após o beneficiamento, por meio da adição de certos nutrientes; por exemplo, às farinhas, podem-se adicionar vitaminas do complexo B (B1, B2) e minerais, como ferro.

QUADRO 2 – Estrutura do grão dos cereais e respectivos nutrientes

Partes	Nutrientes
Casca e películas envolventes (pericarpo)	Celulose, minerais e vitaminas
Endosperma	Amido, proteínas de baixo valor biológico
Germe	Fonte de gordura, proteína de baixo valor biológico, vitaminas lipossolúveis

Digestibilidade

A digestão dos cereais é afetada tanto pelo grau de fracionamento dos grãos como pelo método de cocção. As farinhas possuem um quociente de digestibilidade mais alto do que os grãos integrais, pois estes possuem mais celulose, que é de difícil digestão. A absorção será mais fácil e completa se o cereal estiver bem cozido.

Características funcionais dos cereais

- Glúten: é uma proteína presente no trigo, na aveia, na cevada e no centeio, composta de gliadina e glutenina; quando misturado com água, forma um complexo elástico responsável pela elasticidade na produção de pães. O glúten faz com que a massa tenha liga e possibilite a retenção de gás carbônico para o seu crescimento; portanto, quanto maior a proporção de glúten na farinha, melhor é sua qualidade para a fabricação de pães. Os indivíduos diagnosticados com "intolerância" ao glúten podem usar alternativas como farinha de arroz, fécula de mandioca e batata. Exemplo: pão fresco é crocante devido ao glúten, pois, em contato com o calor, ele coagula; pão velho é elástico, porque o glúten cozido absorve água, adquirindo elasticidade.
- Amido: é um polissacarídeo constituído de unidades de glicose; apresenta-se na forma de grânulos de cor branca, insolúvel em água, sem sabor, encontrado no endosperma dos cereais. O amido pode sofrer modificações por meio de processos, como a gelatinização, dextrinização e retrogradação.
- Gelatinização: é a dilatação dos grânulos de amido quando submetidos à água aquecida, com consequente aumento de volume. Isso acontece porque o amido é hidrófilo e a membrana que o envolve torna-se permeável com o aquecimento. O máximo de gelatinização é atingido a 95°C, quando há formação de uma massa translúcida que constitui a goma do amido (p. ex.: mingau de aveia, papa de amido de milho e arroz cozido).
- Dextrinização: é a hidrólise do amido, que ocorre no aquecimento prolongado, quando há um rompimento gradativo das membranas que envolvem os grãos de amido, liberando dextrina (substância semissolúvel) (p. ex.: farofa – farinha de mandioca aquecida). Substâncias ácidas também hidrolisam o amido, com o acréscimo de suco de laranja, limão, abacaxi etc. em preparações como pudim ou mingau. Nesse caso, as receitas deverão conter uma proporção maior de farinha ou fécula do que a usualmente utilizada nas preparações à base de leite (no

pudim de laranja, o ácido reduz o engrossamento). A dextrinização melhora a digestão do amido, por isso as farinhas dextrinizadas são também usadas na alimentação infantil.

• Retrogradação: durante a cocção, em presença de água, o amido gelatiniza, pois os grânulos incham quando entram em contato com um líquido. As partículas de amido escapam dos grânulos e ligam-se umas às outras produzindo uma rede, dentro da qual mantêm uma grande quantidade de água e, dessa forma, o produto torna-se espesso. Em repouso, porém, a rede do amido pode começar a contrair-se e espremer para fora a maior parte da água. Essa reversão do amido à sua insolubilidade em água fria é chamada de retrogradação (p. ex.: molho branco ou pudim deixados em repouso).

Armazenamento

Os cereais devem ser armazenados em local seco e arejado, sem receber luz solar, em temperatura ambiente, em estrados de madeira e livres de insetos e roedores.

Aplicação em Técnica Dietética

No Quadro 3, apresentam-se as formas de consumo e as preparações mais comuns para diferentes cereais.

QUADRO 3 – Tipos de cereais, formas de consumo e preparações

Cereal	Consumo direto	Preparações
Milho (espiga)	Cozido ou assado, em conserva, grãos refogados, ingrediente de recheios e de cremes	Doces: canjica, pamonha, curau, sorvete, pipoca doce, pães, bolos, mingaus, biscoitos, docinhos. Salgadas: cuscuz, pipoca salgada, creme de milho, polenta, saladas, *snacks*, petiscos.
Arroz	Como prato principal	Consumido com o feijão: baião-de-dois (arroz com feijão e queijo coalho), arroz carreteiro, bolinho de arroz, risoto, sopa. Doces: arroz-doce e mingaus, bolos. Bebidas: aguardente e saquê.

(continua)

QUADRO 3 – Tipos de cereais, formas de consumo e preparações (*continuação*)

Cereal	Consumo direto	Preparações
Trigo (farinha de trigo)		Doces: bolos, massa para tortas doces, pão-de-ló, biscoitos. Salgadas: pizzas, tortas, pães, bolinhos.
Triguilho (trigo para quibe)	Tabule (salada)	Salgadas: massa para pizza, torta e quibe.
Trigo (farelo, germe)	Adicionado a frutas picadas, para fazer vitaminas	Doces: bolos, vitaminas. Salgadas: pães.
Aveia	Grãos, farinhas, flocos finos adicionados ao leite ou a frutas picadas/amassadas, mel	Doces: mingaus, biscoitos, bolos, cremes. Salgadas: pão, sopa, torta.
Centeio (farinha)		Doces: bolo, biscoito. Salgadas: pão, torrada. Bebidas: uísque, vodca, álcool.
Cevada		Bebidas: cerveja (malte) e infusão (semelhante ao café). Salgadas: cozida, sopas, pão (natural).
Triticale		Salgadas: uso combinado com a farinha de trigo na fabricação de pães.

MASSAS

Conceito

Por muitos anos acreditou-se que a massa tivesse sido trazida do Oriente por Marco Polo, quando retornava de sua expedição em 1291. Porém, nas ruínas de Pompeia foram encontrados utensílios usados para o preparo de massas, portanto pode ter origem também nessa região italiana.

De acordo com a Resolução n. 262, de 22 de setembro de 2005, massas alimentícias são os produtos obtidos da farinha de trigo (*Triti-*

cum aestivum L. e/ou de outras espécies do gênero Triticum) e/ou derivados de trigo durum (*Triticum durum L.*) e/ou derivados de outros cereais,
leguminosas, raízes e/ou tubérculos, resultantes do processo de empasto
e amassamento mecânico, sem fermentação. As massas alimentícias devem ser designadas por nomes próprios de acordo com a sua forma, o
tipo ou a substância adicionada; por exemplo: espaguete, aletria, massa
com ovos e massa com espinafre. As massas alimentícias, quando preparadas com misturas de farinha de trigo e outras farinhas, são consideradas massas alimentícias mistas e designadas pelas espécies das farinhas
que as constituem.

A Resolução n. 262 classifica ainda as massas alimentícias segundo
o teor de umidade, formato e composição. De acordo com o teor de
umidade, as massas alimentícias são classificadas em secas, frescas e
instantâneas ou pré-cozidas; quanto ao formato, são longas, curtas ou
massinhas; e quanto à composição, mistas, recheadas ou aglutinadas.

A qualidade final das massas é resultado de inúmeros fatores: tipo,
tamanho e formato do utensílio; equipamento e qualidade, proporção e
temperatura dos ingredientes; ordem e modo de preparo; temperatura e
tempo para assar; temperatura e tempo na forma após assar.

Aplicação em Técnica Dietética

Macarrão

O macarrão pode ser consumido diretamente após a cocção, acompanhado de diversos tipos de molhos. Normalmente, para essa finalidade, são utilizadas as seguintes variedades: espaguete, fettuccini, furadinho, fusili, talharim, rigatoni, caracol, ninho, concha, tortinho, parafuso,
pena e gravata, entre outros.

O ponto ideal de cocção do macarrão é aquele denominado *"al
dente"*, ou seja, quando a massa não fica nem muito dura nem muito
mole, oferecendo certa resistência ao ser mordida. As massas levam, em
média, 8 a 10 minutos para cozinhar, e as massas frescas cozinham mais
rápido do que as secas. O macarrão deve ser cozido em grande quantidade de água (1:5), para impedir a aderência de uma unidade à outra,
controlando-se o tempo.

O macarrão também pode ser servido em sopas ou caldos, chamados *in brodo*. Para esse tipo, as variedades de macarrão mais usadas são: argolinha, ave-maria, padre-nosso, estrelinha, anelzinho, gravatinha, chumbinho, vermicelli, conchinha, letrinha, cabelo de anjo e capeleti.

Há, ainda, um terceiro tipo de macarrão que apresenta forma de preparo diferente por ser recheado: o canelone, o rigatone e a lasanha.

Existem muitas variedades de macarrão, dependendo do formato e dos ingredientes acrescentados para enriquecimento: trigo integral, ovos, soja, tomate, espinafre e recheios diversos.

Os tipos mais comuns são: espaguete (na mesma família, há várias numerações conforme a espessura: vermicelli, furado ou furadinho, spaguettini ou espaguetinho, fidelini ou fidelinho, bavettini, letria ou aletria, mezzani e ziti); parafuso (diversos tamanhos na mesma família); ave-maria; capeleti; lasanha; ninho (diversos tamanhos da mesma família, descendente do talharim); arroz (alpiste); caracol ou lumaca (na mesma família, cornetti e conchinha, lisos, riscados ou estriados, em vários tamanhos); pena ou penne; gnocchi; chumbinho; tortinho ou tortulioni; argolinha, argola, olho de perdiz; rigatoni; alfabeto ou letrinha; padre-nosso ou dental; engrenagem; crespini; instantâneo.

Também estão disponíveis massas coloridas (*pasta a colori*), obtidas por meio da adição de ingredientes como beterraba, açafrão, espinafre, pimentão, cenoura, manjericão, tinta de lula e até morango e chocolate. Com isso, além de novos tons que estimulam o apetite, a massa pode tornar-se mais nutritiva e atraente aos seus consumidores.

As massas normalmente são servidas com molho de tomate (macarrão ao sugo), molho branco, alho e óleo ou com manteiga. Acrescidas de outros ingredientes, recebem nomes especiais, como: macarrão com molho à bolonhesa (molho de tomate e carne moída); macarrão à putanesca (molho de tomate, azeitona preta e aliche ou alcaparras); macarrão ao alho e óleo (com alho dourado no azeite ou no óleo), macarrão com ervas (manjericão picado, nozes e azeite). Após a colocação do molho, é indispensável a adição de queijo parmesão ralado sobre a massa, completando a preparação.

A lasanha, preparação também muito aceita, surgiu de uma receita grega, recebendo no início o nome de *laganon*, que era um bolo de massa cortado em tiras. Tempos depois, os etruscos do norte da Itália tiveram uma ideia para deixar essa preparação mais saborosa: alternaram entre as camadas de massa, molho de tomate, carne e molho branco e, para completar, cobriram-na com queijo parmesão. Estava criada a lasanha.

A lasanha pode ser servida preparada com presunto e queijo muçarela, quatro queijos (*quattro formaggi*), carne moída, molho de tomate e/ou molho branco, sendo gratinada ao forno. Também pode ser preparada com espinafre e ricota e servida com molho branco, rosé ou de tomate.

Os macarrões tipo instantâneo (Miojo®) são muito consumidos; comercializados com molhos e temperos em pó, têm cocção entre 1 e 3 minutos. Há também o macarrão frito conhecido como yakisoba, que é servido acompanhado de legumes, verduras e carnes, além de temperos e molho de soja.

No Brasil existe também a massa Konjac, produzida com a farinha da raiz do konjac, tubérculo típico do sudoeste asiático que contém valor calórico baixo, tendo em vista que possui apenas 9 calorias em cada 100 g. Apresenta tempo de preparo curto, em média de 3 a 4 minutos.

Bolos

Os bolos, doces ou salgados, são resultado de uma mistura de farinha, fermento, ovos, gordura e um líquido, que pode ser leite, iogurte, água ou suco de fruta. Dependendo do tipo de bolo, a essa massa básica são acrescentados outros ingredientes. No caso de bolos salgados, adicionam-se sal, carnes, aves, queijos, presunto ou legumes. Se o bolo for doce, são adicionados açúcar e um ingrediente específico para conferir sabor: café, chocolate, mel, frutas, frutas cristalizadas ou especiarias.

A consistência da massa varia de acordo com a presença e a proporção de certos ingredientes, de maneira que pode ser leve, pesada ou fermentada. A massa é considerada leve quando contém maior quantidade de ar, em razão da ação do fermento ou das claras em neve (p. ex.: pão-de-ló). É considerada pesada quando contém maior quantidade de gordura (geralmente, bolos úmidos); e considerada massa fermentada quando é empregado um dos tipos de fermento (em pó ou em tablete).

Os bolos simples normalmente contêm fubá, farinha de trigo, fécula de batata ou amido de milho. Podem também receber coberturas, como glacê, ou ser umedecidos com caldas, sucos de frutas ou bebidas, enquanto ainda estiverem quentes. Os bolos decorados geralmente possuem coberturas (pasta americana, manteiga, gordura vegetal, chantili, chocolate e coco) e recheios (geleia, creme de amido de milho, baunilha, chantili, doce de leite e frutas).

Os bolos ganharam novas versões tanto na preparação como na apresentação, como bolo de caneca, bolo de pote, *naked cake*, *cupcake*, *popcake*, com diferentes coberturas, presença de frutas e oleaginosas como castanhas e nozes.

Com a finalidade de melhorar o valor nutritivo das massas e dos bolos, podem ser acrescentados legumes, como cenoura e abobrinha ou frutas ("mix de frutas vermelhas", laranja, banana e maçã).

Nas festas natalinas também é conhecido o Bolo do Rei, cuja massa é torcida como uma rosca, em homenagem aos três reis magos. Sua receita tradicional é feita com farinha, açúcar, ovos, manteiga, fermento, frutas cristalizadas, limão, laranja e vinho do Porto.

Tortas

Torta é um nome comum dado a uma série de preparações doces ou salgadas. São feitas com massa à base de farinha de trigo, à qual se acrescenta um recheio. As tortas podem ser classificadas em:

- Massa leve: feita à base de farinha, ovos e fermento, tem consistência mais fina que a massa para bolos. Geralmente, é assada em formas rasas e depois cortada em camadas para receber recheios, como geleia, chocolate ou frutas.
- Massa úmida: tem consistência mais pesada que a anterior, pois leva menos ovos e mais gordura. Quando doce, geralmente é acompanhada de molhos cremosos ou bebidas licorosas. No caso de tortas salgadas, a massa não precisa ser umedecida, pois o recheio deixa a torta com consistência adequada (com frango desfiado, palmito, camarão, verduras e legumes).

- As *tarts* e os *crumbles* também são um tipo de torta doce, mas nem sempre têm a cobertura de massa e sim de frutas ou geleias.
- Massa pastelão (muito usada para preparo de salgados, como pastel de forno): é feita à base de farinha e gordura. Há vários tipos, conforme a proporção dos ingredientes básicos usados nas receitas:
    - Massa dura: feita com pouca gordura. É bem sovada e assada em fogo brando sem recheio. Convém espetar a massa com o garfo ou colocar grãos secos (feijão, milho) para impedir a formação de bolhas.
    - Massa quebradiça ou *brisé*: contém mais gordura que a anterior e é mais espessa.
    - Massa arenosa ou *sablé*: contém ainda mais gordura e é de consistência delicada.
    - Massa podre: com bastante gordura, usada em tortas doces e salgadas, empadões, empadinhas e quiches.
    - Massa folhada: com muita gordura, é aberta e dobrada várias vezes; tem espessura bem fina. Pode ser usada em preparações doces e salgadas.

Outras massas

- Massas com biscoitos tipo maisena ou biscoitos salgados, que misturados com uma gordura e assados podem ser base para tortas como *cheesecake* e outras.
- Churros elaborados com farinha de trigo, fritos, recheados com doce de leite e outros doces e cobertos com açúcar.
- *Choux*: massa aerada para bombas e éclairs, pode ser frita ou assada. Caracteriza-se pela leveza, com recheio doce ou salgado.
- Filo: esta massa é uma alternativa leve para doces em camadas, e ideal para tortas cobertas com frutas.

Pizza

A pizza tem origem italiana (Nápoles), e os ingredientes de sua massa são os mesmos usados para fazer o pão: farinha de trigo, água, sal e fermento. No século passado, era uma preparação muito simples, feita com farinha não refinada, levemente besuntada com molho de tomate e sem recheio, mas recebeu adaptações e variações, difundindo-se no Brasil e em todo o mundo.

A massa da pizza, fina ou grossa, é coberta por uma camada de molho de tomate, acrescida dos mais variados ingredientes. Após a cobertura, tradicionalmente é salpicada com orégano e regada com azeite de oliva.

As coberturas podem ser as mais variadas e, geralmente, determinam o nome da pizza, como:

- Pizza de atum: atum, rodelas de cebola, azeitonas e orégano.
- Pizza de calabresa: linguiça calabresa fatiada, rodelas de cebola, azeitonas e orégano.
- Pizza de Catupiry®: Catupiry®, queijo parmesão salpicado, azeitonas e orégano.
- Pizza de escarola: escarola temperada com aliche e bacon, queijo muçarela ou Catupiry®, azeitonas e orégano.
- Pizza de frango: peito de frango desfiado e temperado, com queijo muçarela ou Catupiry®, azeitonas e orégano.
- Pizza margherita[1]: queijo muçarela ou Catupiry®, manjericão, queijo parmesão salpicado, azeitonas e orégano.
- Pizza de muçarela: queijo muçarela e orégano.
- Pizza napolitana: queijo muçarela ou Catupiry®, rodelas de tomate, parmesão salpicado, azeitonas e orégano.
- Pizza pepperoni: queijo muçarela com Catupiry®, pepperoni (salame especial condimentado), pimentão, queijo parmesão salpicado, azeitonas e orégano.
- Pizza portuguesa: queijo muçarela ou Catupiry®, presunto picado, ovos, ervilha, rodelas de cebola e azeitona.
- Pizza quatro queijos: queijo muçarela, provolone, gorgonzola, Catupiry®, parmesão salpicado e orégano.

---

1 As pizzas margherita, napolitana, portuguesa, toscana e califórnia têm nomes dados por questões culturais, e não pelo tipo de cobertura.

- Pizza de tomate seco: queijo muçarela ou Catupiry®, tomate seco, alcachofra, azeitonas e orégano.
- Pizza de rúcula: tomate seco, muçarela de búfala, molho de tomate e rúcula picada.
- Pizza toscana: queijo muçarela ou Catupiry®, calabresa moída, parmesão salpicado, azeitonas e orégano.
- Pizza califórnia: queijo muçarela, presunto, abacaxi, pêssego, ameixa e cerejas em calda.

Há também a pizza fechada, chamada de calzone, que é recheada com ingredientes semelhantes aos da pizza aberta. As pizzas também são feitas com as bordas recheadas com gergelim, Catupiry® ou cheddar.

As pizzas também passaram a ser elaboradas com sabor doce. As coberturas mais comuns são banana com canela, brigadeiro, brigadeiro com morango e chocolate com diversas frutas.

Panquecas/*wraps*

São preparadas com uma massa semilíquida de farinha de trigo, ovos e leite; depois de aquecidas/fritas são recheadas com ingredientes salgados ou doces. Também são chamadas de crepes.

As panquecas salgadas podem ser recheadas com vários tipos de legumes e verduras (espinafre, brócolis, aspargos, palmito, ervilha, cogumelo), carnes, queijos, acrescidas de molho de tomate, molho branco, creme de leite e polvilhadas com queijo ralado e cheiro-verde picado.

Para os crepes doces, os possíveis recheios são: creme de chocolate, de amêndoa, geleia, doce de leite, ricota com uvas-passas, frutas frescas ou cristalizadas. Podem ser servidos com calda de chocolate, de leite, geleia, chantili, nozes moídas, açúcar e canela.

As panquecas podem ser servidas flambadas e acrescidas de caldas doces e licores. Considerando-se a leveza da massa, podem ser consumidas como entrada ou como sobremesa.

A origem do nome *wrap* é do inglês e significa embrulhar. A massa dos *wraps* é feita com farinha de trigo, manteiga, clara, fermento biológico, assada e com recheio quente ou frio, com queijo, carne, peixe, verduras, legumes e molhos em formato de envelope.

Polenta

A polenta, massa cozida feita com fubá, água e sal, é um alimento derivado de uma papa chamada *pulmentum*, feita à base de farinha de cevada e água, muito comum entre os romanos da Antiguidade. Depois da colonização da América, quando os espanhóis levaram o milho para a Europa, a polenta passou a ser preparada com farinha de milho, água e sal. Em geral, a polenta é consumida cozida ou frita, servida com molho de tomate e queijo ralado, acompanhando picadinho de carne, linguiça ou frango.

PÃES

Conceito

O pão mais antigo que se conhece data do Período Neolítico, e foi assado provavelmente por volta de 10.000 a.C. No entanto, o processo de levedação foi realizado pelos egípcios, que misturavam líquidos fermentados à farinha de vários cereais ou raízes, com o objetivo de conseguir um melhor crescimento da massa.

Historicamente, os egípcios passaram a tecnologia de assar essa mistura de farinha com sal e água a vários povos, entre eles, os judeus. Estes, que eram nômades, não utilizaram fornos até o período da reunificação ao entrarem em Jerusalém. Gregos, romanos e, posteriormente, toda a Europa usaram o pão como alimento em rituais religiosos, oferendas ou como sinal de amizade. O pão foi o primeiro alimento elaborado pelo homem, evoluindo para uma grande variedade, porém quase todos são feitos com três ingredientes básicos: farinha, levedo ou fermento e água. Os outros ingredientes empregados na elaboração de pães são: sal, gordura, açúcar, ovos e leite. Cada um dos ingredientes utilizados na preparação dos pães apresenta uma função específica.

Farinha de trigo

A escolha apropriada da farinha a ser utilizada é de primordial importância. Suas proteínas, a gliadina e a glutenina, formam uma rede de glúten que retém o gás carbônico liberado pela fermentação, o que propicia o crescimento do pão, deixando-o macio. O tipo do grão de trigo utilizado para fazer a farinha determina sua elasticidade e extensibilidade e, portanto, sua aplicação para determinadas preparações. Assim, a farinha feita de trigo duro é indicada para o preparo de pão, enquanto a de trigo mole é melhor para bolos e biscoitos. A farinha extraída do trigo durum é utilizada para o preparo de massas, por causa de seu alto conteúdo proteico.

Fermento

A função do fermento é provocar a fermentação que irá produzir o gás carbônico, responsável pelo aumento do volume da massa. A fermentação e o crescimento da massa podem ocorrer como resultado da ação de:

- Fermentos químicos (em pó): combinação de ácido (presente no alimento ou no próprio fermento) e bicarbonato que, em presença de água e sob a ação do calor, produzem gás carbônico. A ação desse tipo de fermento é rápida; daí a necessidade de adicioná-lo somente ao final da preparação.
- Fermentos biológicos (em tablete): produção de gás carbônico pela ação de levedos. Neste caso, há a necessidade de deixar a massa em repouso (descansar) pela ação mais lenta do fermento.
- O fermento natural, também conhecido por *levain* (francês), *sourdough* (inglês), *livito madre* (italiano) e *masa madre* (espanhol), pode ser feito a partir de uma mistura de 50 mL de água filtrada e fervida, 25 mg de farinha de trigo e 25 mg de farinha integral. Após 7 dias com descartes do fermento crescido, com acréscimo de mais farinha e no escuro, o *levain* estará pronto para ser usado em receitas de pães. Cada 150 g de *levain* corresponde a 15 g de fermento biológico.

Sal

Retém água na massa, controla a fermentação, realça o sabor, auxilia na conservação e fortalece a rede de glúten. Porém, o sal em excesso interfere na velocidade de crescimento do fermento.

Açúcar

É responsável pelo aumento da velocidade da fermentação, aumento da maciez, desenvolvimento de uma coloração agradável, retenção de umidade e sabor. Quando utilizado em excesso, o resultado é um pão esfarelado.

Água

Essencial na mistura dos ingredientes, permite ainda a formação da rede de glúten, controlando e distribuindo a temperatura da massa. É essencial para a atuação do fermento e responsável pela consistência da massa. Um volume menor de líquidos do que o necessário resulta em um pão de má qualidade.

Gordura

Óleo, margarina, manteiga ou banha são algumas das gorduras utilizadas no preparo de massas. Na medida certa, favorecem a retenção de gás, garantindo maciez e conferindo umidade à massa. A quantidade de gordura adicionada deve ser bem controlada, porque, em excesso, dificulta a ação do fermento.

Ovos

Os ovos desempenham diversas funções na massa:

- Ligante: o ovo, no estado semifluido, tem o poder de ligar as partículas de farinha ou outro ingrediente granular de uma massa.
- Coagulante: a gema e a clara passam para o estado de gel pela ação do calor.
- Aromático: o ovo possui aroma particular, que é perceptível mesmo após a mistura com outros ingredientes.
- Aeração: sob a ação de batimento, a clara do ovo incorpora bolhas de ar que, na massa, permitem a obtenção de produtos mais leves e aerados.
- Emulsificante: o poder emulsificante do ovo deve-se à presença de lecitina na gema.
- Corante: a gema possui a capacidade de conferir cor à massa.

Leite

Confere sabor e valor nutritivo ao produto, favorece a coloração e a maciez, além de aumentar a durabilidade do pão.

Tipos de pães

Os tipos de pães mais conhecidos são:

- Pão francês: tem massa porosa e vários formatos, como o pãozinho (pequeno, com 50 g), a baguete (longa e fina) e o filão (semelhante à baguete, porém mais largo). Algumas baguetes são cobertas de gergelim ou queijo ralado. Com as baguetes são feitos os sanduíches de metro utilizando-se vários recheios e acrescentando-se verduras e legumes.
- Pão italiano: tem massa compacta com muitos buracos. O tipo mais conhecido é o chamado pão coroa, que tem formato redondo como uma broa. É consumido em entradas, como acompanhamento de massas e como recipiente para servir sopas.
- O pão *ciabatta* em português significa chinelo ou pantufa e em inglês *slipper* por causa dos frades franciscanos. Apresenta furos no miolo do pão em decorrência da fermentação. Utiliza-se a chamada "biga", método indireto com uma massa-mãe firme (água, farinha e leveduras).
- Pão sovado: preparado à base de banha ou gordura, além dos ingredientes básicos. Também é conhecido como pão de banha; pode ser acrescido de recheios, como torresmo, linguiça e azeitona.
- Pão americano: feito com os ingredientes comuns e leite. A massa, mais elástica e compacta, também é usada nos pães para hambúrguer e cachorro-quente.
- Pão preto: também chamado de pão integral, é feito somente com farinha integral ou misturada com outras farinhas, como a de centeio ou soja. É um dos tipos de pão que apresentam maior valor nutritivo e teor de fibras.
- Pão integral: a massa do pão acrescida de cereais integrais (aveia, linhaça, quinoa, e outros).

A existência de muitas variedades de pães deve-se aos diferentes tipos de farinhas empregados, aos tipos de massa, aos recheios, aos formatos e aos ingredientes acrescentados.

Outros tipos de pães podem ainda ser citados:

- Pão sírio (massa fina e oca, para sanduíches como o beirute).
- Pão sueco.
- *Croissant* (doce ou salgado).
- Pão de forma (leite ou semolina).
- Pão de hambúrguer.
- Pão de cachorro-quente.
- Pão de queijo (pode ser recheado com Catupiry® e doces).
- Pão de batata (simples, com Catupiry®, e outros recheios).
- Pão de linguiça, tomate seco, azeitona, alcachofra.
- *Ciabatta* (sanduíches e aperitivos).
- Baguete para sanduíches de metro (pão com diferentes recheios, maionese com frios, patês com queijos e outros).
- Panetone (de frutas cristalizadas, chocolate e outros tipos de recheios como creme de avelã, musse, coco, frutas vermelhas e outros).
- Colomba pascal (tipo de pão doce com nozes e amêndoas).
- *Challah* (tipo de pão doce em forma de trança consumido pelos judeus).
- *Bagel* (gergelim e grãos integrais).
- Pão de matzá: pão ázimo, sem fermento. O grão utilizado no preparo do matzá é o trigo, e também pode ser feito com cevada, centeio ou aveia, sem sal, ovo e fermento.
- Pão de minuto.
- *Croissant*: pão de massa folhada e com recheios doces e salgados.
- Pães doces com vários recheios, coberturas e formas (coco, chocolate, nozes, frutas).
- *Stollen* ou *Christollen* ou pão de Cristo: pão doce alemão consumido em festas natalinas, semelhante a um rocambole, com açúcar e amêndoas.

Aplicação em Técnica Dietética

Os pães podem ser consumidos puros ou com geleias, patês, manteiga, margarina e queijos cremosos. O pão assume um papel muito importante no caso dos sanduíches (simples ou mais elaborados), que muitas vezes pela composição com carne, queijo, verduras e legumes podem ser considerados substitutos de uma refeição em razão dos ingredientes.

O pão pode também ser utilizado como ingrediente de receitas doces e salgadas, como na preparação de almôndegas, bolos de carne moída (umedecido em água e leite), pudim de pão (doce) e canapés.

Pode, ainda, ser consumido como torrada, acompanhando café, chá ou mesmo em sopas, como a de cebola, e como *croûtons* (pequenos cubos torrados com ou sem sabor, para acompanhar saladas ou sopas).

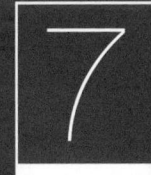

VERDURAS E LEGUMES

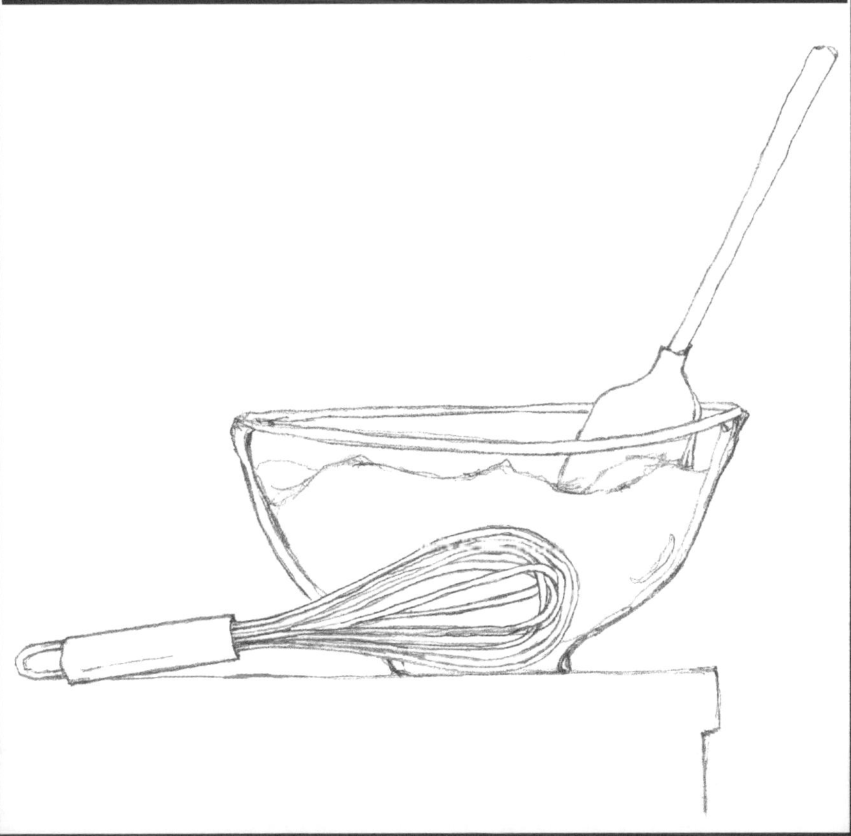

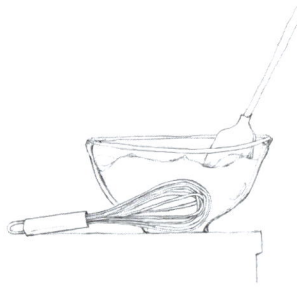

► SUMÁRIO

CONCEITO

A Agência Nacional de Vigilância Sanitária (Anvisa) define verduras como a parte geralmente verde das hortaliças, utilizadas como alimento no seu estado natural, e os legumes como frutos ou sementes de diferentes espécies de plantas, principalmente das leguminosas, utilizados como alimentos.

Verduras e legumes são plantas ou partes de plantas que servem para o consumo humano, como folhas, flores, frutos, caules, sementes, tubérculos e raízes. Hortaliça é a denominação genérica para legumes e verduras.

Utiliza-se a denominação verdura quando as partes comestíveis do vegetal são as folhas, as flores, os botões ou as hastes, como espinafre, acelga, alface, agrião, brócolis; e a denominação legume, quando as partes comestíveis são os frutos, as sementes ou as partes que se desenvolvem na terra, como abobrinha, batata, berinjela, cenoura, tomate e mandioca.

VALOR NUTRITIVO

A maioria das verduras e dos legumes é fonte de vitaminas, minerais e fibras. Entre as vitaminas, destacam-se a vitamina C, as vitaminas do complexo B e a provitamina A (betacaroteno), presente em vegetais amarelos e amarelo-alaranjados. Nos minerais, destacam-se o ferro, o cálcio, o potássio e o magnésio. Fibras solúveis e insolúveis são encontradas em diversos tipos de hortaliças.

CLASSIFICAÇÃO

De acordo com a parte comestível da planta, as verduras e os legumes podem ser classificados em:

- Folhas: acelga, agrião, aipo, alface, almeirão, couve, espinafre, repolho, endívia e rúcula.
- Sementes: ervilha, milho-verde, vagem.
- Raízes e tubérculos: beterraba, cenoura, mandioca, mandioquinha, rabanete, batata, cará, inhame, batata-doce.

- Bulbos: alho, cebola, alho-poró.
- Flores: alcachofra, brócolis, couve-flor.
- Frutos: abóbora, abobrinha, berinjela, chuchu, jiló, pepino, pimentão, quiabo, tomate, maxixe.
- Caules: acelga, aipo, aspargo, palmito.

TIPOS E CARACTERÍSTICAS DAS VERDURAS E DOS LEGUMES

- Abóbora (*Cucurbita moschata*): é um legume anual, rasteiro, da família das cucurbitáceas, cuja origem é contraditória. Há informações de seu cultivo no sul da Ásia, há cerca de 2 mil anos; foi também utilizada como alimento na América antes da chegada dos europeus. Seu consumo no Brasil é muito difundido, bem como nos países mediterrâneos. Ao grupo das abóboras, pertencem a abóbora rasteira, a moranga, a moranga híbrida e a abobrinha, também chamada abobrinha italiana, de forma e tamanho variáveis. As abóboras podem ser alongadas, arredondadas ou achatadas; de casca lisa ou rugosa; com saliências semelhantes a gomos ou não. A abóbora rasteira é uma planta trepadeira, de grandes folhas verdes e flores amareladas, que pode ser branca, verde, amarela, alaranjada ou avermelhada. Para ser utilizada, a abóbora deve ser submetida à cocção, podendo ser consumida refogada, cozida, em sopas, purês, pães ou doces.
- Abobrinha (*Cucurbita pepo*): é um legume de formato alongado, de casca lisa e brilhante, geralmente verde. A abobrinha brasileira tem cor mais clara e formato irregular, mais arredondado em uma das extremidades, enquanto a abobrinha italiana tem formato regular e coloração mais intensa. Consome-se a abobrinha cozida em refogados, sopas ou suflês; em saladas, pode ser crua (ralada) ou cozida e como ingrediente em preparações doces.
- Acelga (*Beta vulgaris*): verdura originária da Europa, era considerada uma saborosa iguaria pelos gregos e romanos. Planta cultivada em clima ameno, possui as variedades branca e crespa ou verde-escura, de folha larga. A acelga pode ser consumida crua (saladas) ou cozida (refogada).

- Agrião (*Rorippa nasturtium-aquaticum*): verdura originária do Chile, pertencente à família do brócolis, da couve, da mostarda, do nabo e do repolho. Planta semiaquática, é cultivada em terrenos úmidos ou em água corrente. Conhecido também como agrião-d'água, agrião-aquático e agrião-do-rio, tem folhas pequenas, arredondadas, de coloração verde-escura e levemente arroxeada. Por ser uma verdura muito sensível, exige rápido consumo após sua aquisição. Normalmente, é consumido cru, na forma de salada.

- Aipo (*Apium graveolens*): legume originário da Europa, também conhecido como salsão, pertence à família das umbelíferas. Tem caule alongado, largo e macio, e folhas recortadas, estriadas, com longas hastes. Pode ser consumido cru (saladas) ou cozido (sopas e tortas). O hábito de consumo do aipo é maior em países europeus e norte-americanos.

- Alcachofra (*Cynara scolymus*): verdura originária da região mediterrânea, cuja parte comestível são as inflorescências imaturas, chamadas botões. Bastante valorizada, a base, conhecida como "coração" da alcachofra, pode ser consumida cozida ou em conserva.

- Alface (*Lactuca sativa*): originária da Ásia e trazida para o Brasil pelos portugueses no século XVI, a alface é a verdura de maior consumo no país. O cultivo da alface pode contar com alto grau de tecnologia, na produção em estufa, na hidroponia ou no cultivo orgânico. As variedades disponíveis são a alface lisa, a americana, a romana, a crespa, a roxa e a mimosa. A alface faz parte do hábito alimentar do brasileiro, sendo geralmente consumida em forma de salada.

- Alho-poró (*Allium porrum*): hortaliça originária da Europa, é conhecida desde a Antiguidade. Produz talo e folhas no primeiro ano; no segundo, produz flores brancas, rosas ou lilases e sementes pretas, achatadas, com superfície enrugada, semelhante à da cebola. É um vegetal tenro, com folhas compridas e relativamente largas, que se sobrepõem umas às outras. O caule mede de 10 a 20 cm de comprimento e tem a base dilatada em forma de bulbo, com raízes parecidas com as do alho comum. O alho-poró é muito parecido com o alho comum e com a cebolinha verde, diferenciando-se por suas folhas bastante desenvolvidas, que se encaixam formando talos mais ou menos grossos. Deve-se dar preferência aos que tiverem o talo (parte branca) mais desenvolvido, pois esta é a parte mais aproveitada. Pode ser consumido como tempero ou como legume em recheios de tortas, quiches, sopas e como salada.

- Almeirão (*Chicorium intybus*): hortaliça da mesma família da chicória e da alface, cresce espontaneamente na Europa, no norte da África e em grande parte da Ásia. Semelhante à chicória, o almeirão possui folhas mais estreitas e alongadas e sabor amargo. Geralmente, é consumido cru, em forma de salada.

- Aspargo (*Asparagus officinalis*): hortaliça de sabor delicado, possui três variedades: o violeta, de coloração arroxeada e textura mais rija; o branco, de sabor delicado semelhante ao da alcachofra; e o verde-dourado. Comercializado *in natura* ou em conserva, é utilizado em suflês, saladas, cremes e sopas.

- Batata (*Solanum tuberosum*): apesar de ser conhecida como batata-inglesa ou batata-holandesa, é um legume originário dos Andes (Peru, Bolívia e Equador), de onde foi levado para a Europa e passou a fazer parte do hábito alimentar de diversos povos. A batata é um alimento largamente utilizado, e pode ser consumida frita, assada (*baked potato*), cozida ou em conserva (batata cozida temperada com molho vinagrete).

- Batata-doce (*Ipomoea batatas*): originária da América do Sul, é de fácil cultivo e de baixo custo. Seu caule rastejante atinge cerca de 2 a 3 metros de comprimento, e sua rama, verde ou arroxeada, tem folhas em forma de coração ou ponta de lança. É consumida cozida, assada ou como purê.

- Berinjela (*Solanum melongena*): legume originário da Índia, é uma hortaliça arbustiva anual muito apreciada no mundo inteiro, da qual é consumido o fruto, uma baga longa ou semilonga (com formato ovalado) ou arredondada. A mais conhecida é a berinjela de casca roxa e formato ovalado; também existem as colorações branca, creme e rajada, e os formatos redondo e alongado. A berinjela de boa qualidade deve apresentar pedúnculo rijo e verde, fruto escuro, brilhante e macio, com sementes claras. Existe ainda berinjela baby. É consumida cozida, assada, frita ou em conserva ou como farinha.

- Bertalha (*Basella rubra*): é uma trepadeira originária da Índia, cujos frutos são bagas negras de flores esverdeadas. A parte comestível é a ponta dos ramos, utilizada em saladas.

- Beterraba (*Beta vulgaris*): originária da Europa, é um legume, cuja raiz tuberosa vermelho-escura, arredondada e achatada é comestível e rica em carboidrato. É consumida crua ou cozida em várias preparações, como saladas e sopas ou em conserva.
- Brócolis (*Brassica oleracea*): pertencente à família da couve, é um vegetal cujo nome vem do italiano *brocco*, que significa broto, pois a brotação floral é a parte comestível. Entretanto, são também consumidos os talos e as folhas, normalmente cozidos. O brócolis chamado "chinês" tem flores menores mas é consumido da mesma forma que o brócolis convencional.
- Broto de feijão – *moyashi* (*Phaseolus vulgaris*): bastante utilizado na culinária oriental, os brotos são obtidos a partir de grãos de feijão colocados em água para germinar; chegam a atingir cerca de 10 cm de comprimento. São comercializados frescos e podem ser consumidos crus ou cozidos, como ingredientes de saladas, ensopados e outras preparações.
- Cará (*Dioscorea alata*): é uma herbácea trepadeira, com tubérculos feculentos. Em algumas regiões, é confundido com o inhame, outra hortaliça; tal confusão deve-se ao nome do cará em espanhol (*ñame*) e em italiano (*igname*). É consumido cozido.
- Cenoura (*Daucus carota*): legume originário da região do Mediterrâneo e sudoeste da Ásia, é uma raiz comestível, de formato alongado e sabor levemente adocicado, com alto teor de betacaroteno. As cenouras podem ser de três variedades: Nantes, com ponta arredondada, pele lisa e coloração laranja escura; Brasília, com formato cônico, ponta pouco fechada, pele pouco lisa e coloração laranja clara; Kuroda, com formato cônico, ponta arredondada e coloração laranja-avermelhada. Existe ainda a cenoura *baby,* geralmente comercializada congelada ou enlatada. A cenoura é consumida crua ou cozida, no preparo de receitas doces ou salgadas.
- Chicória (*Chicorium endivia*): verdura que cresce em toda a Europa, no norte da África e em grande parte da Ásia; é uma hortaliça da família das chicoriáceas, bastante semelhante à alface. Produz folhas soltas, crespas ou lisas. É consumida crua ou cozida.
- Chuchu (*Sechium edule*): legume originário da América Central, possui um fruto em forma de uma grande pera, com a parte externa rugosa e

sulcada. Os brotos do chuchuzeiro também podem ser consumidos; existe ainda o chuchu *baby*. O chuchu é utilizado cozido, como ingrediente de saladas, sopas, refogados ou suflês.

- Cogumelos: são fungos comestíveis de muitas variedades. Além de cultivados para comercialização, podem crescer em estado selvagem. As espécies mais conhecidas e consumidas no Brasil são:
  - *Champignon de Paris (Agaricus bisphorus)*: de origem francesa, é pequeno, branco e de copa arredondada. Pode ser consumido fresco ou em conserva. É utilizado em diversas preparações e, tradicionalmente, como ingrediente do estrogonofe.
  - *Funghi secchi*: cogumelo seco, de origem italiana e sabor acentuado. Geralmente utilizado em risotos, tortas, quiches e molhos, a variedade mais conhecida é o *funghi porcini* (*Boletus edulis*), de textura macia e sabor acentuado. É comercializado na forma desidratada.
  - *Shiitake (Lentinula edodes)*: de origem japonesa, tem o formato de um chapéu e apresenta coloração marrom-escura. De sabor marcante, é consumido grelhado na manteiga ou como ingrediente de tortas, risotos, ensopados, sopas e omeletes. Não deve ser consumido cru.
  - *Shimeji (Pleorotus ssp.)*: cogumelo pequeno, de coloração acinzentada, brota em pequenos ramos. Torna-se suave e macio ao ser cozido, grelhado ou refogado na manteiga ou azeite de oliva.
- Couve (*Brassica oleracea*): verdura que cresce espontaneamente na Europa, desde o norte da Itália até a Dinamarca. Pode ser empregada em diversas preparações; a mais conhecida dos brasileiros é a couve "à mineira". Cortada em tiras muito finas e refogada, acompanha feijoada e diversas receitas da cozinha regional mineira.
- Couve-de-bruxelas (*Brassica oleracea*): hortaliça derivada da couve selvagem originária da Europa, depois de séculos de manipulação e cultivo assumiu a forma de pequenos repolhos globulares, provenientes das axilas das folhas e presos diretamente à base alongada. Tem função ornamental e alimentícia. É consumida cozida.
- Couve-flor (*Brassica oleracea*): originária da costa do Mediterrâneo, espalhou-se pela Europa no início do século XVII. Foi introduzida no Brasil

com a vinda dos primeiros imigrantes italianos. A couve-flor é composta de flores brancas bem unidas, rodeadas de folhas alongadas. É consumida cozida, em saladas, sopas, refogados, gratinados e suflês.

- Couve-rábano (*Brassica oleracea*): caracteriza-se pelo seu caule arredondado, inchado, com até 8 cm de diâmetro, que é a parte comestível da planta. Possui duas variedades, a branca-de-viena e a roxa-de-viena. É consumida cozida.

- Endívia (*Chicorium*): hortaliça de folhas brancas, de coloração suavemente amarelada e sabor levemente amargo, conhecida também como endívia francesa. É obtida por manipulação humana, por meio do cultivo da chicória em ambiente escuro. A endívia torna-se amarga se exposta ao sol. Em saladas, é utilizada crua, mas pode também ser consumida refogada.

- Ervilha (*Pisum sativum*): leguminosa originária da região Mediterrânea, é considerada hortaliça quando colhida ainda imatura, ou seja, no período de formação de vagens, quando os grãos não estão completamente desenvolvidos. Existe, ainda, uma variedade denominada ervilha torta, da qual é consumido também o envoltório do grão de ervilha. Refogada ou em conserva, a ervilha geralmente é consumida em saladas, sopas e diversas outras preparações.

- Espinafre (*Tetragonia tetragonioides*): originário da Pérsia (atual Irã), de onde foi levado para a Espanha, é da mesma família da beterraba e da acelga. As folhas do espinafre crescem ao redor do caule curto, perto do solo. Normalmente, é consumido cozido, pois suas folhas são ásperas quando cruas.

- Inhame (*Colocasia esculenta*): tubérculo tipicamente tropical, originário do sul da Ásia. A parte comestível é o caule subterrâneo, que possui polpa branca e folhas. Deve ser consumido cozido.

- Jiló (*Solanum gilo raddi*): legume de origem controversa, africana, antilhana ou sul-americana. Há duas variedades de jiló: o comprido verde-claro e o rodondo verde-escuro. De sabor característico, deve ser cozido, e normalmente é consumido refogado ou em salada.

- Mandioca (*Manihot esculenta crantz*): originária da América do Sul, era cultivada pelos índios antes da chegada dos europeus. Também chamada de macaxeira, pode ser consumida cozida ou frita. Após processos de industrialização, é transformada em farinha, tapioca ou polvilho, utilizados em produtos de panificação. A farinha de mandioca é um ingrediente muito utilizado em preparações de várias regiões do Brasil. A partir da mandioca, pode-se produzir também a cachaça tiquira.

- Mandioquinha ou batata-baroa (*Arracacia xanthorriza bancroft*): planta herbácea de raízes e folhas comestíveis. Utilizada cozida em refogados, sopas, saladas, pães, purês e massas.

- Maxixe (*Cucumis anguria*): vegetal semelhante ao pepino, encontrado desde o sudeste brasileiro até o sul dos Estados Unidos. Produz fruto globular alongado verde-esbranquiçado, tenro quando imaturo, liso ou coberto com espinhos macios. É consumido cozido.

- Milho-verde (*Zea mays*): erva alta, com grãos dispostos em espigas recobertas por uma capa de folhas verdes e ásperas. Os grãos, em geral, são amarelos, mas também podem ser brancos, alaranjados ou vermelhos. O milho faz parte do hábito alimentar brasileiro, sendo consumido cozido, na própria espiga (com sal e manteiga), em forma de salada, refogado e como ingrediente de diversas preparações.

- Nabo (*Brassica napus*): raiz tuberosa branco-leitosa, arredondada ou alongada. Na alimentação, é consumido ralado ou curtido, em saladas ou como ingrediente de outras preparações, principalmente acompanhando carnes. As folhas também são aproveitadas em sopas, refogados e cozidos.

- Palmito (*Euterpe edulis*): é o nome dado à parte comestível de uma palmeira conhecida por juçara. Somente o miolo da planta, um cilindro de aproximadamente 30 cm de comprimento e 8 cm de diâmetro, formado por camadas sucessivas que variam de cor e espessura, é consumido. Normalmente, o palmito é comercializado em conserva. Recomenda-se a fervura por aproximadamente 15 minutos antes do consumo, em razão do risco de contaminação do palmito pela bactéria *Clostridium botulinum*. Existe ainda uma variedade do palmito conhecida como pupunha, que pode ser apresentada cortada em tiras, como alternativa ao macarrão tradicional.

- Pepino (*Cucumis sativus*): originário da Ásia, é um fruto verde de formato alongado, consumido cru em forma de salada ou em conserva, como picles. Os pepinos colhidos ainda jovens são utilizados para conserva.

- Pimentão (*Capsicum annuum*): originário da América Latina, é encontrado desde o norte do Chile até o México, sendo muito apreciado e consumido na Europa e na Ásia. Pode ser de diversas cores: verde, amarelo, vermelho, creme, alaranjado e roxo. O pimentão vermelho, quando desidratado e moído, é usado como condimento e recebe o nome de páprica. Pode ser consumido cru, cozido, assado, recheado, em conserva, em saladas ou utilizado em diversas outras preparações.

- Quiabo (*Hibiscus esculentus*): originário da Etiópia, é uma planta típica de clima tropical. Os frutos são como cápsulas, curtos ou alongados, de ponta afilada e coloração externa que varia do branco ao verde-escuro. É utilizado refogado e como ingrediente de diversas preparações.

- Rabanete (*Raphanus sativus*): originário da Europa, é uma planta de raiz carnuda, de formato globular, ovoide ou alongado, avermelhado por fora e branco por dentro. É utilizado em saladas, cru ou curtido, inteiro ou fatiado.

- *Radicchio* (*Cichorium ssp.*): variedade de chicória, caracterizada por um método específico de cultura da terra, que produz folhas de coloração vermelha. Geralmente, é utilizado cru em saladas.

- Repolho (*Brassica oleracea*): originário da Europa e da Ásia Ocidental, pertence à mesma família da couve, mas se diferencia pela sobreposição das folhas, em formato arredondado e compacto. Há três variedades principais de repolho: o branco, mais comum; o crespo, de cor verde mais escura; e o roxo. É consumido cru, cozido, refogado ou curtido com especiarias.

- Rúcula (*Eruca sativa*): originária da Europa, Ásia Ocidental e norte da África, possui folhas espessas, tenras, divididas, com limbo verde-arroxeado-claro. Muito utilizada crua em saladas e como cobertura para pizza, acompanhada por muçarela de búfala e tomate seco.

- Taioba (*Colocasia esculenta*): legume da família do inhame. Embora seja confundida com o inhame, da taioba podem ser consumidos o talo e as folhas.

- Tomate (*Lycopersicum esculentum*): originário das regiões andinas do Peru, da Bolívia e do Equador, foi levado para a Europa pelos colonizadores no início do século XVI. Na América do Sul, era cultivado e utilizado como alimento pelos incas. O nome "tomate" deriva de "ximate", "zitomate", "tumati" ou "tomati". A palavra "tomato" foi mencionada pela primeira vez na Europa por um botânico italiano, que chamou o fruto de "pomo d'oro" (fruto de ouro). Da Itália, o tomate espalhou-se para a França e Inglaterra. Os mais conhecidos são os tomates vermelhos, mas há também os amarelos, brancos, verdes e roxos. Os tomates vermelhos e amarelos possuem essa cor por causa de carotenoides específicos – o licopeno e o betacaroteno, respectivamente. Os tomates brancos produzem somente os precursores incolores desses carotenoides. Nos tomates verdes, a clorofila, que constitui o pigmento verde essencial à fotossíntese, é perdida com o amadurecimento. A cor dos tomates roxos deve-se a uma outra classe de pigmentos, as antocianinas. Os tomates são classificados em três grupos: Santa Cruz, salada e cereja. Os do grupo "Santa Cruz" são frutos ovais de 70 a 200 g; os do grupo "salada" são frutos grandes e achatados de 200 a 400 g; e os do grupo "cereja" são frutos pequenos com 2 a 3 cm de diâmetro. Os tomates são consumidos crus (em saladas e sopas frias), cozidos (molhos) ou assados, em inúmeras preparações.

- Vagem (*Phaseolus vulgaris*): originária da América, foi levada para a Europa e a Ásia, de onde foi difundida para todo o mundo. É uma variedade do feijão comum, adaptada para o consumo como hortaliça. Possui um fruto liso e alongado, com polpa espessa e pouco fibrosa. É utilizada cozida, em saladas, refogados e como ingrediente de outras preparações.

APLICAÇÃO EM TÉCNICA DIETÉTICA

Saladas

Podem ser preparadas com verduras e legumes crus ou cozidos, normalmente à temperatura ambiente ou geladas; dividem-se em: salada crua simples, salada crua mista, salada simples cozida, salada cozida mista e salada ligada (Quadro 1).

QUADRO 1 – Tipos de saladas e ingredientes

Tipo de salada	Ingredientes e acompanhamentos
Saladas cruas mistas	
Salada verde	Agrião, alface, rúcula, acompanha molho vinagrete
Salada italiana	Alface, agrião, rúcula, erva-doce, salsão, rodelas de tomate, torradas com alho, acompanha molho vinagrete
Salada Niçoise	Alface, rodelas de batatas cozidas, vagem, ovos cozidos, atum, tomate, azeitonas pretas, acompanha molho vinagrete
Salada de erva-doce	Erva-doce, cubos de laranja e maçã, nozes, acompanha molho vinagrete
Salada crua	Alface à Juliana, beterraba e cenoura raladas, tomates em cubos e croûtons, acompanha molho vinagrete
Salada moyashi	Brotos de feijão, cubos de maçã, nozes, servida com molho shoyu
Salada Caesar	Alface, cubos de pão frito com alho, queijo ralado, acompanha molho de gemas cruas, sal, pimenta-do-reino, azeite de oliva e suco de limão
Salada Califórnia	Alface, fatias de abacate ou manga, nozes, acompanha molho vinagrete
Salada grega	Escarola, alface, tomate, azeitonas pretas, cubos de queijo prato, anchovas, acompanha molho vinagrete
Spring salad	Alface, agrião, cubos de peito de frango cozido, abacaxi, tomate sem pele, acompanha molho golf
Salada de atum	Alface, atum, anéis de cebola, acompanha maionese
Saladas cozidas mistas	
Ratatouille	Rodelas de abobrinha, berinjela, tomate, pimentão verde, sal, alho, vinagre, azeite, orégano
Antepasto italiano	Rodelas de abobrinha e berinjela fritas, pimentão verde frito sem pele, alho, sal, vinagre, azeite e orégano
Salada turca	Feijão branco cozido, azeitonas pretas, cubos de tomates, folhas de hortelã, acompanha molho vinagrete
Salada de arroz	Alho e cebola picados refogados no azeite com açafrão, arroz branco, abacaxi em cubos, banana, presunto, salame e ervilhas
Salada de aspargos	Aspargos em conserva ou *in natura*, acompanha molho de mostarda

(continua)

QUADRO 1 – Tipos de saladas e ingredientes *(continuação)*

Tipo de salada	Ingredientes e acompanhamentos
Salada mista	Couve-flor, palmito, beterraba, batata e cenoura cozidos e cortados em cubos, acompanha molho golf
Salada de berinjela	Berinjela frita, batata palha, queijo parmesão ralado grosso, acompanha molho vinagrete
Salada de grão-de--bico	Grão-de-bico cozido, cubos de tomate, queijo prato, cebola e salsinha picados, orégano, acompanha molho vinagrete
Berinjela à vinagrete	Cubos grandes de berinjela refogados com cebola e azeite, acompanha molho vinagrete
Saladas ligadas	
Salada agridoce	Salsão à Juliana, cenoura ralada, cubos de maçã, uvas-passas, servidos com maionese
Salada de ovos	Alface e salsão à Juliana, ovos cozidos, pimentão vermelho em cubos, servidos com maionese
Salada Eduardo	Couve-flor e brócolis cozidos, cenoura e batatas cozidas, servidos com maionese
Salada russa	Batatas, cenouras e ervilhas, servidas com maionese, milho-verde e maçã
Salada Waldorf	Salsão à juliana, cenouras raladas
Coleslaw	Repolho cru à juliana, cenouras raladas, uvas-passas, acompanha maionese
Salada de frios	Presunto, salame e queijo prato cortados à juliana, servidos com maionese
Salada de abacaxi	Cubos de abacaxi, queijo prato, pimentão verde, salsão, servidos com maionese
Salada de Creole	Cenoura ralada, maçã em bastonetes, bananas em rodelas, acompanha molho chantili
Guacamole	Abacate, pimentão verde, cebola, alho, sal, suco de limão, acompanha batatas chips ou tacos
Salpicão de frango	Peito de frango desfiado, cenouras e pimentões verdes cortados à juliana, servidos com maionese

- Salada crua simples: inclui no preparo apenas uma hortaliça (p. ex.: salada de alface ou repolho ou rúcula ou tomate ou palmito).
- Salada crua mista: inclui no seu preparo mais do que uma hortaliça crua (p. ex.: alface e rúcula, alface e tomate).
- Salada cozida simples: inclui no seu preparo apenas uma hortaliça cozida (p. ex.: salada de couve-flor, chuchu, brócolis).
- Salada cozida mista: inclui no seu preparo duas ou mais hortaliças cozidas (p. ex.: cenoura e batata, vagem e chuchu).
- Salada ligada: inclui no seu preparo uma ou mais hortaliças acrescidas de um agente ligante, como o molho de maionese.

OUTRAS APLICAÇÕES

O uso das verduras e dos legumes em Técnica Dietética inclui outras formas de preparação, conforme o Quadro 2.

QUADRO 2 – Utilização das verduras e legumes em diversos tipos de preparações

Preparações	Verduras e legumes
Polpas	Molhos e recheios
Sucos	Tomate, cenoura, beterraba
Cocção em água e sal	Chuchu, vagem, cenoura, beterraba, maxixe, abobrinha, brócolis
Sopas	Sopa de legumes, creme de ervilha, creme de aspargos, creme de palmito
Purê	Purê de batata, cenoura, espinafre
Pudim	Chuchu, cenoura
Suflê	Chuchu, vagem
Recheadas	Berinjela, tomate, batata, chuchu, pimentão, abobrinha, repolho
Fritas	Abobrinha, batata, mandioca
À milanesa	Abobrinha, berinjela
Empanadas	Couve-flor

(continua)

QUADRO 2 – Utilização das verduras e legumes em diversos tipos de preparações (*continuação*)

Preparações	Verduras e legumes
Bolinhos e croquetes	Batata, cenoura, espinafre, abobrinha e mistos (duas ou mais hortaliças)
Sauté	Batata, cenoura, mandioca, mandioquinha
Ensopadas	Batata, chuchu, quiabo, cenoura
Refogadas	Milho, vagem, chuchu, batata, cenoura, berinjela, brócolis, abóbora--moranga
Gratinadas	Couve-flor, batata
Gelatina	Beterraba, cenoura

Sucos

São preparações líquidas de verduras e legumes que podem ser associadas a sucos de frutas, geralmente cítricas (p. ex.: suco de laranja com cenoura, suco de cenoura com beterraba).

Cocção em água e sal

As verduras e legumes, após cocção por tempo adequado, podem ser servidas ao natural ou acompanhadas de molhos variados.

Sopas

Podem ser simples ou mistas, com as verduras e legumes amassados na forma de purê ou cortados em pequenos pedaços. O caldo pode ser espessado com leite e farinha, tornando-se sopa-creme. Normalmente, são servidas como entrada.

Purê

Pode ser utilizado como acompanhamento ou como recheio de preparações.

Torta

Massa feita a partir do purê das verduras e legumes, ao qual se acrescentam ovos e coberturas diversas.

Suflê

Preparado com verduras e legumes, ou com carnes e peixes, acrescentando-se molho branco, condimentos, claras em neve, leva-se ao forno para gratinar.

Legumes recheados

Os legumes têm sua polpa retirada e são recheados entre as partes ou ao meio. Podem ser acrescentados recheios variados, utilizando-se a própria polpa em diversas combinações (p. ex.: pimentão recheado com carne moída).

Legumes à milanesa

O legume cru ou cozido é passado no ovo, levemente batido, e na farinha de rosca ou de trigo antes de ser frito (p. ex.: berinjela à milanesa, abobrinha à milanesa, couve-flor à milanesa).

Legumes empanados

Antes de serem fritos, os legumes são envolvidos por uma mistura preparada com farinha de trigo, ovos, água ou leite (p. ex.: couve-flor, vagem, tempurá de legumes).

Bolinhos e croquetes

São feitos a partir de massas preparadas com farinha de trigo, ovos, leite ou água, misturados aos legumes e verduras; após modeladas, são fritas em óleo quente.

Sauté

As verduras e os legumes são tostados em pequena quantidade de óleo (p. ex.: batata ou cenoura *sauté*).

Verduras e legumes ensopados

São cortados, refogados e, aos poucos, adiciona-se água. Podem ser servidos como acompanhamento de carnes.

Verduras e legumes refogados

Cortados, são fritos com os temperos.

Verduras e legumes gratinados

Depois de cozidos, são cobertos com molho e manteiga, polvilhados com farinha ou queijo ralado e levados ao forno para gratinar a camada superficial.

Legumes liofilizados

Passam por um processo de desidratação, no qual o tempo de validade do produto aumenta, e seu transporte torna-se mais fácil. Pode ser consumido como lanche entre refeições.

COLORAÇÃO (PIGMENTOS)

Para a escolha do método de cocção mais adequado, deve-se conhecer a classificação das verduras e legumes segundo a cor e as possíveis modificações que sofrem durante a cocção (Quadro 3).

QUADRO 3 – Modificação dos pigmentos de verduras e legumes pela cocção

Pigmentos	Cor	Hidrossolubilidade	Ação ácida	Ação alcalina	Ação cocção prolongada
Clorofila	Verde	Pequena	Torna verde-oliva	Torna mais verde	Torna verde--oliva
Caroteno Xantofila Licopeno	Alaranjado Amarela Vermelho	Insolúvel Pouco solúvel Insolúvel	Mínima Mínima Mínima	Mínima Mínima Mínima	Escurece Escurece Escurece
Antocianina	Vermelho	Muito solúvel	Intensifica o vermelho	Torna roxo ou azul	Não altera
Flavinas ou flavonas	Branco--amareladas	Solúveis	Ficam brancas	Ficam amareladas	Escurecem e, na presença de ferro, ficam esverdeadas ou pardas
Taninos	Incolor	Insolúvel	Não altera	Escurece	Anula

CUIDADOS DURANTE A AQUISIÇÃO, O ARMAZENAMENTO E O PREPARO DAS VERDURAS E LEGUMES

As verduras e os legumes, após a colheita, estão muito suscetíveis a alterações indesejáveis que podem ser prevenidas por alguns procedimentos, como congelamento, branqueamento, produção de conservas, desidratação e enlatamento.

O branqueamento é um processo que antecede o congelamento, com a finalidade de destruir, pelo calor, seguido de resfriamento em água, todos os sistemas enzimáticos das verduras e legumes. Isso permite a redução da perda de qualidade durante o congelamento, bem como a destruição de formas vegetativas de microrganismos presentes na superfície das hortaliças. O congelamento, por sua vez, consiste na retirada de calor das verduras e legumes, com a finalidade de impedir ou reduzir a ação destrutiva dos microrganismos.

Para se obter um produto de boa qualidade, o tempo de congelamento deve ser o mais rápido possível, principalmente na faixa de 0 a –4°C (zona de cristalização da água), pois o congelamento de forma inadequada leva a alterações de textura, cor, sabor e aroma do alimento *in natura*.

O enlatamento, técnica de industrialização dos alimentos, foi desenvolvido com os seguintes objetivos: garantir disponibilidade de hortaliças sazonais, conferir praticidade no consumo e manter as qualidades sensoriais do alimento.

Verduras e legumes de baixa acidez, como milho-verde, ervilha, vagem, aspargo, beterraba e espinafre, devem ser enlatados pelo processo de apertização, que compreende o enlatamento com salmoura, seguido de processamento térmico. Tal procedimento visa a garantir a esterilidade do alimento embalado para comercialização, mas possui grande quantidade de sódio.

O tomate, fruto naturalmente ácido, pode ser encontrado sob diversas formas: concentrado de tomate, suco de tomate, purê de tomate, molhos de tomate, ketchup, tomate despelado inteiro, tomate em cubos sem pele, com ou sem sementes, tomate fatiado e geleia de tomate. Cada processamento requer uma forma diferente de enlatamento.

A produção de conservas e picles pode ser considerada um enlatamento de verduras e legumes acidificados artificialmente. Nesse grupo, enquadram-se os acidificados por fermentação láctica – picles de fermentação, chucrute e azeitona –, e os acidificados por adição de ácido comestível – palmito, pepino, cebola, couve-flor, couve e picles de vinagre.

Além dos objetivos apresentados na técnica de enlatamento, a desidratação de verduras e legumes permite reduzir o volume de produtos na estocagem de alimentos. As verduras e legumes desidratados são utilizados em produtos industrializados, como sopas e purês. O consumo de verduras e legumes frescos exige cuidados com relação à aquisição, higienização, armazenamento, pré-preparo e preparo. Tais cuidados visam à manutenção do valor nutritivo e das características sensoriais dos alimentos.

As verduras folhosas devem estar frescas, viçosas, rijas e com coloração uniforme, com talos firmes e sem manchas. Hortaliças compactas devem apresentar a superfície lisa e firme, com casca brilhante e uniforme, sem manchas ou partes amassadas, moles ou com rachaduras.

Após a aquisição, as verduras devem ser higienizadas e armazenadas. O armazenamento sob refrigeração é o mais indicado. Ainda de grande importância, o pré-preparo e o preparo merecem atenção. Antes de consumidas, as verduras e os legumes devem ser bem lavados e, quando necessário, descascados, de preferência no momento do consumo, para que não haja perda nutritiva e sensorial.

Durante a cocção, devem-se evitar tempo prolongado e altas temperaturas, pois ambos causam desestruturação dos tecidos vegetais e perdas de vitaminas hidrossolúveis. Quando possível, os legumes devem ser cozidos com casca, inteiros ou em pedaços grandes, para minimizar a perda de vitaminas. O volume da água de cocção deve ser reduzido, a fim de evitar perdas por dissolução; quando for possível, a água de cocção deve ser utilizada em outras preparações. Além da cocção com água, há outras formas de cozinhar alimentos: fritura, utilização de forno, cocção a vapor e por pressão. Entre essas, a cocção a vapor merece destaque por manter o valor nutritivo e as características sensoriais de verduras e legumes.

Pode-se dar preferência para as verduras e os legumes orgânicos, pois apesar de apresentarem o mesmo valor nutritivo, têm produção certificada e isenta de agrotóxicos.

PLANTAS COMESTÍVEIS NÃO CONVENCIONAIS (PANCS)

Por nascerem entre plantas cultivadas, tendem a ser confundidas com ervas daninhas, entretanto possuem valor ecológico, nutritivo e econômico, e podem ser consumidas *in natura* ou em preparações. Existem cerca de 12 mil espécies potencialmente comestíveis. Alguns exemplos de Panc são: azedinha, beldroegão, cambuquira, capuchinha, caruru, grumixama, ora-pro-nóbis, peixinho, taioba e vinagreira, entre outras.

Em Técnica Dietética também podem ser usadas as flores comestíveis como dente-de-leão, hibisco, amor-perfeito, capuchinha, flor de abóbora.

Utilização em Técnica Dietética

Podem ser consumidas *in natura* como salada, refogadas, cozidas ou fritas.

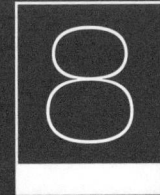

8

FRUTAS

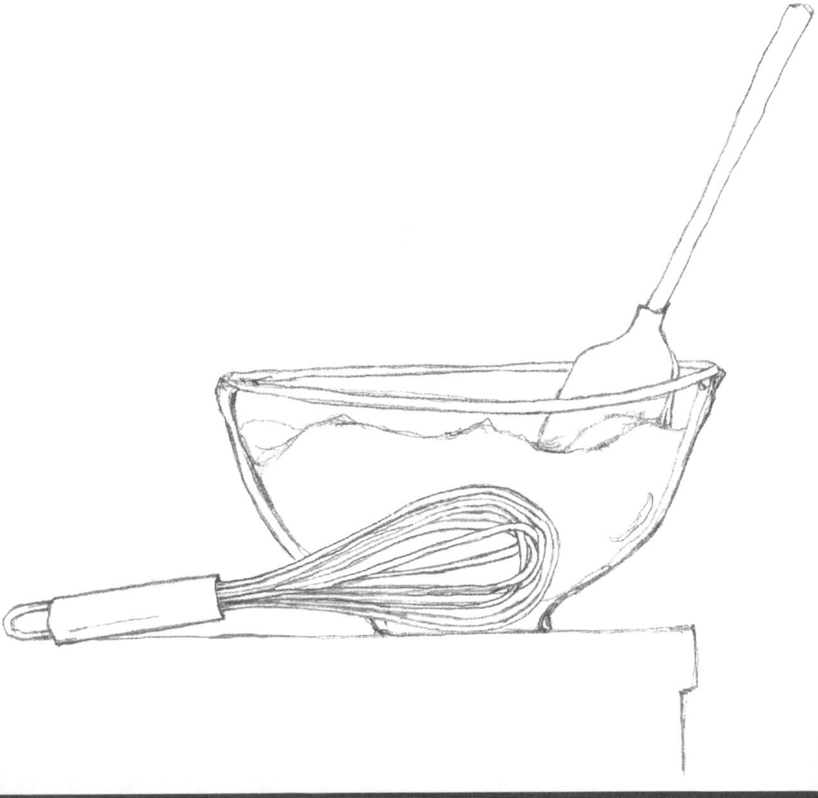

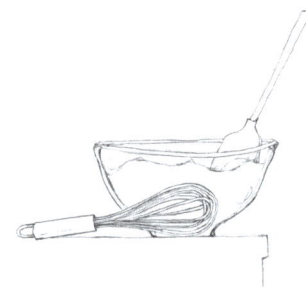

► SUMÁRIO

CONCEITO

Chama-se fruta a parte polposa que envolve a semente de plantas. Possui aroma característico, é rica em suco, normalmente de sabor doce e pode, na maioria das vezes, ser consumida crua (*in natura*).

VALOR NUTRITIVO

Consideradas fonte de vitaminas, minerais, carboidratos (glicose, frutose, sacarose, amido, pectina, celulose) e fibras, as frutas contêm pouquíssima proteína e gordura. A celulose adiciona volume à dieta, enquanto frutas ricas em pectina têm poder de gelatinização. Entre as vitaminas, são encontradas, principalmente, a vitamina C e o caroteno; e, entre os minerais, o principal é o potássio, seguido pelo ferro. Para melhor aproveitamento desses nutrientes, as frutas devem ser consumidas cruas.

CLASSIFICAÇÃO

As frutas, de acordo com suas características, são classificadas em:

- Extra: fruta de elevada qualidade, sem defeitos, bem desenvolvida e madura. Deve apresentar tamanho, cor e conformação uniformes. Os pedúnculos e as polpas devem estar intactos e uniformes. Não são permitidos manchas e defeitos na casca.
- De primeira: fruta de boa qualidade, sem defeitos sérios, apresenta tamanho, cor e conformação uniformes; no máximo, são tolerados pequenos defeitos. Dovo cor bem desenvolvida e madura; pode apresentar pequenas manchas na casca, desde que não prejudiquem a sua aparência geral. A polpa deve estar intacta e firme e o pedúnculo pode ostar ligeiramente danificado.
- De segunda: fruta de boa qualidade, pode apresentar ligeiros defeitos na cor, no desenvolvimento e na conformação, os quais não devem prejudicar as características e a aparência da fruta. A casca não pode estar danificada, porém pequenos defeitos ou manchas são tolerados.

A polpa deve estar intacta. Não são permitidas rachaduras nas frutas, mesmo que estejam cicatrizadas.

- De terceira: esta classe, destinada a fins industriais, é constituída por frutas que não foram incluídas nas classes anteriores, mas que preservam suas características. Não é exigida a uniformidade de tamanho, cor, grau de maturação e conformação. São aceitas frutas com rachaduras cicatrizadas, pequenos defeitos e manchas na casca.

TIPOS E CARACTERÍSTICAS DAS FRUTAS

- Abacate (*Persea americana Miller*): originário do México e da América Central, tem na polpa um teor de óleo que varia de 5% a 35%. No Brasil, o abacate é consumido com açúcar, enquanto na Europa, América do Norte e nos países vizinhos da América do Sul, o hábito é consumi-lo com sal, para preparações como o guacamole. O tipo menor, normalmente utilizado nesses países, é chamado *avocado*, consumido em saladas e preparações salgadas. Do abacate é extraído um óleo muito semelhante ao azeite de oliva.

- Abacaxi (*Ananas comosus*): originário do Brasil e do Paraguai, é uma planta da família das bromeliáceas. Produz um fruto composto de 150 a 200 pequenos frutos e pode atingir até 2,5 quilos. Do abacaxi, é possível extrair a bromelina, enzima proteolítica utilizada como amaciante de carnes. Entre as variedades mais apreciadas estão:
  - Caiena lisa: possui frutos grandes, quase cilíndricos, com polpa um pouco ácida, excelente para indústria.
  - Pérola-de-pernambuco: possui folhas armadas de espinhos, fruto pequeno de formato cônico, polpa doce e saborosa.
  - Abacaxi-de-boituva: possui folhas armadas, frutos médios, polpa colorida-alaranjada e rico sabor.

  A variedade mais azeda é conhecida como ananás e o mais doce é o tipo pérola; além desses, existem os tipos Smooth Cayenne, Jupi e outros que surgiram com o melhoramento genético nos abacaxizeiros da Empresa Brasileira de Pesquisa Agropecuária (Embrapa), que são os tipos Imperial, Ajubá e Vitória.

- Abiu (*Pouteria caimito*): provém da região amazônica brasileira e peruana. Com frutos redondos, ovais ou alongados, geralmente do tamanho de um ovo grande, pode atingir até 10 cm de diâmetro. A casca é fina e lisa, bem amarela ao amadurecer; a polpa, gelatinosa e translúcida, abriga de uma a quatro sementes de cor preta. Enquanto não estiver inteiramente maduro, o fruto produz um látex que adere aos lábios; por isso, deve ser consumido bem maduro.

- Abricó (*Mammea americana*): originária das Antilhas e do norte da América do Sul, é cultivada em toda a Amazônia. É uma fruta de formato arredondado, com 15 a 20 cm de diâmetro, com polpa fibrosa amarelo-avermelhada, macia e de aroma agradável. Usualmente, é consumida ao natural, ou utilizada no preparo de doces, sorvetes e licor.

- Acerola (*Malpighia glabra*): originária das Antilhas, é uma fruta parecida com a cereja-europeia. Tem o tamanho de uma pitanga, é vermelha, de sabor ácido levemente doce. A acerola tem sido muito utilizada em sucos e sorvetes em razão de seu agradável sabor e elevado teor de vitamina C.

- Açaí *(Euterpe oleracea)*: originário da Região Norte do Brasil, é um fruto pequeno, arredondado e de coloração quase negra; possui pouca polpa, sabor agridoce e aroma intenso. É empregado no preparo de bebidas, sobremesas, vitaminas e sorvetes. O consumo do açaí foi bastante difundido na região Sudeste, na forma de "tigela de açaí" (polpa de açaí batida com xarope de guaraná, acrescida de frutas e coberta com granola).

- Ameixa (*Prunus domestica*): de origem europeia (*Prunus domestica*) e japonesa (*Prunus salicina)*. De sabor agradável, a ameixa é consumida *in natura* ou em produtos industrializados, como suco, geleia, licor, ameixa seca e ameixa em calda.

- Amora-preta *(Morus spp.)*: as amoreiras (família *Rosaceae*, gênero *Rubus*) são nativas do Brasil. Seus frutos podem ser consumidos *in natura* ou sob a forma de sucos, geleias, licores, doces, sorvetes e iogurtes.

- Araçá (*Psidium spp.*): tipicamente brasileiro, é um fruto com forma esférica, medindo geralmente de 2 a 4 cm de diâmetro. Quando maduro, apresenta-se amarelo; sua cavidade interna é grande e cheia de sementes duras como as da goiaba. Tem sabor bastante doce, com uma certa acidez.

- Atemoia: fruta híbrida obtida do cruzamento da cherimoia (*Annona cherimola*, Mill) com a fruta-pinha (*Annona squamosa*, L.), pertencente à família das anonáceas (a mesma da graviola). Possui sabor adocicado, casca rugosa e pontiaguda, como a da graviola, e no interior uma polpa branca e sementes negras. Normalmente é consumida crua, mas pode ser utilizada para doces.

- Bacuri (*Platonia insignis*): natural da Amazônia brasileira, o bacuri é um fruto com cerca de 300 g. Contém duas ou três sementes grandes e polpa branca, de odor agradável e sabor agridoce. Embora possa ser consumido ao natural, geralmente é utilizado no preparo de sorvetes, tortas, geleias e sucos.

- Banana *(Musa sapientum):* originária do sudeste asiático, a bananeira produz um cacho formado de pencas; ao todo, pode chegar a duzentas bananas. Existem diversas variedades de banana; as principais são: nanica, prata, maçã, ouro, banana-da-terra e banana-de-são-tomé.
  - Banana-nanica: de casca fina e amarelo-esverdeada, polpa doce, macia e de aroma agradável. Normalmente, é consumida crua e madura; quando verde, tem sabor adstringente.
  - Banana-prata: fruto reto com aproximadamente 15 cm de comprimento, casca amarelo-esverdeada, de cinco facetas, polpa menos doce que a da nanica, mas também saborosa; de boa consistência, pode ser consumida frita ou *in natura*.
  - Banana-maçã: de tamanho variado, pode apresentar no máximo 15 cm e pesar 160 g. É ligeiramente curva, com casca fina, amarelo-clara e polpa branca. Muito apreciada por crianças e idosos, por seu sabor suave e adocicado.
  - Banana-ouro: é a menor das bananas; mede no máximo 10 cm. Tem forma cilíndrica, casca fina, cor amarelo-ouro, polpa doce. Consumida na sua forma natural.
  - Banana-da-terra: é maior que as demais, podendo medir 30 cm de comprimento e pesar até 500 g cada fruta. É achatada em uma das extremidades, tem casca amarelo-escura e polpa consistente. Pode ser consumida assada, frita ou cozida.

- Banana-de-são-tomé: pode ter a casca roxa ou amarela, com polpa amarela e cheiro muito forte. É consumida cozida, frita ou assada.
- Banana-pacovã: pode pesar até 500 g e medir 30 cm; é típica da região Norte do Brasil. Pode ser consumida crua, frita ou assada.
- Biomassa de banana-verde: feita a partir da polpa da banana-verde cozida, e utilizada como espessante, produzindo aumento no volume das preparações culinárias, assim como agregando valor nutritivo (fibras).

- Biribá (*Rhollinea orthopetala*): também conhecida como fruta-de-condessa, é encontrada em estado silvestre na América do Sul e na América Central. Os frutos, compostos à semelhança do abacaxi, medem de 8 a 15 cm e são ricos em polpa branca. Maduro, o fruto torna-se amarelo-creme, rico em polpa suculenta e doce.
- Buriti (*Mauritia vinifera*): originária da região amazônica, é uma fruta esférica ou ovalada, revestida de pequenas escamas brilhantes de coloração marrom-avermelhada. Sua polpa é constituída de uma fina camada oleosa, de cor alaranjada, que envolve uma grande semente. É utilizada no preparo de bebidas.
- Cabeludinha (*Eugenia tomentosa*): originária do centro-leste brasileiro, seu consumo é dificultado pela presença de pelos em sua superfície, principalmente sobre suas partes verdes, sépalas, pétalas e frutos. O fruto maduro é arredondado, apresenta coloração amarela, contém uma ou duas sementes grandes e possui sabor doce com leve acidez. É consumida ao natural ou utilizada no preparo de geleias e sucos.
- Cacau (*Theobroma cacao*): originário da região equatorial da Amazônia, de onde foi levado às demais regiões úmidas do mundo. O fruto do cacaueiro, uma cápsula com até 20 cm de comprimento, apresenta de cinco a dez saliências longitudinais arredondadas, cuja cor varia de amarelo-claro a vermelho-escuro. Contém cinco filas de sementes ovoides com mais de 2 cm de comprimento, revestidas de polpa branca, um pouco ácida. É utilizado principalmente na fabricação do chocolate.
- Cagaita (*Eugenia dysenterica*): mirtácea encontrada em Goiás, Minas Gerais, São Paulo e na Bahia, apresenta frutos de até 3 cm, alongados ou arredondados, de cor amarela quando maduros. O fruto é suculento e levemente ácido.

- Cajá (*Spondias cytherea*): originária da África e distribuída no Nordeste do Brasil, é uma fruta carnosa, de casca fina e lisa, polpa comestível alaranjada, mole e com sabor agridoce. Quando madura, é empregada no preparo de sorvetes, licores e aguardentes.

- Caju (*Anacardium occidentale*): é um pseudofruto, uma vez que o fruto propriamente dito é a castanha. Quando maduro, é suculento, saboroso, perfumado e apreciado ao natural. É encontrado nas cores amarela, vermelha ou combinando ambas. Apresenta diversas formas: alongado, redondo, oval ou piriforme. Quanto ao sabor e textura, são doces, insípidos, ácidos, tenros ou fibrosos. Sua castanha, geralmente torrada e salgada, é bastante apreciada e consumida. Da polpa do caju são feitos doces em calda, em pasta, desidratados, bem como sucos, sorvetes e doces variados.

- Cambucá (*Marlierea edulis*): originário do Rio de Janeiro e de São Paulo, é cultivado também em Minas Gerais e Santa Catarina. É um fruto de baga amarela, grande e suculenta, com uma ou duas sementes; sua casca apresenta saliências longitudinais.

- Cambuci (*Campomanesia phaea*): presente na região ocidental da Serra do Mar paulista e fluminense, é uma baga orbicular, de poucas sementes, tem forma redonda e achatada. Possui casca verde, mesmo após amadurecer.

- Caqui (*Diospyros kaki*): o caquizeiro é originário da China e adapta-se bem em clima subtropical e temperado. A cor do caqui varia de amarelo-esverdeado a vermelho-alaranjado. Quando maduro, possui polpa macia e saborosa, variando a coloração, de amarela a achocolatada. O caqui, normalmente, é consumido *in natura* ou na forma de passa e doce. Os mais conhecidos são: caqui chocolate, caqui ramaforte, Fuyu e Taubaté, com diferenças de consistência e coloração.

- Carambola (*Averrhoa carambola*): originária da Ásia tropical, foi introduzida no Brasil em 1817. O fruto é uma baga longa e oval, de cor amarelo-clara, com 7 a 12 cm de comprimento e cinco gomos salientes e de sabor ácido. Pode ser consumida crua ou na forma de doces, geleias, sorvetes e sucos.

- Ciriguela (*Spondias purpurea*): encontrada em toda a América tropical e no sul da Flórida. A ciriguela, espécie de cajá, tem baixa acidez, é um fruto pequeno, mede de 2 a 5 cm e possui casca vermelha.

- Chichá (*Sterculia chicha*): é um fruto em forma de cápsula, mede até 13 cm de comprimento e 12 cm de diâmetro. É disposto em verticilos de três a cinco folículos semelhantes a vagens; apresenta coloração em tons róseo-lilases, de grande efeito ornamental. À medida que amadurece, abre-se de um lado para liberar as sementes que, presas inicialmente à casca, são ovoides e oferecem uma amêndoa comestível quando cozida ou torrada.

- Coco (*Cocos nucifera*): fruto originário da Ásia, encontrado em todo o litoral brasileiro. Quando verde, possui casca consistente e fibrosa, polpa pouco espessa e grande quantidade de água. Quando maduro, a casca torna-se mais dura e adquire coloração marrom-escura, a polpa fica mais firme e espessa e a quantidade de água diminui. A polpa madura possui grande quantidade de gordura; geralmente, é utilizada fresca ou desidratada, como ingrediente de diversas preparações. A partir da polpa, também são extraídos o leite e o óleo de coco. O coco ralado fresco ou desidratado é utilizado em preparações doces ou salgadas.
  - Leite de coco em pó: feito a partir da prensa do coco, passa por filtragem e desidratação, aumenta a validade do produto e pode ser utilizado em preparações culinárias doces e salgadas.

- Cupuaçu (*Theobroma grandiflorum*): encontrado nas partes sul e sudeste da Amazônia, o fruto tem forma esférica ou arredondada, de coloração castanho-escura aveludada; normalmente mede 24 cm de comprimento e 12 cm de diâmetro. Quando maduro, as sementes ficam envoltas em uma polpa branca e perfumada. A parte comestível da polpa é amarelada, de sabor ácido e aroma agradável. Consumida em doces, sorvetes, compotas, recheios e sucos.

- Damasco (*Prunus armeniaca*): fruta pequena e arredondada, de coloração amarela, ligeiramente rosada ou alaranjada. De polpa suculenta e sabor ácido, o damasco fresco pode ser consumido *in natura* ou usado na preparação de mousses, cremes e geleias. O damasco seco é usado como ingrediente de cremes, recheios e sorvetes. Em calda, é consumido puro ou em preparações como pavês, bolos e tortas.

- Figo (*Ficus carica*): a figueira, originária do Oriente Médio, produz frutos de sabor doce e agradável. Pode ser consumido em sua forma natural, como passa, pasta, geleia, compota e cristalizado. O mais plantado no Brasil é o roxo-de-valinhos, também conhecido como roxo comum, comum, roxo-de-espírito-santo, roxo-de-bruxelas, *bown turkey* e *san piero*.

- Fisalis (*Physalis angulata*), físalis ou camapu: pertencente à família *Solanaceae*, já é cultivada no Brasil, também conhecida como *golden berry*, mas a Colômbia é o principal produtor mundial. É um fruto pequeno, alaranjado e de sabor adocicado, que pode ser consumido *in natura* e também na forma de geleias, doces e caldas.

- Fruta-do-conde ou pinha (*Annona squamosa*): originária das Antilhas, possui polpa macia, de coloração branca ou creme, desprovida de acidez e muito doce. Externamente, é verde-clara; atinge peso de aproximadamente 200 g.

- Fruta-pão (*Artocarpus altilis*): originária do arquipélago malaio, foi trazida para o Brasil no século XIX. Quando madura, possui perfume agradável e polpa doce e aromática. Pode ser consumida *in natura*, apesar de ser fibrosa. De cor verde-clara, é maior do que a fruta-do-conde.

- Feijoa (*Feijoa sellowiana*): conhecida como goiaba-abacaxi, é nativa do sul do Brasil, Uruguai e Paraguai. Fruta que se destaca pela espessura da polpa e cavidade das sementes relativamente reduzidas. Mede de 4 a 6 cm de comprimento, por 3 a 5 cm de diâmetro; apresenta um sabor misto de abacaxi e morango; quando maduro, apresenta-se na cor verde-clara.

- Goiaba (*Psidium guajava*): originária da América Tropical, principalmente do Brasil, a goiaba é uma baga com 2,5 a 10 cm de comprimento, de forma variável (ovoide ou globosa). Pode ser branca, creme, amarela ou vermelha, com variações. A casca da goiaba madura é sempre amarelada; sua polpa, de sabor peculiar, abriga muitas sementes duras e pequenas; tem cheiro característico, bastante acentuado. A goiaba possui elevado teor de vitamina C, açúcares e é fonte de ferro. Normalmente, é consumida *in natura* (em saladas de frutas, sucos e vitaminas) ou como compota, geleia, goiabada, em pasta, em calda, xarope, iogurte, gelatina, sorvete e bala.

- Graviola (*Annona muricata*): também conhecida como jaca-do-pará ou araticum-manso, é originária da América Central e dos vales peruanos. É um fruto ovoide, de casca verde com espinhos e polpa branca, fibrosa e com sabor agridoce. Além de ser consumida *in natura*, também pode ser consumida na forma de sucos, sorvetes, pudins, geleias e xaropes.

- Grumixama (*Eugenia brasiliensis*): conhecida como a cerejeira brasileira, a grumixameira é muito utilizada em ornamentação. Quando madura, a grumixama é uma baga pequena, redonda e achatada, de coloração preta e contém duas ou mais sementes. Sua polpa possui sabor doce--acidulado; pode ser consumida *in natura* e sob a forma de compota, geleia, doce em massa, calda, xarope e licor.

- Guabiroba (*Campomanesia spp.*): originária do centro-sul brasileiro, guabiroba em tupi significa "de sabor amargo". Fruto de baga alongada, com até 3 cm, de sabor ácido e levemente adstringente, é consumido *in natura*, ou em forma de geleia, doce, compota, suco e sorvete, e também acompanha preparações salgadas.

- Guaraná (*Paulinia cupana*): quando maduro, o fruto apresenta coloração alaranjada e abre-se parcialmente, expondo a semente. Estas, quando secas, são utilizadas na fabricação de refrigerantes, xaropes e sucos.

- Ingá-cipó (*Inga spp.*): originário da Amazônia brasileira, o fruto apresenta vagem mais ou menos reta, cilíndrica, grossa, longa e estriada longitudinalmente. Suas sementes são cobertas por uma polpa espessa, macia e doce. Pode ser consumida ao natural ou ser utilizada em sucos.

- Jabuticaba (*Myrciaria spp.*): originária do centro-sul do Brasil, produz frutos roxo-escuros, com polpa esbranquiçada e muito doce. Pode ser consumida *in natura* ou na forma de geleia, suco, vinho, compota, licor e vinagre.

- Jaca (*Artocarpus heterophylla*): originária da Índia, foi trazida para o Brasil pelos portugueses em meados do século passado. Podendo pesar até 5 kg, a jaca pode ser consumida *in natura*, como doce e licor (extraídos de sua polpa); suas sementes também são consumidas cozidas ou assadas. A jaca verde pode ser utilizada em preparações salgadas como cozidos ou recheios para salgados.

- Jambo (*Syzygium cumni*): originário do sudeste asiático, o jambeiro possui três espécies. O vermelho, fruto carnoso, provido de polpa dura, branca e esponjosa, tem sabor semelhante ao da pera; com ou sem semente, seu fruto mede de 6 a 7 cm. Outra espécie, o jambo rosa, possui um fruto duro, com 3 a 5 cm de diâmetro, esbranquiçado ou amarelo; sua polpa é pouco suculenta, perfumada e azeda, com uma ou duas sementes soltas. A terceira espécie é o jambo-branco, que possui frutos pequenos, brancos e menos saborosos.

- Jatobá (*Hymenaea spp.*): originário da América Central e das Antilhas e nativo da região amazônica, o jatobá é um fruto em forma de vagem arredondada, com 8 a 15 cm de comprimento e 4 a 5 cm de largura. É grosso, de cor castanho-avermelhada e brilho metálico. Contém de três a seis sementes envolvidas em polpa amarelo-pálida, farinácea, comestível e doce, com cotilédones grossos e carnosos. Normalmente, é consumida *in natura*, e pode ser utilizada no preparo de licores.

- Jenipapo (*Genipa americana*): originário da América do Sul, é bastante difundido nas regiões tropicais e subtropicais. Fruto carnudo, de polpa aromática e macia, mede aproximadamente 10 cm de comprimento e 7 cm de diâmetro. Quando maduro, possui cor amarelo-parda, é esponjoso, com numerosas sementes duras de cor castanho-escura abrigadas na polpa macia e doce. O jenipapo *in natura* é muito apreciado, mas comumente é consumido em forma de compota, vinho, licor, doce em massa e doce cristalizado.

- Kiwi (*Actinidia chinensis*): trepadeira originária da China, produz frutos comestíveis de cerca de 80 g, esféricos, ovoides ou alongados. Por fora, é marrom e coberto de pelos. Internamente, a cor varia do verde ao amarelo. A forma mais usual de consumo é *in natura*, mas pode também ser consumido sob a forma de suco, doce, bolo e sorvete.

- Laranja (*Citrus aurantium*): fruta pertencente ao grupo dos *citrus*; quase todas as variedades de laranjas têm forma arredondada, casca fibrosa, polpa suculenta e são ricas em vitamina C. No Brasil, as variedades mais comuns são:
  - Laranja-da-baía: também conhecida como laranja-de-umbigo, tem sabor adocicado, com polpa muito suculenta e casca amarelo-gema. Geralmente, é consumida *in natura*, na forma de suco ou como ingrediente em preparações.
  - Laranja-barão: possui formato semelhante ao da laranja-pera, porém menor e de coloração mais clara. De casca muito fina e lisa, polpa muito suculenta, é recomendada para o preparo de sucos.

- Laranja-lima: entre as variedades de laranja, é a menos ácida. Tem casca fina, de cor amarela-clara; polpa muito suculenta e sabor suave e doce. É consumida *in natura* ou em forma de suco; muito apreciada pelas crianças pelo baixo teor de acidez.
- Laranja-pera: de tamanho menor que as outras variedades, tem casca lisa e fina e cor amarelo-avermelhada. Tem sabor adocicado e polpa muito suculenta; utilizada geralmente para o preparo de suco.
- Laranja-da-terra: tem cor amarelo-escura, com tons avermelhados, forma achatada e grande. De sabor ácido e polpa suculenta, pode ser consumida na forma de suco, porém a forma mais comum de consumo é a compota feita da casca da laranja.
- Laranja seleta: laranja de tamanho semelhante ao da laranja-da-baía e de casca amarela-clara. É suculenta, de sabor adocicado e pouco ácido. Geralmente, é consumida *in natura* ou na forma de sucos.
- Laranja-kinkan (*Fortunella margarita*): originária da Ásia, possui sabor semelhante ao dos outros frutos cítricos; de tamanho reduzido e casca fina, pode ser consumida *in natura* e utilizada em preparações doces e salgadas.

- Lichia (*Litchi chinensis sonn*): de origem chinesa, possui o tamanho de uma ameixa e casca rugosa e avermelhada. A parte comestível é a polpa de cor branca. A fruta é recente no Brasil, mas já aparece no hábito alimentar como uma fruta agradável ao paladar. É uma fruta doce e saborosa, apreciada na culinária brasileira especialmente em calda, sucos e sobremesas.
- Limão (*Citrus limon*): fruta pertencente ao grupo dos *citrus,* provavelmente uma das mais conhecidas e usadas no mundo. Em geral, todos os tipos de limão têm aspecto semelhante, embora existam diferenças de tamanho e na textura da casca, a qual pode ser lisa ou enrugada. Quanto à cor, variam do verde-escuro ao amarelo-claro, exceto o limão--cravo (do casca avermelhada), que se assemelha à mexerica. As variedades mais conhecidas são:
  - Limão-galego: pequeno e suculento, possui casca fina, de cor verde-clara ou amarela-clara.

- Limão siciliano: grande, de casca enrugada e grossa, bem amarelada, menos suculento e mais ácido que o galego.
- Limão-taiti: de tamanho médio, casca verde e lisa, muito suculento e pouco ácido.
- Limão-cravo: tem casca e suco avermelhados e sabor acentuado. Com o suco do limão são produzidos refrescos, refrigerantes, sorvetes, molhos e aperitivos. Da casca, retira-se uma essência aromática usada no preparo de licores.

- Longan (*nephelium longanem*): é originário da China, mas já cultivado no Brasil. Tem formato redondo, cor amarronzada, polpa doce e suculenta envolvendo o caroço; possui sabor semelhante ao da lichia. Pode ser consumido *in natura* ou na forma de sucos e doces.

- Maçã (*Malus silvestris*): a macieira, originária da Europa e da Ásia, foi introduzida no Brasil no século passado. As principais variedades de maçã são: gala, *golden delicious*, fuji e maçã verde. São consumidas *in natura*, desidratadas e sob a forma de suco, geleia, torta, doce, sorvete e iogurte.

- Mamão (*Carica papaya*): originário da América tropical, é um fruto encontrado durante o ano todo. Seu tamanho, peso, cor e sabor diferenciam-se dependendo da variedade. A polpa, macia e muito aromática, também varia de cor, entre o amarelo-pálido e o vermelho, passando por diversos tons de laranja e salmão. A casca é fina, bastante resistente, aderida à polpa, lisa, de cor verde-escura, tornando-se amarelada ou alaranjada à medida que o fruto amadurece. Em geral, o mamão é consumido *in natura* ou usado no preparo de doces (mamão verde ou maduro), bebidas e saladas. Pode também ser usado em preparações salgadas, como refogados. O mamão contém papaína, uma enzima que, por promover a hidrólise de proteínas, é utilizada como amaciante de carnes. Os tipos mais consumidos de mamão são: mamão formosa, espécie de maior tamanho (pode pesar até 3 kg), consumido em fatias ou cortado em pedaços, no preparo de salada de frutas; mamão papaia, com peso entre 300 g a 1 kg, geralmente é consumido partido ao meio. Uma preparação muito comum é o creme de papaia (sorvete de creme batido com mamão papaia e coberto com licor de cassis).

- Manga (*Mangifera indica*): trazido para o Brasil pelos portugueses, este fruto originário da Ásia varia muito de forma, tamanho e cor. As mangas maiores podem pesar até 2 kg, enquanto as menores têm tamanho aproximado ao de uma nêspera. A forma pode ser redonda, oval, alongada e fina, parecida com um coração ou rim. A coloração da casca varia do verde ao vermelho, passando pelo amarelo. A polpa, por sua vez, varia do amarelo-claro ao alaranjado-escuro, apresenta-se suculenta e, algumas vezes, fibrosa. As variedades mais comuns são:
  - Manga coquinho: de cor verde-amarelada, pequena e arredondada, muito doce e quase sem fibras.
  - Manga haden: grande, de cor vermelho-amarelada, em forma de coração, doce e sem fibras.
  - Manga rosa: menor que a manga haden, possui cor amarelo-rosada e polpa fibrosa.
  - Manga espada: de forma alongada e achatada nos lados, tem cor verde mesmo quando madura, e sua polpa é muito fibrosa.
  - Manga coração-de-boi: tem forma de coração grande, de coloração amarelo-esverdeada e polpa sem fibras.

  As mangas normalmente são consumidas *in natura*, na forma de suco, doce, molho e conserva. Também podem ser utilizadas como ingrediente em preparações doces e salgadas.
- Mangaba (*Hancornia speciosa*): originária das regiões Norte e Nordeste do Brasil, é um fruto de até 6 cm de comprimento. Amarelo estriado de vermelho, com suco viscoso na casca, tem polpa branca, acidulada, perfumada e muito saborosa. Normalmente, consome-se o fruto *in natura*, ou na forma de suco, doce em calda, geleia, sorvete, licor, vinho e xarope.
- Mangostão (*Garcinia mangostana L.*): é esférico, vermelho a castanho-escuro, manchado de amarelo, com casca espessa. Possui polpa mole, suculenta, de sabor muito característico e adocicado, delicado, com uma única semente oleaginosa. Deve ser cortada delicadamente para não ferir a polpa. Normalmente é consumida crua.
- Maracujá (*Passiflora edulis*): originário de regiões tropicais e subtropicais brasileiras, é um fruto redondo, elíptico ou em forma de pera, dependendo da espécie. A cor varia do amarelo ao roxo; no tamanho, pode medir entre 5 e 25 cm de comprimento; seu sabor pode ser ácido ou doce. Os

maracujás ácidos normalmente são utilizados para preparo de sucos, geleias e caldas, e os maracujás doces são próprios para o consumo *in natura.*

- Marmelo (*Cydonia oblonga*): originário da Ásia, é um fruto de cor dourada, formato arredondado, polpa dura, sabor ácido e perfume forte. Pouco consumida *in natura*, é uma fruta muito utilizada na produção de geleia, doce em pasta (marmelada), xarope e licor.

- Melancia (*Citrullus lanatus*): originária da África equatorial, é uma fruta arredondada ou alongada, com tamanho variável entre 25 e 75 cm. Tem casca lisa e lustrosa; de cor verde-clara ou verde-escura, com estrias de um verde mais forte no sentido do comprimento; sua polpa é vermelha, com muitas sementes achatadas e pretas. Em geral, a melancia é consumida *in natura* e sua polpa também pode ser utilizada para suco. A melancia *baby* não tem semente.

- Melão (*Cucumis melo*): originário da Ásia tropical ou da África, o melão tem forma variável: pode ser redondo, oval ou alongado, com a casca lisa, enrugada ou com nervuras em forma de rede. A cor da casca varia do verde ao amarelo, e a polpa pode ser branco-alaranjada ou verde. Os tipos mais consumidos são o amarelo, cantaloupe, pele de sapo e melão rei. Pode ser consumido *in natura,* como sobremesa ou entrada e também utilizado na forma de suco e sorvete.

- Mexerica (*Citrus reticulata*): fruto cítrico, cuja casca separa-se facilmente dos gomos, em função dos emaranhados de fibras que cobrem a polpa no lugar da membrana branca, característica de outros cítricos. Os tipos mais comuns são:
  - Mexerica-cravo: muito suculenta, com sabor um pouco ácido.
  - Mexerica comum: suculenta e de sabor pouco ácido.
  - Poncã: de gomos grandes e casca bem solta da polpa.
  - Poncã-extra: de casca grossa e bem enrugada, gomos grandes, mas nem sempre suculenta.

- Mirtilo (*vaccinium myrtillus*): pertence à família *Ericaceae* e tem porte arbustivo ou rasteiro. O fruto é uma baga de cor azul-escura, de formato achatado, com 1 a 2,5 cm de diâmetro e 1,5 a 4 g de peso. Apresenta sementes e tem sabor doce-ácido. Conhecido também como *blueberry* (em inglês) e *arándano* (em espanhol), o mirtilo faz parte do grupo das frutas vermelhas, incluindo-se no grupo as amoras, framboesas, morangos e *cranberries*. São consumidos crus, desidratados, como ingrediente de musli, caldas, doces, tortas e sorvetes.

- Morango (*Fragaria vesca*): o morangueiro é um híbrido pertencente à família das rosáceas, originário das Américas. Fruto carnoso, adocicado, de cor vermelha com pontinhos pretos e de aroma forte. Pode ser consumido *in natura* ou utilizado na produção de geleia, iogurte, sorvete, suco e bebida láctea.

- Murici (*Byrsonima spp.*): arbusto silvestre encontrado na América tropical. Fruta de aproximadamente 1 cm de diâmetro, possui a casca fina e amarela, contendo um mesocarpo (parte comestível) carnoso, amarelo e macio quando bem maduro. É usado para consumo *in natura* ou na fabricação de vinho, doce, refresco e sorvete.

- Nêspera (*Eriobotrya japônica*): originária do Japão, conhecida como ameixa amarela, possui tamanho médio e polpa adocicada. Pode ser consumida *in natura* ou em preparações doces.

- Nectarina (*Prunus persica*): uma mutação do pêssego, originária da China e aperfeiçoada na América do Norte; normalmente, é consumida *in natura*.

- Pequi (*Caryocar spp.*): originário do cerrado brasileiro, tem o tamanho de uma laranja. Globoso, de casca verde-amarelada, seu mesocarpo esbranquiçado encerra um caroço espinhoso, cuja amêndoa tenra come-se crua ou assada. A massa que recobre a semente é amarela, pastosa, farinácea, oleosa e rica em vitamina A. Além do consumo da polpa e do caroço, o pequi é utilizado na fabricação de óleo, de grande valor culinário, e licor. Pode ser colocado em uma preparação em que arroz e pequi são cozidos juntos, conferindo ao arroz, além da coloração, um sabor característico muito apreciado.

- Pera (*Pirus communis*): originária da Grécia, tem entre 6 e 15 cm de comprimento, com a cor variando do verde ao vermelho. Sua consistência pode ser dura, macia, granulosa ou cremosa. É consumida *in natura*, desidratada, como geleia, sorvete e recheio. No Brasil, existem diversas variedades, dentre elas:
  - Pera-d'água: consistência delicada.
  - Pera-da-aguieira: suculenta e aromática.
  - Pera-de-pé-curto: arredondada, semelhante à maçã.

- Pêssego (*Prunus persica batsch*): originário da Europa e da Ásia ocidental, fruto de pele aveludada, cuja cor varia do branco ao amarelo e vermelho. A polpa, suculenta e doce, possui aroma característico. Normalmente, os pêssegos são divididos em dois grupos: polpa branca e polpa amarela, cada um com as variedades de "caroço solto" e "caroço aderente". O primeiro é mais apropriado para o consumo *in natura*, pois sua polpa é mais macia e suculenta; o segundo, de polpa mais dura, é mais indicado para a produção de compota e calda.

- Pitaia (*hylocereus undactus*): também conhecida como *dragon fruit*. É originária da Ásia. Tem gosto adocicado, é suculenta e possui formato arredondado, casca avermelhada e polpa branca com sementinhas escuras, lembrando o kiwi. É consumida crua ou em preparações como sucos e doces.

- Pitanga (*Eugenia pitanga*): originária do Brasil, é uma baga de 1,5 a 3 cm de diâmetro, com oito sulcos longitudinais. Sua coloração varia do alaranjado ao vermelho-sangue, podendo apresentar de um a dois caroços. O sabor varia do ácido ao doce; quando bem maduras, são consumidas *in natura* e também no preparo de geleia, sorvete, suco, licor e vinho.

- Pitomba (*Talisia esculenta radlk.*): nativa do Brasil, é um fruto de 2,5 cm de comprimento, com o ápice coroado por quatro ou cinco sépalas verdes. Quando madura, a pitomba possui coloração amarelo-alaranjada brilhante. Sua polpa macia e suculenta, com sabor acidulado, pode ser consumida *in natura* ou usada para a fabricação de compota, geleia ou doce em massa.

- Pupunha (*Guilielma speciosa*): nativa da Amazônia, é um fruto de forma cônica que mede de 2,5 a 5 cm de comprimento. Sua coloração varia do amarelo ao alaranjado, rosado e até vermelho. A polpa, amarela ou alaranjada-clara, pode estar fortemente aderida à casca. Pode ser consumida *in natura*, com mel e cozida em água e sal; normalmente, é usada para geleia, compota, farinha de biscoitos e, quando preparada em sal, é utilizada ao natural, em saladas e recheios.

- Rambutão (*Nephelium lappaceum*): o rambutão é um fruto comestível, abundante no Sudeste Asiático, sobretudo na Tailândia. É de cor vermelha ou amarela. Apresenta uma casca dura revestida de "espinhos" tenros, assemelhando-se a pequenos ouriços ou cabelos. O seu interior é carnudo, com uma polpa translúcida de cor rosada, de sabor doce e ligeiramente ácido. Contém apenas uma semente (caroço). O seu interior é muito semelhante ao do longan e da lichia. Pode ser consumida crua ou utilizada em sucos e doces.

- Romã (*Punica granatum*): qualificada como planta ornamental, a romãzeira produz um fruto esférico, com casca grossa, amarela ou avermelhada, manchada de escuro com sementes angulosas. Polposa e de sabor levemente ácido, geralmente é consumida *in natura*, em vinagre, sucos e em molhos, além de ser utilizada no preparo de chá.

- Sapoti (*Manilkara zapota*): nativa da América Central, uma fruta carnosa, com polpa amarelo-esbranquiçada, de sabor doce com sementes pretas e brilhantes. Tem casca muito fina, de coloração castanho-escura e recoberta de um pó que se desprende facilmente. O sapoti pode ser consumido *in natura* ou como geleia, refresco e xarope.

- Tâmara (*Phoenix dactylifera*): originária da Ásia, é considerada uma palmeira sagrada no mundo muçulmano. Fruto com grande quantidade de açúcares, é muito consumida como passa e no preparo de geleia e licor.

- Tamarindo (*Tamarindus indica*): originário da África tropical, produz vagens com polpa de sabor agridoce, usadas no preparo de doce, bolo, sorvete, xarope e bebida.

- Umbu (*Spondias tuberosa*): nativo do Nordeste brasileiro, tem formato variável, de 2 a 4 cm de comprimento, e coloração amarelo-esverdeada quando maduro. A polpa, branca ou esverdeada, é mole, suculenta e de sabor doce. Pode ser empregada na fabricação de geleia e doce em massa.

- Uva (*Vitis vinifera*): a parreira tem grande importância desde a Antiguidade. A fruta compõe-se de vários bagos de camada fina, que envolvem a polpa e as sementes. A cor varia entre tonalidades de amarelo, verde, rosa, roxo e até mesmo preto. As uvas podem ser consumidas *in natura*, ou em preparações como doce, geleia, torta, bolo, creme, pudim e, principalmente, na fabricação do vinho. Os tipos de uvas mais comuns são rosada, itália, rubi e preta.

- Uvaia (*Eugenia uvalha*): originária do litoral sul do Brasil, é uma baga pequena que pode ser oval, redonda ou piriforme, de casca alaranjada ou amarela. A polpa aquosa, doce-acidulada, é consumida *in natura* ou usada para refresco, geleia ou doce em massa.

- Frutas regionais: além das frutas comuns, tem-se uma grande variedade de frutas regionais, como, por exemplo:
  - Região Norte: abiu, ajuru, bacaba, camapu, camu-camu, camutim, cubiu, cupui, cutite, marajá, murta, piquia, sapota-do-solimões, sorva, taperebá, tucumã, umari e uxi.
  - Região Nordeste: cajarana, dendê, gergelim, juá, pinha e sapota.
  - Região Centro-Oeste: abacaxi-do-cerrado, araticum, baru, cagaita, cajui, catolé, coco-balão, coco-cabeçudo, coco-indaiá, coco-de--frade, curriola, cuxa, grão-de-galo, guapeva, jabuticaba, jacaratiá, lobeira, macaúba, mama-cadela, mamãozinho-do-mato, marmelada-de-cachorro, marmelada-olho-de-boi, pera-do-cerrado, pinha--de-guará e xixá.
  - Região Sudeste: brajaúva, jambolão, pitanga e sapucaia, grumixama.
  - Região Sul: feijoa e pinhão, guabiju.
- *Berries:* frutas como *cranberry* e *goji berry, golden berry* (sul da Ásia, China, Índia e Tibete) estão no mercado para consumo. São utilizadas desidratadas para sucos e caldas. A *goji berry*, encontrada desidratada, é uma fruta rica em antioxidantes e com alta concentração de vitamina C. A *cranberry* também possui características parecidas e é muito utilizada na prevenção de doenças como a infecção urinária.

LIOFILIZADAS, DESIDRATADAS E POLPAS

A grande maioria das frutas pode ser encontrada na forma de polpas (sucos), liofilizadas (*snacks*) ou desidratadas (granolas, barras e iogurtes). Frutos secos: são sementes comestíveis de todas as plantas. Em geral, têm consistência compacta, estão protegidas por uma casca dura e são muito ricas em gorduras. Normalmente, os frutos secos são consumidos *in natura*, como aperitivo, acompanhamento de sobremesas e utilizados em preparações doces e salgadas (Quadro 1).

- Amêndoa (*Amygdalus communis*): originária da Ásia oriental, cresce espontaneamente no norte da África e na Grécia; foi trazida para o

Brasil pelos europeus. Há dois tipos de amêndoas: a doce e a amarga. Somente a doce é usada em preparações culinárias, pois a amêndoa amarga contém ácido cianídrico (que lhe confere o sabor amargo), uma substância que pode provocar graves intoxicações. O fruto tem forma alongada, casca dura, cor bege-clara e polpa amarelada. Para ser consumida, é necessário descascá-la e retirar a semente, eliminando a película que a recobre. Para isso, deve-se deixar a semente em água quente por 2 minutos para se desprender; posteriormente, leva-se ao forno durante alguns minutos para secar.

- Avelã (*Corylus avellana*): é um fruto típico de regiões frias. No Brasil, é comercializada apenas depois de seca. Na aquisição, deve-se verificar se a semente está solta dentro da casca, pois isso indica que a avelã está velha, ressecada e rançosa; além disso, se a casca estiver furada, poderá estar contaminada por microrganismos. A avelã deve ser armazenada (com ou sem casca) em recipiente fechado, mantido em lugar seco e fresco. A semente da avelã é recoberta por uma fina película, de cor marrom, que se solta com facilidade quando ligeiramente torrada no forno e, ainda quente, esfregada com os dedos.

- Castanha-de-caju (*Anacardium occidentale*): verdadeiro fruto do caju, típico da região Nordeste. A parte geralmente considerada como fruta é apenas um suporte da castanha. A semente está dentro de uma casca dura, a qual se abre com maior facilidade quando exposta ao calor. Torrada e salgada, é consumida como aperitivo e ingrediente de preparações doces (sorvete, bombom, torta, bolo).

- Castanha-do-brasil (*Bertholletia excelsa*): a castanheira, também chamada ouriço, é uma das plantas mais valiosas da floresta amazônica. O fruto tem cerca de 15 cm de diâmetro e, dentro dele, estão de 12 a 22 sementes organizadas como gomos de laranja. É possível adquirir castanha-do--brasil *in natura* com casca, ou já descascada e pronta para o consumo. Na compra do fruto com casca, dois aspectos devem ser verificados: se existem partes machucadas ou com rachaduras; se, ao ser agitado, as sementes estão soltas. Quando comprado sem casca, o fruto deve estar carnudo e duro; se estiver enrugado, estará passado. Deve ser armazenado em recipiente fechado, mantido em lugar seco e ventilado. A castanha-do-brasil é utilizada no preparo de doces, bolos e recheios.

- Castanha-portuguesa (*Castanha vesca*): também chamada castanha-
-europeia, é um fruto típico de regiões frias. Na região Sul, existem
castanheiras que produzem, em grande quantidade, frutos tão saborosos quanto os europeus. A castanha-portuguesa é pequena e achatada, com casca marrom brilhante; sua polpa é dura, de cor acinzentada, e apenas torna-se macia depois de cozida ou assada. Pode ser
consumida cozida ou na forma de doce, como o marrom-glacê, ou
como purê.

- Macadâmia (*Macadamia integrifolia*): a nogueira-macadâmia é originária
da Austrália, e sua amêndoa, a noz-macadâmia, pode ser consumida
ao natural, torrada e salgada. Serve como ingrediente para bolo, confeito doce ou salgado e sorvete. Possui grande potencial na indústria de
óleo por sua semelhança com o óleo de oliva.

- Noz (*Juglans regia*): fruto da nogueira, árvore encontrada em climas
temperados ou frios. Tem forma arredondada, cor bege-parda e superfície rugosa. A casca da noz é, na verdade, a polpa da fruta seca.
Dentro da noz está a semente, que é a parte comestível. Fruta de
sabor amargo-adocicado, bem característico, tem consistência compacta e gordurosa, cor bege-amarelada e formato irregular. Ao ser
adquirida, a noz deve estar firme, com casca inteira, sem rachaduras.
As mais pesadas são as de melhor qualidade (uma boa noz pesa cerca de 20 g). Deve ser acondicionada em lugar fresco e ventilado, pois,
em razão de seu alto teor de gordura, é muito perecível. Bem acondicionada, tem uma duração média de 6 meses, e se estiver embalada
em recipiente hermeticamente fechado, pode ser conservada por
mais tempo.

- Pinhão (*Araucaria angustifolia*): semente da araucária, pinheiro também
conhecido como pinheiro-do-paraná, árvore muito grande, que chega a
medir 50 m de altura, cujo tronco tem aproximadamente 2 m de diâmetro. A araucária dá uma pinha que, depois de fecundada, produz em
seu interior os pinhões.

- Pistache *(Pistacia vera):* semente pequena, de cor verde e sabor doce,
situada no interior de uma casca que se abre de um lado quando o
fruto está maduro. É utilizado salgado como aperitivo e também como
ingrediente de preparações doces e salgadas.

QUADRO 1 – Castanhas e preparações

Castanhas	Preparações
Amêndoa	Torrada doce e salgada, recheio de carnes, farofa, recheio de chocolate, bolo, torta, pães, acompanhamento de aves e peixes
Castanha-do-brasil	Farofa, recheio de salgados e doces, torrada, molhos, batidas
Noz	Recheio de chocolate, bolo, torta, recheio de carnes, pudim, pães, molhos, batidas
Castanha-portuguesa	Cozida, marrom-glacê, purê de castanha, assada
Castanha-de-caju	Torrada doce e salgada, recheio de chocolate e doces, bolo, cristalizada
Avelã	Cristalizada, recheio de chocolate, bolo, torta
Pinhão	Cozido, assado, bolo, pão, purê
Pistache	Torrado, doces, sorvete, salgados

CUIDADOS

A fruta própria para consumo deve ser procedente de espécimes vegetais genuínos e sadios, e satisfazer às seguintes condições mínimas: estar fresca; ter atingido o grau máximo de qualidade em relação ao tamanho, aroma, cor, aparência e sabor próprios da espécie e variedade; estar isenta de umidade externa anormal, aroma e sabor atípicos.

Visando alterar os padrões de consumo para frutas, verduras e legumes e reduzir o desperdício desses alimentos, existem movimentos e cooperativas para incentivar o consumo das chamadas "frutas feias". É um mercado alternativo, que incentiva a necessidade de reconhecer valor nutritivo em alimentos com aparência fora do padrão.

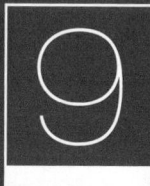

9

LEITE, QUEIJO E IOGURTE

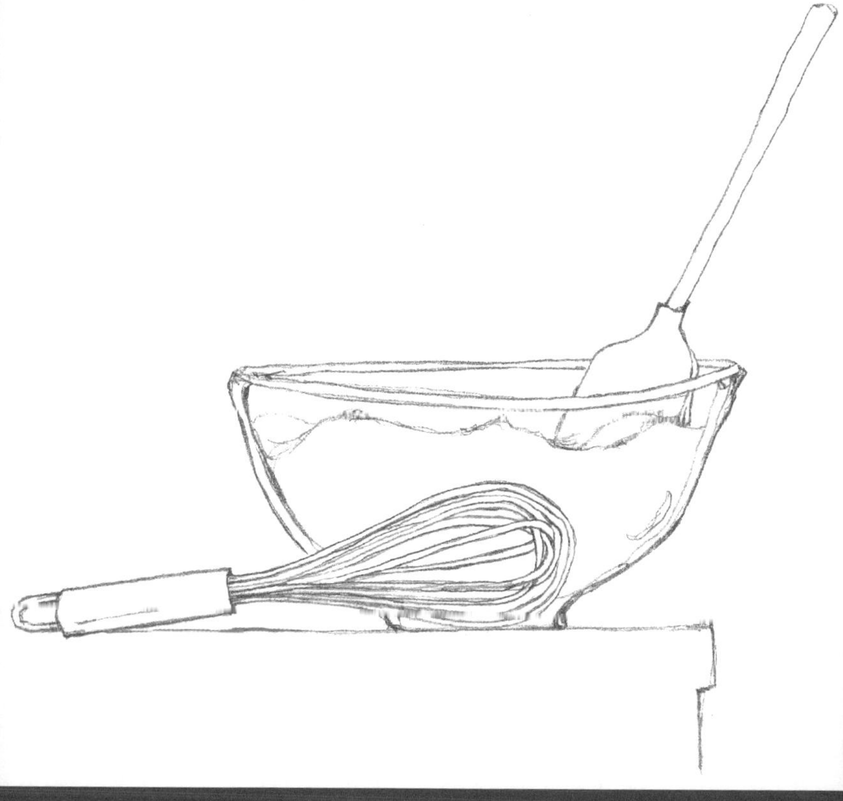

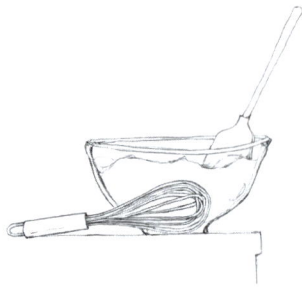

▶ SUMÁRIO

LEITE

Conceito

O leite é o produto da secreção das glândulas mamárias das fêmeas dos mamíferos. Pode ser considerado uma dispersão coloidal de proteínas em emulsão com gorduras, em uma solução de minerais, vitaminas, peptídeos e outros componentes.

Valor nutritivo

O leite contém muitos nutrientes, podendo-se destacar: proteínas, carboidratos, lipídios, vitaminas (em especial a vitamina A) e minerais (cálcio e fósforo). A proporção dos nutrientes varia de acordo com a espécie do animal, a sua alimentação, a estação do ano e a época da lactação. Os principais componentes do leite são:

- Proteína: as lactoalbuminas, lactoglobulinas e caseína são as proteínas presentes no soro; a caseína é a principal delas. O soro do leite pode ser utilizado para produção de suplemento alimentar proteico, conhecido como *whey protein*.
- Carboidrato: o carboidrato do leite é a lactose, dissacarídeo que se transforma em glicose e galactose pela digestão. Apesar de hidrossolúvel, a lactose é menos solúvel do que a sacarose e, algumas vezes, ela cristaliza-se quando submetida ao aquecimento, conferindo uma textura granular ao produto final.
- Lipídio (gordura do leite): formado principalmente por triacilgliceróis com ácidos graxos saturados e insaturados, fosfolipídios (lecitina) e esteróis (colesterol). Os glóbulos de gordura, menos densos do que a água, sobem à superfície. O processo de homogeneização diminui o tamanho dos glóbulos de gordura, que ficam mais distribuídos no fluido, dificultando, portanto, a separação da gordura do leite.
- Vitaminas e minerais: o leite contém vitaminas hidrossolúveis (riboflavina) e lipossolúveis (vitaminas A e D). Os minerais presentes no leite são cálcio – o mais importante existente no leite –, magnésio, potássio e sódio.

Conservação

Os leites possuem diferentes prazos para conservação e merecem cuidados específicos para compra e conservação, dependendo do tipo de embalagem: lata, Tetra Pak e polipropileno (Quadro 1).

QUADRO 1 – Tempo médio de conservação e cuidados na compra e conservação do leite

Produto	Tempo médio de conservação	Cuidados na compra	Cuidados na conservação
Leite pasteurizado	24 horas	• Verificar as datas de fabricação e validade • O leite deve estar em local refrigerado	• Ferver e conservar em geladeira • Consumir até a data de validade
Leite longa vida	3 meses	• Verificar a data de fabricação • A embalagem deve estar limpa, sem vazamentos ou sinais de amassado	• Antes de abrir, não precisa ser guardado na geladeira • Depois de aberto, deve ser consumido em até 48 horas
Leite em pó	12 meses	• Verificar as datas de fabricação e validade • A lata deve estar limpa, sem vazamentos, sinais de amassado ou de ferrugem • O leite embalado em saco plástico (polipropileno e Tetra Pak) deve seguir o mesmo padrão de controle da lata	• Guardar em local fresco e sem umidade • Ao abrir a lata, não deixar a tampa virada para baixo • Fechar bem a lata e limpar o excesso de leite que possa ter ficado na superfície • Após abertura do saco plástico (polipropileno e Tetra Pak), manter bem fechado e guardar em local fresco e seco

Processamento

As formas mais comuns de processamento térmico do leite são a pasteurização e a ultrapasteurização, processo conhecido por UHT.

Além do processamento térmico, os leites industrializados são submetidos ainda à homogeneização, com a finalidade de impedir a separação da gordura do leite.

- Pasteurização: combinação de tempo e temperatura para destruir os microrganismos patogênicos e reduzir o número total de bactérias. O leite é aquecido de 72 a 76°C, por 15 a 20 segundos e resfriado a seguir.
- Ultrapasteurização (UHT): aquecimento do leite a 130 a 150°C, por 2 a 4 segundos e resfriamento imediato, destruindo todos os microrganismos.
- Homogeneização: processo pelo qual ocorre redução do tamanho dos glóbulos de gordura presentes no leite, tornando-o homogêneo e impedindo a separação da gordura.

Tipos de leite[1]

O leite comumente comercializado é o leite de vaca, submetido a diferentes processos industriais, visando a maior conservação do produto. Como resultado desses diferentes processos, existem diversos tipos de leite:

- Leite pasteurizado: leite tratado pela pasteurização e livre de bactérias patogênicas. Deve ser armazenado e transportado sob refrigeração.
- Leite tipo A: leite pasteurizado tipo A, envasado em granja leiteira, de elevada qualidade microbiológica, contendo teor de gordura original, semidesnatado ou desnatado. Deve ser armazenado e transportado sob refrigeração.
- Leite pasteurizado tipo B: leite pasteurizado integral extraído por ordenha mecânica, de média qualidade microbiológica, contendo teor de gordura original semidesnatada ou desnatada. Deve ser armazenado e transportado sob refrigeração.
- Leite pasteurizado tipo C: leite pasteurizado de baixa qualidade microbiológica. Deve possuir, no mínimo, 3% de gordura e pode ter parte da gordura extraída para fabricação de manteiga, creme de leite e requei-

---

1 Legislação pela Anvisa.

jão. Pode ter sido utilizada ordenha manual. Deve ser armazenado e transportado sob refrigeração.

- Leite ultrapasteurizado (UHT): leite submetido ao processo de ultrapasteurização. Pode ser transportado e armazenado em temperatura ambiente e consumido no prazo de 3 meses a partir da data do seu processamento.
- Leite semidesnatado: leite com retirada parcial de gordura.
- Leite desnatado: leite com retirada praticamente total de gordura.
- Leite em pó: leite tratado termicamente, desidratado e de boa qualidade microbiológica, desde que reconstituído com água de boa procedência ou fervida. Pode ser integral ou desnatado.
- Leite evaporado: leite integral tratado termicamente, com retirada parcial de água e sem adição de açúcar; indicado para preparações culinárias.
- Leite fermentado: produto desnatado, de diferentes espécies animais, fermentado pelos lactobacilos *Casei shirota,* que resistem à acidez do estômago e chegam vivos e em grandes quantidades ao intestino. Atuam na defesa natural do sistema digestório e na regulação das funções intestinais. O leite fermentado após esse processo tem modificação em suas características sensoriais; alguns deles são enriquecidos com até 40 bilhões de probióticos, para melhorar a composição da flora intestinal.
- Leite condensado: leite integral pasteurizado, desidratado parcialmente e com adição de açúcar; indicado para preparações culinárias. Existe leite condensado desnatado, com redução de lipídio e menor valor calórico.
- Kefir: leite fermentado, ácido, com sabor levemente alcoólico, produzido artesanalmente a partir de grãos que contêm uma população relativamente estável de microrganismos que são adicionados ao leite para promover a fermentação. Os grãos de kefir consistem em massas gelatinosas irregulares, nas quais estão contidas algumas bactérias ácido--lácticas, ácido-acéticas e leveduras que são imersas em uma matriz de proteínas e polissacarídeos. Também se encontra um kefir de água, chamado de Tibico, com características semelhantes em sabor e prováveis benefícios.
- Leite modificado: leite formulado com acréscimo ou redução de nutrien-

tes, especial para alimentação infantil; pode ser, por exemplo, acrescido de ferro ou ter a lactose reduzida. Segundo o Decreto n. 4.151, de 7 de março de 2002, define-se leite modificado como aquele que como tal for classificado pelo órgão competente do poder público.

Creme de leite

O creme de leite é um produto produzido a partir da nata (parte gordurosa) do leite integral, por meio de evaporação e centrifugação. Há dois tipos de creme de leite: o creme de leite para uso industrial (usado na fabricação da manteiga) e o disponível para o consumidor – fresco ou em conserva (p. ex.: em lata ou embalagem Tetra Pak).

O creme de leite em lata é espesso, de cor ligeiramente amarelada, de consistência cremosa e bem uniforme. Em lata fechada, conserva-se aproximadamente por 18 meses; mas, depois de aberta, a lata deve ser mantida sob refrigeração e o produto consumido até o prazo máximo de dois dias. O creme de leite fresco é mais ralo, tem cor semelhante à do enlatado e consistência quase líquida; quando batido, transforma-se em chantili. Não deve ser deixado em temperatura ambiente, pois torna-se ácido com muita facilidade.

O creme de leite pode ser usado no preparo de molhos à base de gordura (como a maionese) ou em sopa-creme, conferindo-lhes cremosidade. Em preparações gratinadas, o creme confere um aspecto macio e aveludado. No caso das massas, pode ser substituto para o leite ou a água, funcionando como substância de liga e amaciando a massa. Em preparações doces, pode-se utilizar o creme de leite como ingrediente para musses, sorvetes, cremes e pavês; como cobertura; puro ou em combinação com bebidas alcoólicas ou chocolate.

Modificações

Algumas modificações podem ocorrer com o leite sob a ação de calor, ácidos e taninos.

- Efeitos do calor sobre o leite: à temperatura de 60 a 65°C, há formação de uma película fina sobre a superfície do leite, conhecida como nata, complexo formado a partir da caseína e do cálcio, resultante da evaporação da água na superfície, que causa a concentração de proteínas. Durante a fervura, pode-se evitar a formação da película tampando o recipiente ou mexendo o leite frequentemente. A albumina precipita-se quando o leite é fervido, formando um precipitado que se adere sobre o fundo e as paredes do recipiente. Para evitar que isso aconteça, o leite também pode ser aquecido em banho-maria. O sabor modificado pela perda de H_2 e O_2, resultante da temperatura elevada, pode ser recuperado batendo-se o leite depois de frio.

- Efeito dos ácidos sobre o leite: o leite fresco sofre ação das bactérias que produzem ácido láctico, há precipitação da caseína e formação da coalhada. Outros alimentos que possuem agentes ácidos, tais como vinagre, frutas (limão, laranja) e tomates ou molho de tomates, também podem levar à coagulação do leite. A cocção na presença de ácido provoca o coalhar do leite, sendo possível obter uma aparência de coalhada se forem acrescentadas grandes moléculas de goma ou celulose, às quais as moléculas de proteína aderem. A lactose e as proteínas reagem criando pigmentos escuros, especialmente nas películas formadas, e provocam uma mudança do sabor. Com um pH superior, essa reação, conhecida como reação de Maillard, é acelerada. Coagulação das proteínas pelos taninos e pelo sal: os taninos componentes de aspargos, ervilha, repolho provocam a precipitação das proteínas do leite. Isso pode ser evitado cozinhando-se o leite com algum amiláceo, pois o amido evita que as proteínas se unam, separando-se do soro do leite. O sal, quando presente em alta concentração, provoca a precipitação das proteínas do leite (p. ex.: a preparação de bacalhau com leite, na qual deve ser acrescentado leite frio aos poucos, durante o período de cocção no forno).

Aplicação em Técnica Dietética

A utilização de leite nas preparações confere sabor, cor, maciez, umidade e cremosidade aos alimentos. O leite pode ser utilizado como meio de cocção para preparações não ácidas com cereais (arroz-doce, mingaus) e sopas e cremes; ou como ingrediente de bolos, purês, suflês, molho branco e massas. Pode, ainda, ser consumido de forma direta associado ou não a outros alimentos (leite puro, leite com açúcar, com achocolatado, com café, com chá, com frutas e com sorvete).

Bebidas à base de extratos vegetais

Essas bebidas à base de extratos vegetais popularmente chamadas de "leites" podem ser utilizadas por indivíduos que possuem uma desordem metabólica intestinal, na qual a ausência da enzima lactase pode determinar uma incapacidade na digestão de lactose (carboidrato do leite) resultando em sintomas intestinais como distensão abdominal e diarreia. As bebidas mais comuns são: à base de soja, arroz, milho, castanha, amêndoa, coco, e outras, podendo ser usadas em diferentes preparações culinárias.

QUEIJO

Conceito

É o produto fresco ou maturado, sólido ou cremoso, obtido pela coagulação do leite pasteurizado por meio de ação isolada ou combinada do coalho, fermento láctico, calor ou outro agente coagulante seguido pela drenagem parcial do soro, presente na massa resultante dessa coagulação.

O queijo pode ser feito a partir do leite de diversos animais: vaca, cabra, ovelha e búfala.

A grande variedade de queijos depende de vários fatores, como os tipos de leite, os processos de fabricação, os tipos de fermentos adicionados, a utilização de derivados de leite e a maturação.

Classificação

Os queijos podem ser classificados em queijo fresco – aquele que está pronto para o consumo logo após a fabricação – e queijo maturado – aquele que é submetido ao processo de cura.

Maturação

Maturação ou amadurecimento é a fase final do processo de fabricação dos queijos. Consiste na sua manutenção em câmaras com temperaturas e umidade controladas. É a maturação adequada que confere aos queijos aroma, consistência e textura característicos de cada variedade.

Os queijos dividem-se em quatro grandes grupos, de acordo com a quantidade de umidade presente na massa:

- Moles: os mais conhecidos são o requeijão e o queijo cremoso (tipo *cream cheese*). Alguns queijos moles, como o *brie* e o *camembert*, formam uma casca fina. Com o tempo, esses queijos vão endurecendo e concentrando o sabor.
- Semimoles: são queijos de consistência intermediária, como o muçarela e o roquefort e gorgonzola. Alguns apresentam veios de mofo, de cor azulada ou esverdeada, provocados por um processo especial de fabricação, conferindo a esses queijos sabor e odor peculiares.
- Duros: os mais conhecidos são o edam, o cheddar e o gruyère. Caracterizam-se pelos buracos, chamados "olhos", que se formam pela ação das bactérias introduzidas no coalho. Essas bactérias produzem bolhas de ar que transformam-se em buracos visíveis ao cortar o queijo.
- Muito duros: são queijos envelhecidos durante mais tempo, como o parmesão; geralmente, são consumidos ralados.

Conservação

De forma geral, os queijos brancos (queijo fresco, requeijão, ricota) devem ser conservados sob refrigeração. Como o queijo é um alimento "vivo", que sofre constantemente ação dos microrganismos, aqueles de massa muito delicada, como o camembert e o roquefort, não podem ser guardados em geladeira, pois o frio retarda a ação dos microrganismos. Os queijos de massa meio dura e seca têm menos problemas de conservação, e podem ser guardados por mais tempo em locais frescos e arejados.

Tipos de queijo e aplicação

- Prato: de cor amarelada, sabor suave e consistência macia, é usado em sanduíches e pode ser aproveitado em preparações como recheio para tortas e canelone.
- Mascarpone: de origem italiana, foi criado em meados do século XVI. Possui sabor doce e cor clara. Muito utilizado em preparações doces, como o tiramisú.
- Queijo de minas: há quatro variedades, dependendo do grau de maturação: o branco (macio e de consistência leve); o meia-cura branco (mais firme que o queijo branco); o meia-cura amarelo (cremoso e semelhante na aparência ao queijo prato); e o queijo branco curado, também conhecido como queijo de minas padrão (duro e próprio para ralar). Podem ser utilizados em sanduíches, sobre massas, em pães de queijo, em biscoito de polvilho com queijo, chamado de peta e em chipas e como recheio em outras preparações.
- Ricota: massa cremosa, branca e fresca, feita com o soro do leite de vaca. Pode acompanhar doces em calda, geleias ou ser utilizada como ingrediente de sanduíches, tortas e massas. Além da ricota fresca, há também a defumada, de sabor suavemente apimentado.
- Requeijão: tem consistência pastosa e pode ser consumido sobre pão, torradas, biscoitos, ou em preparações doces, como recheio ou acompanhamento.
- Catupiry®: consumido com pão e torrada, acompanha doces e geleias em preparações culinárias tradicionais, além de pães e pizzas.
- Parmesão: de origem italiana, quando fresco tem consistência cremosa e pode ser consumido com pão ou torradas. Endurecido, usa-se ralado sobre molhos, saladas, sopas e massas.
- Muçarela: de origem italiana, muito utilizado em pizzas, lasanhas, risotos e sanduíches. A burrata é uma bolsinha de muçarela recheada com fios de muçarela embebidos em creme de leite; criada na região de Apúlia na Itália. A capa da burrata não deve ser grossa nem enrugada e a coloração esbranquiçada deve ser homogênea. Ao cortar a burrata o recheio deve se espalhar e deve apresentar sabor adocicado. Deve ser servida em temperatura ambiente e o mais fresca possível.

- Provolone: de origem italiana, de forma alongada e envolto em casca de parafina. Quando novo, tem casca cremosa e suave, tornando-se mais duro e picante com o tempo. Ralado ou picado, é empregado no preparo de cremes, tortas e suflês. Pode ser utilizado em cubos para aperitivo, cru ou à milanesa.

- Gorgonzola: de origem italiana, feito com leite integral ou parcialmente desnatado. Durante o processo de envelhecimento, é furado com uma agulha de cobre para facilitar a penetração do bacilo que produz o mofo característico desse queijo. Tem sabor picante e odor acentuado. Usado em canapés, molhos e pizzas.

- Gouda: de origem holandesa, tem sabor delicado e "buracos" pequenos. Usado para gratinar massas ou em suflês.

- Estepe: com sabor entre suave e picante, este queijo macio e "esburacado" pode ser usado em sanduíches, para acompanhar aperitivos ou em suflês.

- Brie: de origem francesa, preparado com leite integral de vaca, misturado com leite parcialmente desnatado. É macio e ligeiramente oleoso, de cor amarela forte. Sua crosta rugosa é coberta por um bolor esbranquiçado, produzido por fungo. Muito usado em tábuas de queijo para acompanhar vinho. Depois de cortado, deve ser consumido rapidamente, pois se deteriora com facilidade.

- Camembert: de origem francesa, é produzido com leite de vaca semidesnatado. Tem massa cremosa, branco-amarelada, e sabor picante. Pode ser servido com pão, biscoitos e torradas. Serve também de base para canapés. Deve ser retirado da geladeira antes de ser consumido.

- Emmental: de origem suíça, apresenta massa compacta e elástica, cor de marfim e sabor delicado. Usa-se como base para *fondues*, sopas e suflês.

- Gruyère: de origem suíça, mais macio que o emmental, mas de sabor mais forte e picante. Tem buracos pequenos e espaçados. Acompanha aperitivos e pode ser utilizado em preparações de forno, com frango ou camarão. Indicado também para *fondues*.

- Queijinhos fundidos: de origem francesa, têm consistência cremosa e sabor suave. Ótimos para lanches ou refeições rápidas. Podem ser de sabor natural ou acrescidos de sabores como azeitona, ervas, pimentão, camarão e outros.

- Edam: de origem holandesa, feito com leite de vaca. A consistência e o sabor variam de acordo com o estágio de maturação. Quando fresco, é macio, tem poucos buracos e cor amarelo-clara. Envelhecido, fica mais duro e a cor mais forte. Sua casca é recoberta por uma camada de parafina vermelha ou amarela.

- Cottage: queijo branco de origem norte-americana, lembra a ricota. Pode ser consumido puro, em tortas, sanduíches ou acompanhando massas e saladas.

- Tilsit: de origem alemã, possui consistência firme e sabor suavemente picante. Consumido com torradas, pão e biscoitos. Quando envelhecido, é servido em fatias.

- Cheddar: de origem inglesa, tem sabor levemente picante, é indicado no preparo de massas, carnes ou arroz de forno. É utilizado fatiado (em sanduíches), em *spray* ou mais pastoso (em pizzas e recheios).

- Roquefort: o governo francês proibiu sua fabricação fora do lugar de origem, um pequeno vilarejo do sul da França. Feito com leite cru de ovelha e amadurecido dentro de velhas cavernas, o *roquefort* fica coberto de um mofo esverdeado, de aparência não muito comum. É servido com torradas, usado em molhos e recheio de massas ou como acompanhamento.

- Queijos de *terroir*: são aqueles relacionados ao clima, à pastagem e ao tipo de bactérias de cada região. Feitos em pequena escala com leite cru (não pasteurizado), em propriedades familiares, de receitas tradicionais. Entraves impostos pela legislação federal – que impede que esses produtos de leite cru circulem no país sem que haja cumprimento de uma série de exigências – são os principais elementos destacados por produtores e entusiastas para justificar a lenta perda dessa tradição (p. ex.: queijo do Marajó, feito com leite de búfala na ilha de Marajó, no Pará, possui coloração branca intensa e aroma levemente lácteo, é servido fresco. Alcança cremosidade intensa, apresenta gosto suave e adocicado e possui baixa acidez. São usados 6 litros de leite de búfala para render 1 kg de queijo).

- Queijos de *terroir* brasileiro:
  - Coalho: feito do leite cru de vacas alimentadas com cacto, o coalho é feito com leite coalhado. Escorrido o soro, a coalhada é salgada e

colocada em formas. Para que o leite vire queijo, usa-se o coalho industrial.

– Serrano: típico das serras do sul do Brasil, no Rio Grande do Sul e em Santa Catarina. É produzido em terras preservadas, de campo nativo e matas de araucária, nas áreas mais frias.

– De minas: produção em Araxá, Campo das Vertentes, Canastra, Cerrado e Serro. A produção é feita com leite bovino e prensagem manual, com o soro que escorre depois da prensa e é coletado e reintroduzido no lote seguinte como fermento.

Aplicação em Técnica Dietética

Os queijos são muito utilizados em preparações culinárias. Visando à preservação de suas qualidades sensoriais, devem ser observadas as condições de temperatura e de cocção. Ao se utilizar queijos frescos, conservados em geladeira, é conveniente que eles estejam à temperatura ambiente, pois concentram melhor o sabor e o aroma. Para cozinhar o queijo, deve-se utilizar baixa temperatura e tempo reduzido; caso contrário, ele ficará endurecido.

Os franceses possuem o hábito de consumir três a quatro tipos de queijo, formando o que eles chamam de *plateau de fromage* (prato de queijo), após uma refeição acompanhada de vinho. Entre os brasileiros, também difundiu-se o hábito de tábuas de queijos e frios, acompanhados de vinhos, patês e pães. Deve-se compor a tábua com três a cinco tipos de queijo de diferentes sabores [p. ex.: um bem leve (brie), um picante (gorgonzola) e dois ou três de sabor intermediário (gouda, emmental, estepe)].

Conforme a variedade, os queijos podem acompanhar massas, tortas, saladas, suflês, cremes, sopas, gratinados, ovos mexidos ou omeletes, batatas e outros legumes ao forno, pizza, bolos, pudins, docinhos e bom-bocados. Os queijos também são utilizados em preparações como fondues e racletes, nos quais os queijos são consumidos derretidos.

A variedade e o gosto dos queijos determinam a escolha dos vinhos. Os frescos ou as pastas fundidas podem ser acompanhados de vinho branco ou rosado. Pastas moles ou fermentadas, de vinho tinto forte. Queijos picantes e meio picantes, de vinho branco, seco ou tinto. Os queijos frescos ou cremosos, feitos com leite de cabra ou ovelha, devem ser acompanhados de vinho branco, doce ou rosado.

IOGURTE

Iogurte é um leite fermentado natural ou artificialmente. Uma cultura de fermentos lácteos (*Lactobacilus bulgaricus* e *Streptococcus thermophilus*) é adicionada ao leite a uma temperatura de aproximadamente 45°C, mantendo-se o leite em incubação. Além de leite e fermentos, são empregados, na fabricação de iogurtes, ingredientes que caracterizam o sabor de cada variedade do produto: açúcar, mel, frutas ou cereais.

O iogurte deve ser conservado sob refrigeração e, depois de aberto, consumido em até 24 horas. Existem vários tipos de iogurte: natural integral, natural desnatado, com sabor de frutas, com ou sem açúcar, com pedaços de frutas, com geleia, mel, frutas secas e cereais.

Os iogurtes são de fácil digestão pois, durante o processo de fabricação, o leite é fermentado com bactérias que se alimentam da lactose, diminuindo o açúcar em até 50%. Os iogurtes são muito utilizados para consumo no café da manhã, em lanches, ou como complementação de refeições rápidas.

Iogurtes funcionais

Existem os chamados iogurtes funcionais, que contêm o bacilo *Dan-Regularis*. Este é um organismo probiótico que sobrevive à passagem pelo trato gastrintestinal, chegando vivo e em grandes quantidades ao intestino. Auxiliam na regulação e aceleração do trânsito intestinal. Suas principais propriedades são descritas a seguir:

- Possuem elevado poder de saciedade: excelente fonte de proteínas e consistência e textura semissólida.
- Praticidade: facilmente incorporados como parte de diversas refeições ao longo do dia, incluindo café da manhã e lanches intermediários.
- Versatilidade: como ingrediente de refeições doces e salgadas.

- Alta qualidade nutricional: carboidratos, proteína, gorduras, cálcio e outras vitaminas.

Aplicação em Técnica Dietética

O iogurte tipo grego, bastante apreciado pela consistência mais cremosa, pode ser utilizado nos lanches entre as refeições. Serve também como ingrediente de várias preparações frias ou quentes, como molho para saladas, sopas, bolos, pães, cremes e doces.

CARNES

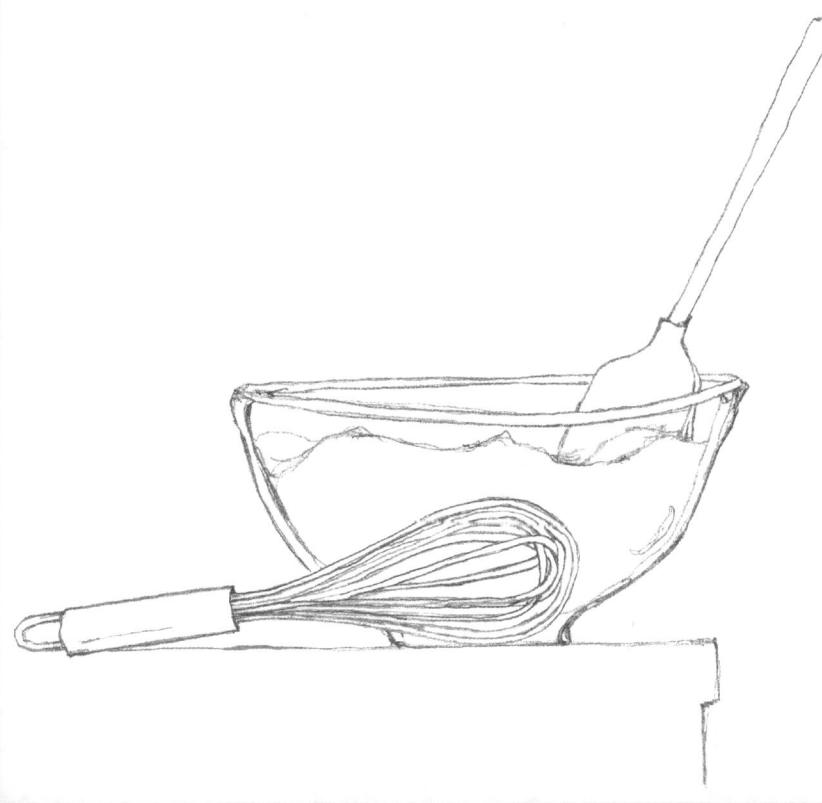

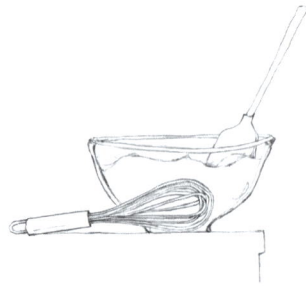

► SUMÁRIO

CONCEITO

Carne é o conjunto de tecidos de cor e consistência características que recobrem o esqueleto dos animais. Comercialmente, denomina-se carne todas as partes dos animais que servem de alimento ao homem, inclusive as provenientes de aves, caça, peixes e frutos do mar.

Um corte de carne apresenta tecido muscular conjuntivo, gordura e, às vezes, ossos. Os órgãos internos, comumente denominados "miúdos", usados na alimentação também podem ser classificados como carne.

ESTRUTURA

Tecido muscular

O tecido muscular é composto de feixes de fibras microscópicas, de forma tubular, que se afinam nas extremidades. Essas fibras variam em tamanho, tendo em média de 2,5 a 5 cm de comprimento.

O tamanho dos feixes musculares e a quantidade de tecido conjuntivo, que os mantêm ligados, determinam a textura da carne, que será mais macia quando as fibras apresentarem pequeno diâmetro. As carnes mais macias são as de animais novos, de fêmeas e dependem também do tipo de cocção a que são submetidas. Outros fatores que influem na textura da carne são a espécie, a alimentação e a atividade física do animal.

Tecido conjuntivo

O tecido conjuntivo forma as paredes das fibras musculares, ligando-as em feixes, envolvendo os músculos, formando tendões e ligamentos. Pode ser branco ou amarelo.

O tecido conjuntivo branco, embora endureça a carne, transforma-se em gelatina quando cozido em calor úmido, tornando-se, assim, macio. Semitransparente, é composto principalmente de colágeno, e encontrado em grandes proporções nos tendões (os quais ligam os músculos aos ossos) (p. ex.: pés de galinha e pele de peixe).

O tecido conjuntivo amarelo, composto de elastina (uma substância albuminoide amarela, constituída essencialmente de tecido elástico), é muito flexível e tem aspecto brilhante. Encontrado em abundância nos ligamentos que unem os ossos e os órgãos, mas não é amaciado pela cocção.

A quantidade de tecido conjuntivo varia nos diferentes músculos. A carne de porco apresenta menos tecido conjuntivo do que a do boi. No macho, o tecido conjuntivo é mais abundante do que na fêmea, mas a remoção dos testículos do animal novo, processo conhecido como castração, elimina essa diferença. Capões e bois, animais castrados, têm carne mais tenra do que galos e touros, pois têm menos tecido conjuntivo.

A maciez da carne depende da temperatura e do tempo de cocção. Quando as carnes são bem cozidas, ocorre uma maior rigidez (endurecimento proteico), em decorrência da coagulação das proteínas miofibrilares. Com o calor, o colágeno transforma-se em gelatina, amaciando a carne. O amaciamento do tecido conjuntivo ocorre entre 57 e 60°C. Recomenda-se a cocção lenta, em temperatura baixa, para a carne rica em tecido conjuntivo (p. ex.: caldo com músculo, peito e bochecha bovinos).

Gordura

A gordura encontrada nas carnes geralmente está localizada entre as células do tecido conjuntivo. Os principais depósitos estão situados ao redor dos órgãos internos, entre os músculos e em volta destes, e diretamente sob a pele (p. ex.: costela, cupim, picanha e vísceras).

A gordura melhora o sabor, a suculência e a maciez da carne cozida, reduz o tempo de cocção e diminui perdas de sucos por evaporação.

A cor e o ponto de fusão variam de acordo com a espécie e o tipo de alimentação do animal. Geralmente, a gordura de porco é mais branca e mais mole do que a bovina.

Ossos e cartilagem

Os ossos de animais adultos são duros, quebradiços e brancos, enquanto os de animais novos são mais maleáveis, menos quebradiços e apresentam um tom róseo.

A cartilagem é uma variedade de tecido conjuntivo, de cor cinzenta ou branca, que reveste as extremidades dos ossos. Com o desenvolvimento dos ossos, ela desaparece. Pouco encontrada em animais velhos, a cartilagem é flexível e macia em animais novos, e mais dura nos animais adultos (p. ex.: orelha de porco e peito de aves).

COR DA CARNE

Os pigmentos responsáveis pela coloração vermelha da carne são a hemoglobina e a mioglobina. A carne de animais novos (vitela) é mais clara do que a de animais velhos (boi). Existem menos pigmentos na carne de porco do que na de outros animais.

No tecido animal vivo, a mioglobina (vermelho-púrpura) existe em equilíbrio com a oximioglobina (vermelho-brilhante), sua forma oxigenada. Após a morte do animal, como o oxigênio dos tecidos é rapidamente utilizado, a forma predominante é a mioglobina. A superfície da carne bovina, logo que é cortada e exposta ao oxigênio, apresenta uma coloração vermelho-brilhante, decorrente da transformação da mioglobina em oximioglobina. Depois de certo período, a cor da carne escurece novamente em virtude da desidratação. Se a superfície cortada ficar protegida do ar, a cor pode voltar a ser vermelho--púrpura.

O processo conhecido por maturação aumenta a atividade enzimática, degradando proteínas. Ocorre, então, um desarranjo da proteína, que vai promover um amaciamento da carne. Para que ocorra a maturação, a carne deve ficar em repouso por determinado período, sendo importantes nessa fase o tempo e a temperatura de estocagem. A carne deve ser pendurada na posição vertical, para que os músculos sejam distendidos e não se contraiam totalmente, pois quando ocorre o abate os músculos ficam rijos, duros e contraídos.

RELAÇÃO ENTRE ESTRUTURA E MACIEZ

A palatabilidade da carne é avaliada pela maciez (determinada pela idade e pelo sexo do animal) e pela quantidade e deposição de gordura.

As partes mais exercitadas do animal são os músculos do pescoço, das pernas e do quarto dianteiro, que têm paredes celulares mais espessas e tecido conjuntivo mais denso, resultando em carne menos tenra. Também apresentam grande quantidade de extratos, que dão gosto mais acentuado à carne.

Os cortes mais macios são filé-mignon, lombo e costelas; os mais duros são acém, paleta, coxão duro e músculo. Porém, os cortes menos tenros podem tornar-se macios e saborosos quando preparados por métodos culinários apropriados; da mesma forma, um corte macio preparado por métodos inapropriados pode tornar-se rijo e inadequado.

QUALIDADE DA CARNE

O estado de maturação influencia na consistência da carne. O glicogênio, encontrado no músculo, continua desdobrando-se e, mesmo depois de abatido, o animal produz glicose e ácido láctico. Por não haver circulação, ambos depositam-se, fazendo com que a carcaça torne-se rígida – uma condição conhecida como *rigor mortis* ou rigidez cadavérica. O ácido láctico, porém, tem uma ação reversível, agindo depois sobre as proteínas e hidrolisando-as, fazendo com que o músculo volte a tornar-se macio, resultando em abrandamento da carne.

VALOR NUTRITIVO

As carnes são fontes de proteínas de alto valor biológico (10 a 20%), gorduras (5 a 30%), vitaminas (principalmente do complexo B: B1, B2, B12 e niacina), vitamina A e minerais (ferro, cálcio, fósforo, além de zinco, magnésio, sódio e potássio).

O ferro presente na mioglobina e na hemoglobina dos alimentos de origem animal é mais biodisponível e absorvido em torno de 15 a 35%, enquanto o ferro presente em alimentos de origem vegetal é menos absorvido (2 a 20%) pela baixa biodisponibilidade.

DIGESTIBILIDADE

Os extratos da carne estimulam a secreção dos sucos digestivos e, dessa forma, contribuem para a digestão de outros alimentos. O percentual de absorção das proteínas das carnes é de 87% e o das gorduras é de 96%.

AGENTES AMACIADORES

Alguns procedimentos podem ser utilizados com a finalidade de amaciar a carne. O processo de amaciamento pode se dar por ação mecânica, enzimática, química ou por maturação a vácuo.

- Ação mecânica: no uso doméstico, pode-se utilizar um batedor de bife para amaciar a carne. Em unidades de alimentação, o amaciamento é realizado com um equipamento que contém várias lâminas que seccionam as fibras da carne, tornando-a mais macia.

- Ação enzimática: utiliza enzimas naturais (como a papaína e a bromelina, extraídas do mamão e do abacaxi, respectivamente) ou industrializadas, que promovem uma desorganização estrutural da fibra, fazendo com que haja um aumento da acidez, resultando em uma consistência gelatinosa. Deve-se tomar cuidado com a quantidade do produto enzimático adicionado em relação à quantidade de carne, pois o amaciamento em excesso resulta em uma carne de textura friável, semelhante ao fígado.

- Ação química: um dos processos comuns de amaciamento é deixar a carne em vinha-d'alhos (temperos e vinagre ou vinho) por algum tempo. O pH ácido da vinha-d'alhos hidrolisa as proteínas, continuando a maturação natural conferida pelo ácido láctico.

- Maturação a vácuo: a carne desossada, em peças ou cortes, é embalada a vácuo em sacos plásticos laminados, mantida em câmaras frigoríficas de baixa temperatura (cerca de 0°C) e pode ser conservada por até 60 dias. A embalagem a vácuo protege a carne de micróbios e variações de umidade, conservando sua coloração vermelho-viva, sem alterar o sabor e o valor nutritivo.

COCÇÃO

Para os cortes de carne que contêm pouco colágeno (paleta, acém, fraldinha, peito e capa de filé), deve-se utilizar calor úmido no momento do preparo. O calor seco pode ser utilizado em cortes de carne mais macios (alcatra, lagarto, peito de frango e peixes), em preparações grelhadas e malpassadas (bifes, utilizando-se filé-mignon, contrafilé ou patinho).

Temperatura de cocção

As temperaturas de cocção adequadas para as carnes são:

Ao ponto	60-70°C
Bem passada	70-80°C
Muito bem passada	80-90°C

Nas carnes que contêm muito tecido conjuntivo, como carne de peixes e aves, devem-se utilizar temperaturas mais brandas, na faixa de 50 a 60°C.

FORMAS DE PREPARO

Bifes

O fatiamento das peças de carne para a retirada de bifes deve ser feito no sentido transversal à fibra, seccionando-a, pois cortar a carne no sentido da fibra torna-a dura após a cocção. A gordura não deve ser totalmente removida da carne, pois tem efeito amaciante e confere a ela sabor. Para que não se tornem ressecados, os bifes devem ter espessura de 1 a 1,5 cm.

Um dos cortes de carne mais utilizados para o preparo de bifes é o filé-mignon. De acordo com o tipo de corte, esses bifes recebem diversas denominações e possuem diferentes tempos para a fritura (Quadro 1).

QUADRO 1 – Tempo médio para fritura de bifes (em minutos)

Corte	Malpassado	Ao ponto	Bem passado
Medalhão	1,5	2,0	4,0
Bife	2,0	3,0	4,5
Turnedô	2,5	3,5	5,0
Bisteca	3,5	5,0	7,5
Chateaubriant	5,0	7,0	8,5
Bombom de alcatra	1,5	2,0	4,0

- Medalhão: com aproximadamente 150 g, 3 cm de altura, de formato arredondado ou oval.
- Turnedô: com aproximadamente 180 g, 4 a 5 cm de altura, formato arredondado, contornado com uma fatia de bacon presa por um barbante.
- Chateaubriant: com aproximadamente 300 a 400 g, 6 a 7 cm de altura, formato arredondado.
- Escalope: pequena fatia de carne (aproximadamente 60 g), cortada no sentido transversal à fibra, batida para diminuir a espessura e preparada como bife.
- *Émincé*: cortado em tiras.

Outro corte utilizado para bifes altos é o alcatra, do qual se extrai o chamado "bombom de alcatra", muito apreciado pela maciez.

Picados

O corte da carne picada deve obedecer a um mesmo padrão de tamanho e formato, para uma boa apresentação e cocção uniforme.

Há preparações que exigem padronização do tamanho dos cortes:

- Brochette ou espeto: cubos de aproximadamente 3 cm.
- Goulash: cubos de aproximadamente 4 cm.
- Picadinho: cubos de aproximadamente 2 cm.
- Iscas: tiras de aproximadamente 5 cm (comprimento) x 1 cm (largura).

Moída

A carne a ser utilizada moída deve estar em condições de refrigeração e conservação adequadas. A carne moída apresenta maior superfície de exposição e, como a multiplicação microbiana ocorre predominantemente na superfície, o risco de toxinfecção ou deterioração é grande. Os tipos de cortes de carne que podem ser moídos são músculo, patinho, coxão duro, coxão mole e, dependendo do tipo de preparação, podem passar pelo processo duas vezes, como para preparar quibe. Pode ser empregada para hambúrgueres, almôndegas e bolinhos; como recheio de massas (pastéis, rissoles e rocamboles); ou refogada com legumes (batata, milho verde e vagem cozida).

Assados

Quando as peças de carne destinam-se a assados, devem ser mantidas as peles e as gorduras que as recobrem, pois estas impedem a perda de suco e conferem maciez e melhor sabor.

As carnes assadas podem ser simples, recheadas ou do tipo rosbife. As peças de carne com mais de 2 kg garantem melhor apresentação, considerando-se que as carnes reduzem de tamanho após a cocção.

TIPOS

Os principais tipos de carne são bovina, suína, ovina, caprina, aves, pescados, frutos do mar e tipos especiais, como avestruz, búfalo e ganso.

Carne bovina

A Secretaria de Inspeção de Produto Animal (Sipa) regulamentou os cortes de carne bovina a partir da Portaria n. 5, de 8 de novembro de 1988.

Todos os cortes possuem praticamente o mesmo valor nutritivo, sendo mito a afirmação de que o corte de primeira é melhor que o de segunda. O que existe, na verdade, são diferentes teores de gordura, formas corretas de preparação, específicas para cada corte. Nesse contexto, encontram-se carnes que proporcionam preparações rápidas (como bifes, por exemplo), enquanto outras requerem preparações mais demoradas (cozidos) – o que não deve ser motivo para sua classificação como carne de segunda.

Na Figura 1, há o desenho esquemático do boi com os cortes de carne.

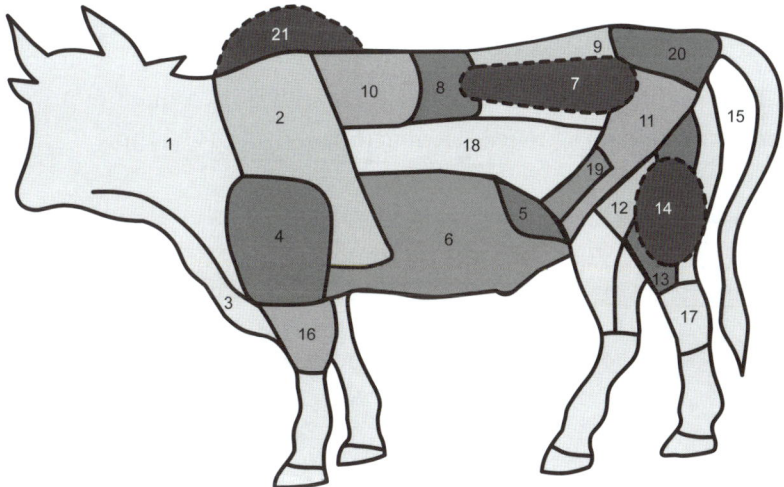

FIGURA 1 – Cortes de carne do boi.

Quarto dianteiro

- Pescoço (1): é um dos cortes com mais gordura.
- Acém (2): corte do lombo do boi, considerado duro e gorduroso.
- Peito (3): constituído de músculos e fibras duras.
- Braço, pá ou paleta (4): corte formado por músculos, com muitos nervos e gorduras.
- Músculo (16 e 17): corte formado por músculos, de consistência mais rija.
- Cupim (21): corte com bastante gordura.
- Tutano: é uma substância rosada, mole e gordurosa que se encontra dentro dos ossos longos. Antes de consumi-lo, deve-se verificar se o

tutano está rosado, sem manchas acinzentadas e com odor suave.

Quarto traseiro

- Fraldinha (5): corte pequeno, de fibras longas, é a parede da carne que forra o abdome. Também chamada vazio, é muito saborosa e utilizada para churrasco. O pacu é um corte do vazio ou fraldinha, também conhecido como bife de vazio, *bife de vacio* (espanhol), *bavette de flanchet* (francês) ou *flank steak* (inglês).
- Ponta de agulha (6): é a parte constituída pelas últimas costelas, com músculos duros, fibras grossas e compridas.
- Filé-mignon (7): corte macio localizado ao longo do dorso do animal.

Para os diferentes cortes de carne são indicadas as melhores formas de preparação, para obtenção de maciez e paladar (Quadro 2).

QUADRO 2 – Cortes de carne bovina e preparações

Cortes	Preparações
Pescoço	Sopa, cozido
Acém	Ensopado, refogado, assado de panela, picado, bife de caldo
Peito	Cozido, sopa, moído, carne recheada, carne enrolada
Braço, pá ou paleta	Ensopado, molho, moído, sopa, caldo, picado, cozido
Fraldinha	Ensopado, refogado, assado de panela, espetinho, churrasco
Ponta de agulha	Ensopado, sopa
Filé-mignon	Bife alto (medalhão, chateaubriant), estrogonofe, escalope
Filé de costela	Ensopado, churrasco, cozido
Contrafilé ou filé de lombo	Bife na chapa ou grelhado, rosbife, estrogonofe, churrasco, escalope, medalhão
Capa de filé	Assado, refogado, ensopado
Alcatra	Bife de chapa ou grelhado, refogado, assado, picadinho, espeto, escalope, medalhão, estrogonofe, churrasco

(continua)

QUADRO 2 – Cortes de carne bovina e preparações *(continuação)*

Cortes	Preparações
Patinho	Assado, bife, almôndegas, bife à rolê, rosbife
Coxão duro ou chã de fora	Cozido, moído, caldo, ensopado, bife à rolê, rosbife
Coxão mole ou chã de dentro	Assado, bife à rolê, refogado, à milanesa, estrogonofe, espetinho, picado, moído
Lagarto	Assado, bife, rosbife, *carpaccio*, bife à rolê
Músculos	Sopa, ensopado, moído, caldo, cozido
Maminha de alcatra	Assado, bife, grelhado
Picanha	Assado de panela, churrasco, espeto
Cupim	Churrasco, assado, bife
Bisteca/chuleta	Grelhada, na chapa, cozida
Tutano	Cozido, sopa, caldo

Ponta do contrafilé

- Contrafilé ou filé de lombo (9): carne macia, de forma redonda, fica ao longo da parte externa da coluna vertebral.
- Capa de filé (10): tem textura desigual e muitos nervos.
- Alcatra (11): forma alongada e fibras semelhantes às do coxão mole.
- Patinho (12): parte menos macia que a alcatra, indicada para assados e cozidos.
- Coxão duro ou chã de fora (13): músculo grande, um pouco fibroso.
- Coxão mole ou chã de dentro (14): músculo do interior da perna, arredondado, com fibras curtas e de consistência macia.
- Lagarto (15): parte da coxa do boi, de fibras longas.
- Aba de filé (18): corte menos macio que o filé mignon.
- Maminha de alcatra (19): corte macio.
- Picanha (20): macia, usada em churrasco.
- Filé de costela (8): em geral, é usado no preparo de ensopados.

De acordo com o teor de gordura, os cortes de carne bovina podem também ser classificados como cortes de carne magra e de carne gorda.

Quando a quantidade de gordura excede 50% do valor calórico total proveniente da gordura, considera-se carne gorda, e, quando menor que 50%, carne magra (Quadro 3).

QUADRO 3 – Cortes de carne bovina classificados em carne magra ou gorda

Carne magra	Carne gorda
Lagarto	Picanha
Filé mignon	Fraldinha
Coxão duro ou chã de fora	Acém
Patinho	Capa de filé
Alcatra	Filé de costela
Maminha de alcatra	Contrafilé
Músculo	Ponta de agulha Braço, pá ou paleta Aba de filé Pescoço

- Carne de sol: é um tipo de carne utilizado na culinária sertaneja nordestina. A carne de boi, depois de cortada, é ligeiramente salgada e exposta ao sol forte. Como exige um clima muito seco, o preparo da carne de sol é possível nas regiões semiáridas do Nordeste. A secagem é rápida, formando-se uma espécie de crosta protetora, que conserva a parte de dentro da carne úmida, suculenta e macia. A forma mais adequada de preparar carne de sol é grelhar ou fritar, pois contém fibras macias que não necessitam de cocção muito longa. Os tipos de preparações mais comuns são denominados Maria Isabel (arroz com carne) e paçoca (carne de sol frita misturada com farinha de mandioca e amassada no pilão).
- Carne-seca: é a carne de boi desossada, que passa por um processo de conservação bastante simples. Logo depois de abatido o animal, retalha-se a carne, esfrega-se com sal e empilha-se em lugar seco. As "mantas" de carne são constantemente trocadas de posição nessas pilhas, para facilitar a evaporação da água e evitar que a carne deterio-

re. Em seguida, estendem-se os pedaços em varais ao sol até completar a desidratação. O cozimento da carne-seca é demorado, pois, para ficar no ponto, ela deve estar quase se desmanchando. Preparações como arroz de carreteiro e feijoada utilizam carne-seca. Obs.: no caso das carnes salgadas, segundo a Portaria CVS n. 6/99, o dessalgue deve ser realizado por meio de imersão em água, no máximo a 21°C, trocada a cada 4 h; em água sob refrigeração; por fervura.

- Mocotó: é obtido pelo cozimento das cartilagens e dos tendões das patas de bois e porcos, sendo muito apreciado em algumas regiões do Brasil. Pode ser consumido cozido, na forma de caldo ou geleia.
- Timo: trata-se de uma glândula existente no pâncreas e na garganta do animal jovem. O timo comestível situa-se na garganta, depois atrofia e fica quase imperceptível. Conhecido pelos franceses como *ris de veau*, é uma iguaria das mais apreciadas pela alta gastronomia (é conhecido como *molleja* na Argentina e *sweetbread* nos Estados Unidos).
- Tutano: é a medula dos ossos (fêmur e tíbia), utilizada como componente de molhos e acompanhamentos. O conjunto do músculo com o osso é chamado de ossobuco.

O sangue bovino e os miúdos podem ser utilizados para fazer o sarapatel, uma preparação típica da culinária regional da Bahia.

Outros cortes vêm sendo mais consumidos, como o Kobe Beef, corte extraído do boi japonês da raça Wagyu, gado que possui quantidade considerável de tecido adiposo espalhado pelas fibras musculares, dando aos bifes suculência e maciez incomparáveis, e tornando-o um dos mais caros do mercado (Revista Interação Interdisciplinar, 2017).

O presunto ibérico, também conhecido como presunto pata negra, também entra na lista como um dos cortes mais bem valorizados do mercado. Trata-se de um presunto curado produzido normalmente na Espanha e em Portugal.

Vitela

A carne de vitela é proveniente do novilho com menos de 6 meses de idade. Existe a vitela de leite e de confinamento. As de leite são abatidas depois de 20 dias de nascidas; geralmente, são animais machos. As vitelas de confinamento são alimentadas com forragem, depois do desmame, têm carne mais escura e menos macia.

Há dois tipos de cortes para a vitela: um para a de leite, outro para a de confinamento (Quadro 4).

QUADRO 4 – Cortes de vitela de leite e preparações

Cortes de vitela de leite	Preparações
Pescoço	Ensopado, guisado
Pá (perna da frente)	Bife, escalope
Carré	Assado, grelhado
Costelinhas	Assado, grelhado
Peito	Cozido, sopa
Pernil	Assado, escalope, bife

Vitela de confinamento: tem os cortes muito parecidos com os de boi. Há algumas diferenças, principalmente no nome dos cortes, mas as formas de cocção são as mesmas já indicadas no Quadro 4.

Miúdos

São os órgãos internos dos animais, também chamados de vísceras; possuem elevado valor nutritivo (ferro e vitaminas do complexo B) e são de baixo custo.

Em geral, denominam-se miúdos os órgãos provenientes de aves, e vísceras, os órgãos dos outros animais (boi, porco e vitela). Os miúdos e vísceras podem ser utilizados em diferentes tipos de preparações, conforme o Quadro 5.

- Fígado: possui vitaminas do complexo B, vitamina A e ferro; é de fácil digestão. O fígado de vitela é mais macio que o de boi; este, por sua vez, é menos macio que o de porco, que tem gosto mais acentuado. O fígado de boi apresenta cor mais clara. Pode ser consumido frito, grelhado, assado.

QUADRO 5 – Miúdos/vísceras e preparações

Miúdo/Vísceras	Preparações
Fígado	Acebolado, frito, ao molho, grelhado, refogado, picadinho, almôndega, patê, croquete, espetinho
Miolo	Croquete, à milanesa, ao molho branco, com ovos mexidos
Rim	Frito, assado, croquete
Língua	Assada, cozida, croquete
Moela	Refogada, com arroz, farofa, recheio
Dobradinha	Ensopada, à milanesa, ao molho
Rabo	Cozido, refogado, sopa, à milanesa
Pulmão (bofe)	Xinxim de bofe, à passarinha (bofe retalhado, deixado em vinha d'alhos por 2 dias e seco ao ar)
Testículo	Grelhado, frito

- Língua: pode-se consumir língua de boi (aproximadamente 1,5 a 2 kg), de vitela e de porco. A língua é uma fonte de fósforo, cálcio e ferro, além de possuir vitaminas do complexo B. Pode ser preparada para se comer cozida acompanhada com molho vinagrete ou fatiada como *carpaccio*.

- Dobradinha: é o estômago do boi, também conhecido como bucho, tripa ou mondongo. É liso por fora e rugoso por dentro. Muito perecível, deve ter consumo imediato. É preparado cozido, combinado com feijão branco, ou frito para aperitivo.

- Rabo: é o prolongamento externo da coluna vertebral do boi, formado por vários ossos, cobertos de carne e bastante gordura. O rabo varia de tamanho de acordo com a idade do animal e pesa, aproximadamente, 2 kg. A rabada é uma preparação culinária muito apreciada e demanda cocção e adição de temperos. Normalmente é consumida com polenta.

- Rim: existem três tipos de rim: de vitela, de boi e de porco. O primeiro é o mais macio e de sabor menos acentuado. O de boi é um pouco mais duro, e o de porco tem cheiro mais forte. Pode ser preparado como croquetes fritos e ensopado.

- Coração: pode-se consumir coração de boi, porco, vitela, carneiro e de frango, que é o mais macio. Por ser um músculo exercitado, é duro e precisa de um longo tempo de cocção para tornar-se macio e saboroso. É uma carne com bom teor de proteínas e minerais como cálcio, ferro e fósforo. O coração de frango é utilizado assado como churrasco, e os demais devem ser cozidos.

• Miolo: tem forma ovalada, superfície irregular e alguns fios de sangue. Sua cor é bege, levemente acinzentada. É todo coberto por uma pele elástica, que deve ser retirada no momento do preparo. É também rico em proteínas, gorduras, cálcio, ferro e fósforo. Utilizado em croquetes e ensopados.

Suínos (porco, leitão, leitoa)

O porco é um mamífero adulto, descendente do javali e criado para alimentação humana. Quando novo, chama-se leitão. Ao longo dos séculos, o porco foi um animal apreciado e desprezado por muitos povos. Os egípcios consideravam-no impuro, e os hebreus e muçulmanos ainda o consideram; os romanos e outros povos europeus sempre apreciaram o porco assado e recheado.

Com a evolução dos tempos, o porco tornou-se um alimento básico para o homem, em virtude da fácil reprodução, da capacidade de adaptação e das numerosas possibilidades de consumo.

A carne de porco é nutritiva e saborosa, fonte de vitaminas A e B2, cálcio, ferro e fósforo. Do porco, além da carne, retiram-se subprodutos como toucinho, presunto, miúdos, ossos e uma variedade de embutidos e defumados.

Atualmente, os porcos são criados em condições de absoluta higiene; no entanto, a carne de porco ainda pode transmitir parasitoses (teníase e triquinose). Por essa razão, aconselha-se o consumo de carnes submetidas ao controle sanitário oficial. Deve-se cozinhar bastante a carne de porco até atingir temperatura interna de 75°C, e jamais consumi-la com sangue. A carne de porco deve ser rosada, firme, com gordura branca e consistente; a carne com qualidade inferior apresenta muita gordura, é menos firme e os ossos são menos vermelhos.

No Brasil, a carne de porco é encontrada em cortes tradicionais, e cada corte tem sua utilização específica e maneira adequada de preparo (Quadro 6).

QUADRO 6 – Cortes de carne suína e preparações

Cortes de carne suína	Preparações
Acém	Refogado, frito, grelhado, picado (recheio de linguiças e tortas), assado
Papada	Torresmo
Paleta (braço ou pá)	Torre
Lombo	Assado, grelhado, hambúrguer, picado (recheio de linguiças)
Costela	Frita, assada
Barriga	Matéria-prima para toucinho e bacon
Pernil	Assado, diversos tipos de presunto e tender
Joelho	Sopa, cozido, feijoada, Eisbein (preparação alemã)
Pé	Feijoada
Toucinho	Torresmo
Cabeça	Patê

Cortes

- Acém: corte tenro e versátil, é uma parte que começa perto das vértebras, abaixo do pescoço.
- Papada: é constituída por banha e pouca carne. Depois de derretida a banha, aproveita-se o torresmo. Contém muito colágeno, sendo utilizada em fiambres.
- Paleta (braço ou pá): tem carne mais escura com nervos e tendões; é muito utilizada na indústria de alimentos para produção de embutidos.
- Lombo: situa-se na parte superior do dorso do animal, sendo considerado a parte nobre do porco. O carré é o lombo com osso, abrangendo todo o dorso e as costeletas. Abaixo do carré, encontra-se o lombinho.
- Costela: é a parte de carne retirada da caixa torácica, enquanto as costeletas são da parte traseira da coluna. Não deve ser confundida com a costeleta.
- Barriga: situada atrás das costelas, é uma das peças mais gordurosas do porco, da qual se extrai a banha usada para óleos e preparações.
- Pernil: compreende toda a parte traseira do porco, exceto o pé.

- Joelho: também conhecido como jarreta, quando defumado é conhecido como Eisbein (típico da culinária alemã). É a parte logo acima do pé.
- Pé: os pés de porco são muito apreciados pelos franceses, nos tradicionais *pieds de porc,* e pelos irlandeses, no *cruibeens*. São usados juntamente com rabo, língua, orelha e focinho, como ingredientes da feijoada.
- Toucinho: é a gordura que envolve o dorso do porco, logo abaixo do couro; pode ser fresco, salgado, curado ou defumado. O toucinho e o bacon diferenciam-se pela maneira de apresentação: toucinho, em pedaços grandes e, na maior parte das vezes, fresco; e o bacon, defumado em pedaços grandes e pequenos. Ambos podem ser mais magros ou mais gordos, dependendo da parte do animal de que foram retirados e dos processos a que foram submetidos.
- Cabeça: pode ser utilizada inteira com a língua e os miolos, cortada na metade ou em preparação de patês ou *aspics*.

Ovinos (cordeiro, carneiro, ovelha)

A carne ovina abrange três tipos de animais: cordeiro de leite, animal de até 3 meses, que ainda não desmamou; o cordeiro, entre 4 meses e 1 ano; e o carneiro, animal adulto e castrado. A ovelha é a fêmea adulta, que fornece leite e lã.

A carne mais consumida e fácil de encontrar é a de cordeiro. É de textura lisa, macia, coloração rosa-avermelhada, de consistência firme e com pouca gordura. Nos animais mais velhos, a gordura é mais escura e abundante, e a carne bem mais vermelha. Tem valor nutritivo semelhante ao das outras carnes.

Normalmente, o carneiro é vendido inteiro ou em cortes.

- Pernil: é a perna traseira, considerada uma peça nobre do carneiro. Deve-se retirar a glândula da perna entre o tendão e o osso, próximo da articulação do joelho, para que a carne não fique com mau cheiro e gosto ruim.
- Paleta, pá: peça que compreende as pernas dianteiras do animal.

- Lombo: parte superior do dorso do animal. Compreende o carré e a selle.
- Carré: parte superior e média do dorso, equivale ao lombo e às costelas.
- Selle: parte do quarto traseiro. Compreende as últimas costelas até a perna.
- Medalhões: fatias de carne tiradas do lombo. Depois de desossadas, são amarradas para adquirir a forma arredondada.
- Bisteca: o conjunto das bistecas do carneiro é uma das peças mais apreciadas.
- Costelinhas: têm menos carne que as bistecas.
- *T-bone*: corresponde ao contra-filé do boi.
- Peito: corresponde à aba que recobre a região intestinal e a cavidade torácica do carneiro.
- Pescoço: carne com osso; geralmente, usado em receitas típicas regionais.

De acordo com os cortes, no Quadro 7 estão indicadas as melhores formas de preparações.

QUADRO 7 – Cortes de ovinos e preparações

Cortes de ovino	Preparações
Pernil	Assado, frito, grelhado, ao leite de coco
Paleta, pá	Assada (inteira), recheada (desossada), picadinho
Lombo	Assado, frito, recheios e molhos
Carré	Assado, frito, grelhado
Selle	Assado
Medalhão	Grelhado, frito
Bisteca	Cozida, assada, grelhada, frita
Costelinhas	Assadas, grelhadas, fritas
T-bone	Churrasco
Peito e pescoço	Assado, ensopado

Caprinos (cabrito, bode, cabra)

A carne caprina é, geralmente, a carne de cabrito, o animal de 2 a 3 meses de idade. Essa carne deve ser bem lavada para se retirar a mucosidade que a envolve, devendo-se extrair glândulas, manchas e coágulos. Animais muito jovens possuem carne insípida, e os muito velhos, carne escura e desagradável.

A cabra e o bode são, respectivamente, a fêmea e o macho adultos. São apreciados em algumas preparações típicas, principalmente a buchada de bode. O leite de cabra e seus derivados também são muito utilizados.

Aves

Referem-se a aves domésticas ou de caça, utilizadas na alimentação.

Os tipos mais comuns de aves são frango, peru, pato, marreco, ganso, faisão, galinha-d'angola, codorna, perdiz, pombo e chester.

O frango é a mais comum das aves. Pode ser classificado em quatro tipos, conforme o tamanho e a idade do animal.

- Frango de leite ou galeto: ave de até 3 meses de idade, com cerca de 600 g de peso. Tem carne macia, com cartilagem e ossos moles, pouca gordura e gosto não muito forte. As melhores formas de preparo são grelhado, frito ou assado.
- Frango comum: tem entre 3 e 7 meses e chega a pesar mais de 1 kg. Em geral, são os animais machos, pois as fêmeas são destinadas à postura dos ovos e apenas são abatidas quando ficam adultas. A carne tem sabor mais acentuado, os ossos são firmes e as cartilagens mais duras que as do galeto. O frango pode ser consumido assado, grelhado, frito ou ensopado.
- Galo ou galinha: são as aves adultas, com mais de 7 meses, e que pesam cerca de 1,5 kg. A carne é saborosa, variando segundo a raça e o tipo de ração. O galo tem a carne mais rija que a da galinha, menos gordura e precisa de mais tempo de cozimento. É adequada para ensopados e canja.

- Frango capão: é o frango castrado para que possa engordar mais. Geralmente, é abatido com cerca de 7 meses e pesa mais do que um galo ou uma galinha comuns. A carne é saborosa e tem bastante gordura, sendo adequada para assar no forno.

- Chester: ave desenvolvida por meio de estudos e pesquisas genéticas, a partir de uma ave americana (*Gallus gallus*); o peito e as coxas apresentam maior volume, equivalendo a 70% do peso total. Tem alimentação à base de milho e soja, o que torna a carne suculenta. Preparações: supremo (peito defumado), recheado, empanado e assado. Existe, ainda, a linha de produtos derivados, como linguiça, mortadela e hambúrguer.

- Codorna: tem carne parecida com a das outras aves e contém pouca gordura. As codornas selvagens são consideradas aves de caça, cujo abate é proibido. As que se encontram à venda no comércio são aves domésticas, menores que as selvagens, porém de carne mais saborosa. O tempo para assar, em forno a 220°C, é de 20 minutos. Preparações: ao molho, assada, com arroz e grelhada.

- Faisão: é considerado uma ave selvagem, e a idade ideal de abate é após o primeiro ano. Preparações: guisado, assado, cozido, caldo, patê, recheado com castanha, anchovas, trufas e regado com suco de laranja amarga (*Faisan à la Sainte-Alliance*, forma mais famosa e decorativa).

- Galinha-d'angola: é considerada uma carne de bom sabor. A cor da carne do peito é escura. Preparações mais usadas: ao molho, assada, com legumes e queijo fresco (*crapoudine*).

- Ganso: normalmente pesa entre 4 e 5 kg e com superalimentação chega a pesar 10 ou 12 kg. O aumento de peso forma um fígado com grande quantidade de gordura acumulada, o qual, adicionado de temperos, compõe um saboroso patê, especialidade da culinária francesa, também chamado de *foie gras*. Esse patê pode ser consumido com carnes, torradas ou como recheio de massas e tortas. Existem vários tipos de *foie gras,* como o *foie gras* da região da Estremadura, na Espanha. A engorda do animal é natural com figos, ervas e belota, uma noz altamente oleaginosa da região. O tamanho deve ter no mínimo 350 g e no máximo 700 g. As duas metades devem ser disformes, com coloração uniforme e amarelada, sem hematomas. A textura deve ser amanteigada e não pode ser esponjosa. O *foie gras* pode ser consumido como patê ou como musse, os quais devem conter pelo menos 50% do produto. No Brasil existe o *foie gras* de Indaial, em Santa Catarina, elaborado do pato *mulard* (só machos), cruzamento da pata de Pequim com o pato *barbarie* via fecundação artificial. Alguns cuidados ao consumir *foie gras*: tire do recipente por alguns minutos para oxigenar. As geleias e *chutneys* são bons acompanhamentos, assim como as torradas crocantes. Para prepará-lo na frigideira, o ideal é só selar, rapidamente, de um lado e de outro, sem gordura adicional.

- Jacaré: carne branca, firme, com textura semelhante à do frango e sabor de peixe, porém mais suave. A parte com maior quantidade de carne é a cauda; na parte do corpo, a porcentagem de carne em relação aos ossos é pequena. É vendido somente inteiro, pesando em média 2,5 kg. A cauda pode ser cortada em postas e preparada como cação, grelhada, ensopada, em moqueca e iscas à doré. A parte do corpo pode ser cozida para que, depois, separe-se a carne do osso (desfiar). Ideal para o preparo de sopas, gratinados ou casquinhas.

- Avestruz: o avestruz é originário da África. A África do Sul iniciou a criação comercial de avestruzes há mais de um século e hoje é o maior exportador dessa carne. O avestruz alcança o peso de abate (100 a 120 kg) por volta de 12 meses de idade, produzindo de 30 a 40 kg: 15 kg de carne de primeira (pedaços maiores, como filé) e 15 kg de carne de segunda, assim chamada por tratar-se de carne mais picada; neste último caso, não sendo possível o corte tipo filé, é mais adequada para o preparo de estrogonofe ou hambúrguer. Sua carne vermelha, macia e saborosa é fonte de proteínas, com baixos teores de colesterol, contendo aproximadamente 20, 15 e 13% menos gordura do que a carne de porco, frango e boi, respectivamente, com níveis de ferro, aspecto, sabor e textura semelhantes aos da carne branca. O avestruz é comercializado congelado; os cortes mais encontrados são: *steak*, peça inteira, *steak* fatiado, medalhão (inteiro ou fatiado), filé fatiado, presunto, salame e hambúrguer. O preparo da carne de avestruz exige simplicidade e rapidez, com ingredientes suaves. O modo de preparo básico é o grelhado, com variações de molhos. A carne deve ser servida malpassada e imediatamente após o preparo, conservando sua maciez e seu paladar exótico.

- Pato: a carne apresenta grande quantidade de gordura, e a ave pesa em média 2,5 kg. É abatido quando tem cerca de 10 a 12 semanas, pois, a partir daí, sua carne começa a ficar dura e perde o sabor. Pode ser consumido assado, refogado ou no tucupi (culinária do Amazonas).

A indicação das melhores formas de preparação para os diferentes cortes de carne de frango está detalhada no Quadro 8.

QUADRO 8 – Cortes de carne de frango e preparações

Cortes de carne de frango	Preparações
Peito	Grelhado, frito, assado, à milanesa, estrogonofe
Coxa, sobrecoxa	Grelhada, frita, ensopada
Asa	Assada, grelhada, ensopada
Coxinha da asa	Assada, grelhada, ensopada, frita, cozida
Miúdos	Fritos, refogados, em recheio, com arroz, no espeto, farofa, patê
Pés	Caldo, sopa, galantine
Pescoço	Assado, sopa, caldo

Cortes de frango

- Peito: carne branca, macia e seca.
- Coxa, sobrecoxa e asa: partes escuras que podem ser usadas com ossos ou desossadas.
- Miúdos: compreendem fígado, moela e coração.
- Pés: onde se encontra o colágeno.
- Pescoço: parte escura com pequenos ossos.

Pescados

Pescados são todos os animais aquáticos que servem de alimento para o homem, os quais podem ser consumidos diretamente ou aproveitados para industrialização. Podem ser marinhos ou de água doce.

- Água salgada: pescada, merluza, sardinha, atum, bacalhau, pargo, robalo, linguado, tainha, cação, namorado, badejo, corvina, salmão, cavala, bonito, camarão, lula, lagosta, siri, polvo e ostra.
- Água doce: pirarucu, lambari, pintado, dourado, traíra, corimbatá, truta, pacu, surubim, piau, tambaqui e tucunaré.

Classificação

Os pescados são classificados em: peixes, mariscos e quelônios.

Peixes

São animais aquáticos que possuem esqueleto cartilaginoso ou ósseo e apresentam guelras (p. ex.: tubarão, cação, arraia, corvina, badejo, pescada e pargo).

Os peixes migratórios são mais gordurosos e possuem músculo escuro, pois, para capturar o alimento, necessitam realizar esforço físico para se deslocar. Exemplos de peixes de músculo escuro: atum, sardinha, bagre, cardumes, tainha, anchova, arenque, cavala e salmão. Exemplos de peixes de músculo branco: pargo, branquinha, corvina, bacalhau, badejo, garoupa, linguado, pescada, robalo, carpa, dourado e peixe-espada.

Mariscos

- Crustáceos: possuem uma carapaça dura e um pigmento esverdeado chamado astaxantina, que, ao sofrer aquecimento, fica vermelho (astaceno) (p. ex.: camarão, lagosta e caranguejo).
- Moluscos: apresentam conchas (valvas) ou não. Podem ter uma concha (caracóis e *escargot*) ou duas (mexilhões, ostra e sururu). Os moluscos sem conchas apresentam coluna vertebral cartilaginosa, como a lula e o polvo.

Quelônios

Apresentam carne com carapaça, utilizada na indústria (p. ex.: tartarugas).

Deterioração do pescado

De todos os produtos cárneos, o pescado é tido como o mais suscetível à alteração microbiana.

Vários processos concorrem para a deterioração do pescado: ação dos sucos digestivos, enzimas dos tecidos e desenvolvimento bacteriano.

- Ação dos sucos digestivos: um peixe recentemente capturado quase sempre tem alimento nos intestinos, o qual será digerido por sucos ácidos secretados por certas glândulas. Esses sucos são tão fortes, que pequena quantidade deles digere grande quantidade de alimentos. Enquanto o peixe está vivo, a parede dos intestinos resiste a eles, mas, depois de morto, as paredes intestinais são destruídas e os sucos digestivos chegam a atingir os tecidos musculares. Os tecidos atingidos escurecem, causando as chamadas queimaduras abdominais, tornando o peixe inadequado para o consumo.
- Enzimas dos tecidos: a carne, ou os tecidos musculares, como os intestinos, também possui enzimas. As enzimas, ao contrário das bactérias, são substâncias sem vida e, no peixe vivo, elas têm uma função construtiva vital. Quando o peixe morre, elas tornam-se inteiramente destrutivas, começando a amolecer, digerir e desintegrar a carne. Essa ação destrutiva aumenta naturalmente a facilidade da penetração das bactérias na carne. A deterioração enzimática é, em particular, importante quando os peixes não são eviscerados e completamente limpos dos conteúdos estomacais.
- Desenvolvimento bacteriano: apresenta-se como um dos principais fatores responsáveis pela deterioração do pescado. As bactérias estão presentes no trato intestinal, nas guelras e no limo superficial. Quando há captura, novas fontes de contaminação (gelo, manuseio, equipamentos) modificam ou aumentam a microflora.

Quando ocorrem as queimaduras abdominais, as bactérias invadem os tecidos musculares, acarretando assim um aumento no ritmo da deterioração. É por essa razão que, visando aumentar o tempo de conservação, o peixe deve ser eviscerado logo após a captura; ao remover os intestinos, procura-se eliminar os sucos digestivos e as bactérias.

Características sensoriais do pescado fresco

O pescado fresco, próprio para consumo, deve apresentar as seguintes características:

Peixes

- Superfície do corpo limpa, com relativo brilho metálico.
- Olhos transparentes, brilhantes e salientes, ocupando completamente as órbitas.
- Guelras róseas ou vermelhas, úmidas e brilhantes com odor natural, próprio e suave.
- Ventre roliço, firme, não deixando impressão duradoura à pressão dos dedos.
- Escamas brilhantes, bem aderentes à pele.
- Nadadeiras apresentando certa resistência aos movimentos provocados.
- Carne firme, consistência elástica, de cor própria à espécie.
- Cauda firme, na direção do corpo.
- Vísceras íntegras, perfeitamente diferenciadas.
- Cheiro característico.

Crustáceos

- Aspecto geral brilhante, úmido.
- Corpo em curvatura natural, rígida.
- Carapaça bem aderente ao corpo.
- Coloração própria à espécie, sem qualquer pigmentação estranha.
- Olhos vivos, destacados.
- Cheiro característico e suave.

Moluscos (mariscos, ostras e mexilhões)

- Vivos, com valvas fechadas e com retenção de água incolor e límpida nas conchas.
- Cheiro agradável.
- Carne úmida, bem aderente à concha, de aspecto esponjoso, de cor clara (acinzentada nas ostras e amarelada nos mexilhões).

Polvo, lula

- Pele lisa e úmida.
- Olhos vivos, salientes nas bordas.
- Carne consistente e elástica.
- Cheiro característico.

Camarões

- Carne firme, de cor branca acinzentada, tornando-se rosada quando cozida.
- Cheiro e sabor agradáveis.

Lagosta, siri e caranguejo

A lagosta deve ser adquirida e levada à cocção ainda viva. Sua cauda se curvará para baixo do corpo. Lagostas que apresentam cauda no sentido horizontal foram cozidas depois de mortas, não apresentando qualidade adequada. Siris e caranguejos também devem estar vivos no momento da cocção.

As preparações culinárias recomendadas para os frutos do mar estão no Quadro 9.

QUADRO 9 – Frutos do mar e preparações

Frutos do mar	Preparações
Peixe	Assado, ao molho, à dorê, empanado, frito, grelhado, ensopado, à milanesa, à escabeche, marinado, defumado, sashimi, niguiri, temaki
Camarão	À milanesa, ao molho, alho e óleo, frito, refogado, ao vapor (ao bafo), ao leite de coco, ao molho branco, com arroz, niguiri (arroz com camarão)
Mexilhão	Ao vapor (ao bafo), com molho vinagrete ou limão, caldo, ensopado, assado, cozido
Ostra	Crua na própria concha com limão, caldo, ensopada, assada, cozida, gratinada
Vôngole	Ao vapor (ao bafo), cozido com molho vinagrete, em molhos para massas, refogado, com arroz
Lula	Cozida, na paella, com arroz, frita, à milanesa, recheada
Caranguejo	Cozido, patinha à milanesa ou frita, torta, casquinha
Siri	Casquinha, cozido
Lagosta	Assada, cozida, frita (sem a casca para salada e coquetéis)
Polvo	Refogado, frito, ao molho, ensopado, sashimi, niguiri (arroz com polvo)

Outros tipos de carnes

- Búfalo: é encontrado na ilha de Marajó (PA), e sua picanha maturada é muito apreciada nos restaurantes especializados; o leite de búfala, alimento muito nutritivo, é o principal componente da muçarela de búfala.
- Capivara: é um roedor, e sua carne pode ser preparada como a vitela, marinada em vinho tinto, cozida ou assada.
- Cateto, javali e queixada: são carnes semelhantes à do porco. O javali assemelha-se ao porco doméstico, e os mais selvagens são o cateto (carne menos gordurosa e levemente adocicada) e a queixada (carne vermelha escura, com baixo teor de gordura e muito saborosa).
- Coelho e lebre: o coelho pesa aproximadamente 1,5 kg, e a lebre pouco mais de 1,8 kg; têm valor nutritivo semelhante ao das outras carnes. Preparações: refogado, assado, ao molho, grelhado e frito.
- Javali: apesar de o peso atingir até 250 kg, o abate comercial do javali se dá entre 6 e 7 meses de idade, quando o animal atinge 40 a 50 kg, para a obtenção da melhor carne para o consumo – mais saborosa e com baixíssimos teores de gorduras. A carne de javali é magra, ligeiramente escura e fibrosa, com um sabor e cheiro característicos, diferentes da carne de porco. O javali pode ser encontrado congelado, em cortes: pernil, carré, costela e paleta. O preparo da carne requer o cuidado de mariná-la no vinho ou vinagre por algumas horas, a fim de deixá-la macia, pronta para assar e ensopar.
- Paca: roedor de hábitos noturnos, tem carne rosada e se parece com um porco jovem. A carne pode ser consumida cozida e assada.
- Rã: pode ser criada em cativeiro. Apesar de a carne ser saborosa e nutritiva, o consumo de rã está restrito a apreciadores. Pode ser preparada frita, empanada, ensopada, patê, risoto, sopa, à provençal, moqueca, canja e ao molho, porém somente as coxas são comestíveis.
- Tartaruga-da-Amazônia: teve a caça proibida nos anos 1960, mas é comercializada por criadouros certificados pelo Ibama. É uma carne magra e 1% dos ovos que eclodem dão vida a tartarugas que chegam à idade adulta, mas nos criatórios, o número pode chegar a 99%.

O lombo da tartaruga utilizado nas preparações tem um sabor agradável.

Outras espécies de tartaruga:

- Tracajás: menores que as tartarugas, são comestíveis.
- Iaçá: de água doce, é a mais explorada no tráfico comercial no rio Purus.
- Muçuã: consumida principalmente no Pará, é servida no próprio casco.

Embutidos

O sabor dos embutidos varia conforme as carnes que entram em sua composição, os temperos e a quantidade de gordura utilizada. O processo de fabricação também influi no gosto desses alimentos. Entre os processos mais conhecidos estão a secagem, a defumação e o cozimento. Algumas vezes, utiliza-se mais de um processo, dependendo do tempo de conservação que cada produto requer. Depois de prontos, os embutidos sofrem um processo de maturação para apurar o sabor.

- Bacon: é a parte gorda do peito do porco, defumado e cortado em fatias.
- Chouriços: os chouriços são uma mistura de carne de porco (cortada em pedacinhos), pimentão doce, pimentão picante, grande quantidade de alho, cravo-da-índia e vinho. Depois de marinar por 3 dias nesse preparo, a carne é colocada nas tripas, que são depois defumadas. Tipos: chouriço mouro, de carne e de sangue.
- Paio: é feito com o lombo de porco com pimentas doces um pouco picantes, misturadas com sal e alho. Rega-se com um pouco de vinho branco seco; 5 dias depois, o lombo é envolvido no peritônio do porco. Depois, é pendurado no fumeiro até secar.
- Mortadela: fabricada industrialmente, é feita com carne de porco e toucinho fortemente condimentado. De origem italiana, é feita com carne de porco, vaca e vitela, e temperada com noz-moscada, pimenta em grão e toucinho. Em bom estado para o consumo, deve apresentar uma pele lisa, brilhante e elástica, que cede a uma leve pressão dos dedos.

Internamente, sua cor deve ser rosada, sem manchas escuras ou cinzentas. O cheiro é característico, mas não muito forte. Apresenta-se ao natural e com recheios (pistache, azeitona).

- Presunto: é o nome dado à perna traseira do porco, depois de salgada e defumada. Pode-se fazer o presunto também com a perna dianteira, mas ele não tem o mesmo sabor e qualidade. O presunto pode ser cru ou cozido, dependendo da técnica empregada para fazê-lo. No caso do presunto cru, a coxa do porco é colocada para secar por no mínimo 6 meses. Depois desse período, ela adquire uma crosta endurecida, enquanto o interior fica úmido e macio. O presunto cozido é aquele que foi salgado e submetido à defumação. Recebe uma grossa camada de sal, salitre e açúcar, permanece algum tempo coberto com essa mistura e, depois, é lavado e submetido à defumação. Nessa etapa, ele já apresenta a cor rosada, característica do presunto.

- Fiambre: é um presunto menos defumado, escaldado em caldo aromático. Para se preparar o fiambre, limpa-se, apara-se e retira-se o osso. Põe-se de molho durante 24 horas; em seguida, cozinha-se em um caldo feito com vinho branco, água, um ramo de ervas aromáticas, grãos de pimenta, cenouras e cravos-da-índia.

- Salsicha: para a fabricação de salsichas são utilizados três tipos de carne: de frango, suína e bovina. Na salsicha, a carne é mecanicamente separada, portanto ela fica mais processada. As mais conhecidas são as do tipo "frankfurter", de carne de porco magra e com bastante tempero; "vienense", de carne de porco e de vaca em partes iguais; "churrasquita", com duas partes de carne de porco e uma de vitela; e a salsicha branca, macia, própria para ser cozida. O salsichão, também originário da culinária alemã (vermelho e branco), pode vir temperado com alho e é consumido com purê da batatas.

- Salame: é feito com carne de porco ou com carnes misturadas, triturado com vários temperos, mais fortes ou mais suaves, conforme o tipo: milano, rio-grandense, italiano ou hamburguês. Na aquisição, deve-se verificar se a pele que o envolve está bem aderente, sem sinais de umidade e inteiramente recoberta por uma camada de parafina.

- Panceta ("bacon italiano"): barriga de porco salgada, temperada e seca por 3 meses. Também pode ser enrolada, e é utilizada para dar sabor aos alimentos e incrementar molhos.

- Linguiça: a carne é moída ou cortada de maneira que a gordura e os pedaços fiquem mais aparentes. É colocada com temperos (pimentas, erva-doce e ervas aromáticas) em uma tripa artificial ou natural. Dependendo do processo a ser utilizado tem-se a linguiça tipo frescal ou defumada. Se a linguiça for frescal, utiliza-se a tripa natural, se for produzida por processo de cura (defumado, secagem ou cozimento) é tripa artificial. Na linguiça tradicional de porco são usadas carnes como lombo, pernil e paleta, mas também pode ser de carne de cordeiro, frango, suína ou bovina. A mistura das carnes origina a linguiça tipo toscana (com carne de boi e porco), calabresa e outras. Cada tipo de linguiça tem um sabor bem característico e elas podem ser utilizadas de diferentes formas: cozidas, assadas, grelhadas, ragu com molho, recheios, em churrascos. No churrasco, deve ser assada em fogo baixo para não estourar e pode acompanhar molho vinagrete, molho de pimenta ou o molho tradicional argentino *chimichurri* (orégano, pimentão, salsa, pimenta calabresa, azeite, vinagre e sal).

OVOS

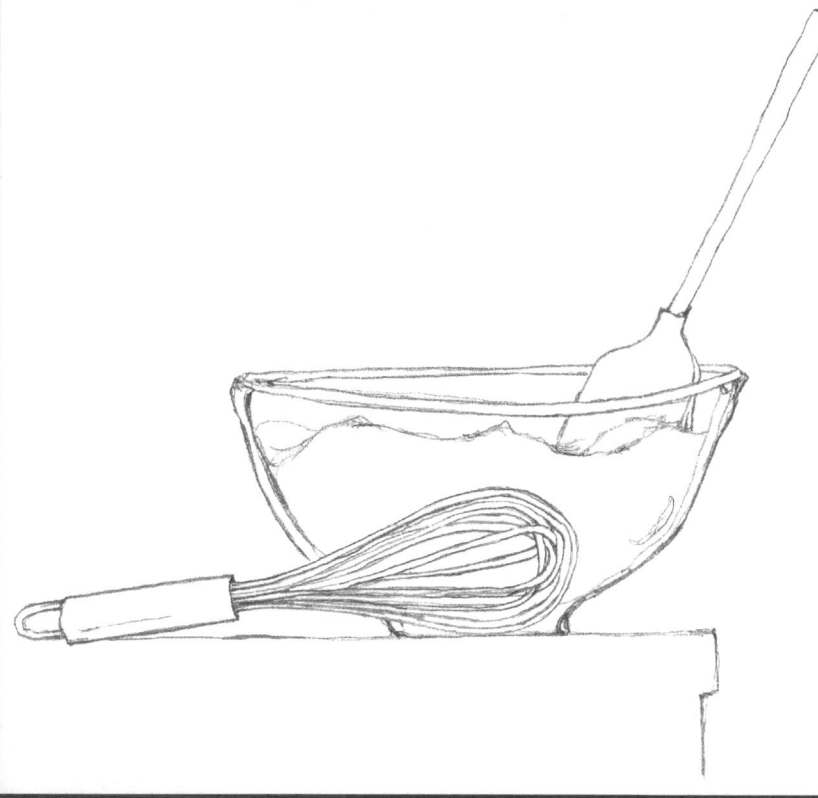

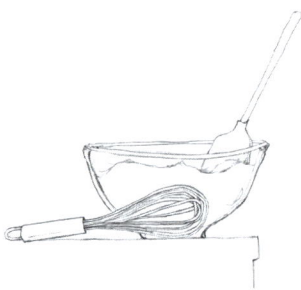

▶ S U M Á R I O

CONCEITO

O ovo é um corpo unicelular formado no ovário dos animais, composto de protoplasma, vesículas germinativas e envoltórios. No Brasil, a maioria dos ovos consumidos é de galinha (de granja ou caipira), mas também há consumo de ovos de pata, de codorna, de galinha-d'angola, de gansa, de tartaruga e de peixe (ovos de esturjão, caviar). Estudos como os realizados pela Associação Brasileira de Proteína Animal (EBPA) em 2017 mostraram que o consumo *per capita* de ovos pelo brasileiro é de 192 ovos. Dentre os ovos exóticos, destacam-se o de avestruz e o do crocodilo.

ESTRUTURA

O ovo possui uma estrutura muito característica e seus principais componentes são:

- Casca: composta de carbonato de cálcio, possui pequenos poros para troca de gases, cobertos por uma cutícula de cera, que impede a perda de água e a entrada de microrganismos. A coloração branca ou avermelhada depende da raça e da linhagem da ave, sendo os valores nutritivos semelhantes. No momento da utilização, o ovo deve ser lavado.
- Clara: composta de uma espessa mistura de proteínas e água; situada ao redor da gema, tem a finalidade de mantê-la centralizada. As proteínas constituintes da clara são: ovalbumina, conoalbumina, ovomucoide, lisozima, ovomucina, avidina, ovoglobulina e outras. Propriedades das proteínas da clara:
  - Ovalbumina: corresponde a 50% das proteínas totais; pode ser desnaturada por agitação e coagula-se por aquecimento.
  - Conoalbumina: coagula-se pelo calor, sob temperaturas menores que 60°C.
  - Ovomucoide: glicoproteína facilmente desnaturada pelo calor em soluções alcalinas.
  - Ovomucina: glicoproteína resistente ao calor, de consistência semelhante à da geleia, é responsável pelo espessamento da

clara. Apresenta viscosidade em meio alcalino e é resistente ao calor.

- – Ovoglobulina: proteína responsável pela estabilização da espuma.
- – Avidina: liga-se à biotina, impedindo sua ação, porém pode ser inativada pelo calor.
- – Lisozima: enzima que corresponde a 3% da clara; atua sobre as bactérias, ajudando a proteger o conteúdo do ovo da invasão bacteriana; é inativada pelo calor.

- Gema: dispersão de fosfo e lipoproteínas em uma solução de proteínas globulares. Contém carotenoides. Os lipídios incluem gorduras simples, fosfolipídios (lecitinas e esteróis) em uma emulsão de óleo em água. Algumas lecitinas, juntamente com as lipoproteínas, são responsáveis pelo efeito emulsificante da gema. Propriedades das proteínas da gema:
  - – Lipovitelina: proteína do grupo prostético, é um fosfolipídio e, com aumento do pH ácido, chega à forma monômera.
  - – Fosfovitina: proteína, contém cerca de 10% de fósforo na molécula e 12% de nitrogênio, representa 80% das fosfoproteínas e liga-se aos íons férricos.
  - – Livitina: proteína constituída por três componentes: alfa, beta e gama livitina.

VALOR NUTRITIVO

Os ovos são fontes de proteínas, vitaminas A, D e do complexo B. A gema é composta em média de 34% de gordura, 16% de proteína e 50% de água. Cerca de 5% da gordura é colesterol; por isso, recomenda-se a utilização de 2 a 3 ovos por semana. A clara é composta de 10% de proteína, quantidades mínimas de gordura e 90% de água. A quantidade de minerais (principalmente o ferro) presentes nos ovos depende da alimentação da ave; a cor da gema varia em razão da presença de carotenoides (xantofilas).

ARMAZENAMENTO

Os ovos podem ser conservados por 2 a 4 semanas a 5°C, desde que protegidos do sol e do calor. O ovo fresco possui a gema centralizada, destacada e redonda, a clara espessa e membranas aderidas à casca; no ovo velho, a gema está espalhada e a clara parece aguada.

O ovo fresco apresenta-se ácido pela presença do dióxido de carbono (CO_2), que se encontra solúvel na clara. Porém, durante o armazenamento, o pH do ovo eleva-se em razão da perda de CO_2 por difusão através da casca. O aumento da alcalinidade resulta em alterações físico-químicas: o tamanho da câmara de ar aumenta; a gema espalha-se, fragilizando a membrana que a envolve; a clara torna-se mais liquefeita e formam-se compostos derivados do enxofre alterando o odor e o sabor do ovo (chamado popularmente de ovo "choco").

O teste da luz e o teste da água são duas formas domésticas utilizadas para se verificar se o ovo é fresco.

- Teste da luz: o ovo fresco, ao ser colocado contra a luz, parece denso e escuro por igual; se houver uma parte oca, o ovo está estragado.
- Teste da água: ao ser colocado em um copo com água e sal, o ovo fresco ficará parado no fundo (estável); se for velho, flutuará.

CLASSIFICAÇÃO

Os ovos de galinha são classificados de acordo com o peso (Quadro 1).

QUADRO 1 – Pesos médios de ovos por tipo

Tipo	Peso médio (g)
Industrial	< 42
Pequeno	43-49
Médio	50-54
Grande	55-62
Extra	63-72
Jumbo	> 73

APLICAÇÃO EM TÉCNICA DIETÉTICA

O ovo pode ser preparado e consumido de diversas formas: puro, usado como acompanhamento ou ingrediente de preparações.

- Consumo puro ou combinado: ovo quente, cozido, frito, mexido, pochê, frito, omelete e gemada. O ovo, quando cozido em água fervente, apresenta características que vão diferenciando-se de acordo com o tempo de cocção. Inicialmente, a clara começa a endurecer, depois, a gema; em aproximadamente 10 minutos, ambas estarão cozidas por completo; se este ovo excede o tempo ideal de preparo pode apresentar escurecimento, resultado da liberação de enxofre presente na gema. O ovo batido, quando acrescentado de açúcar, é chamado gemada. As fritadas e omeletes são preparações salgadas à base de ovos, com diferentes alimentos (queijo, presuntos, legumes e ervas).
- Acompanhamento de preparações: bife a cavalo (bife com um ovo frito em cima), bife a Camões (bife com dois ovos fritos em cima), carne recheada com ovo cozido.
- Ingrediente de preparações: de acordo com o Quadro 2, quando utilizados em preparações, os ovos têm inúmeras funções, como espessar, aerar e emulsificar, entre outras.

QUADRO 2 – Função do ovo como ingrediente de preparações

Preparações	Função
Cremes, mingaus, sopas e molhos	Espessar
Pães-de-ló, suflês e musses	Crescer, aerar
Bife à milanesa, frango à milanesa	Cobrir, envolver
Bolos, pudins, flã	Unir
Superfície de pães e tortas	Conferir cor, brilho e sabor
Maioneses, molhos, sorvetes	Emulsificar
Recheios	Conferir liga, sabor
Pastéis, tortas	Vedar
Ovo inteiro, picado, ralado	Decorar

Clara em neve

Ao se bater a clara, ocorre retenção de ar em decorrência da viscosidade da ovalbumina, conferindo esponjosidade e leveza às preparações. Quando a clara é batida por muito tempo, ela divide-se em duas fases, pois o ponto de aeração foi ultrapassado. A adição de ingredientes como ácido ou açúcar confere maior estabilidade às claras batidas; entretanto, a adição de sal compromete a qualidade da espuma formada, diminuindo o volume e a estabilidade.

A presença de outros ingredientes (gema, açúcar, sal, água ou algum ácido, como o limão) tem influência sobre o tempo de batimento, o volume final obtido, rendimento e a estabilidade da clara em neve. De acordo com o Quadro 3, quando, acidentalmente, um pouco de gema fica junto às claras a serem batidas, o tempo de batimento é maior, o volume diminui muito, o rendimento e a estabilidade são menores.

QUADRO 3 – Características da clara em neve segundo presença de ingredientes

Ingrediente	Tempo	Volume	Estabilidade
Gema	–	–	–
Açúcar	+	–	+
Sal	+	–	–
Água	+	+	–
Ácido	+	n.a.	+

+ = maior; – = menor; n.a. = não altera.

Gema

A gema possui a capacidade de emulsificar, ou seja, misturar dois líquidos não miscíveis. Esse é o processo para obtenção do molho de maionese, adicionando-se óleo e um componente ácido às gemas.

OVOS INDUSTRIALIZADOS

Atualmente, pode-se encontrar ovos na forma líquida ou desidratada. As vantagens desses produtos são praticidade, economia e segurança, pois, além da facilidade de transporte e economia no espaço de armazenamento, pode-se eliminar:

- Os equipamentos necessários para higienização, quebra dos ovos, separação da clara e gema.
- O controle de qualidade na entrada da matéria-prima.
- A possibilidade de contaminação por microrganismos, pois os ovos são pasteurizados.

A duração do ovo líquido é de aproximadamente 7 dias, e do ovo em pó de 6 meses. Esse tipo de processamento industrial para os ovos está disseminado e vem sendo amplamente utilizado.

Alguns ovos com características específicas têm sido comercializados ultimamente. São ovos com menor teor de colesterol ou enriquecidos com ácidos graxos poli-insaturados, como ômega 3 e vitamina E.

Os ovos industrializados, gemas e claras, podem ser utilizados, de acordo com o Quadro 4, em diferentes tipos de preparações como massas, molho de maionese e confeitaria, entre outros.

QUADRO 4 – Exemplos da utilização de ovos industrializados em preparações

Ovo industrializado	Preparações
Ovo integral líquido pasteurizado ou desidratado	Massas, biscoitos, pães, tortas, empanados
Gema líquida pasteurizada ou desidratada	Confeitaria, sorvete, panetone, maionese, biscoitos
Gema desidratada para maionese	Específica para o preparo de maionese, proporciona maior rendimento
Clara líquida pasteurizada ou desidratada	Massas, suspiro, sorvete, merengue, musse, suflê
Ovo integral + gema + sal	Maionese

ORIENTAÇÕES PRÁTICAS

- Utilizar os ovos à temperatura ambiente, pois melhora o rendimento e evita rachaduras durante a cocção.
- Esfriar rapidamente após a cocção, a fim de evitar a camada escurecida em torno da gema (sulfeto de ferro).
- Utilizar somente a clara em preparações à milanesa, pois a cobertura fica mais crocante e o óleo espirra menos durante a fritura.
- Não acrescentar ovos a misturas quentes, para não talhar. Esperar esfriar ou adicionar pequena quantidade da mistura aos ovos e colocar sobre o restante.
- Incorporar a clara em neve com os outros ingredientes somente no último momento, com movimentos suaves.
- Verificar os ovos um a um, antes de acrescentá-los à preparação, pois podem estar alterados e comprometer a receita. Nunca quebrar ovos sobre os outros ingredientes.
- Adicionar ácidos na água (limão ou vinagre) para a cocção de ovos. A parte externa coagula imediatamente e evita vazamentos.
- Cortar ovos cozidos em rodelas fica mais fácil se a faca for antes mergulhada em água quente; isso impede que o ovo se esfarele.
- Acrescentar ácido (limão, vinagre) na água de cocção de ovos pochê, pois acelera a coagulação das proteínas.
- Acrescentar sal ao fritar um ovo, pois isso também acelera a coagulação das proteínas. Evitar a cocção excessiva do ovo, pois as proteínas da clara contêm ácidos de enxofre, que, submetidos a altas temperaturas, liberam gás sulfeto de hidrogênio, causando odor desagradável e coloração esverdeada ao redor da gema.

LEGUMINOSAS

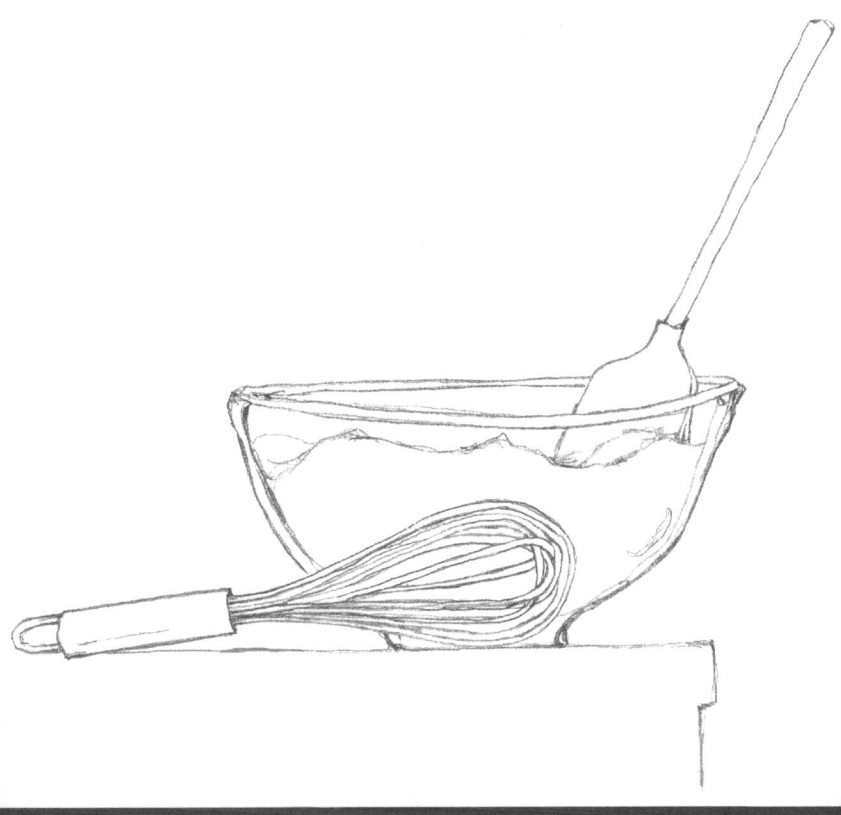

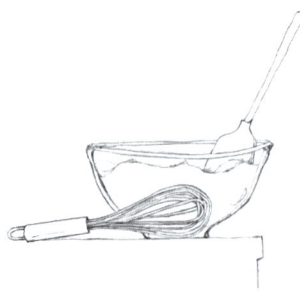

▶ SUMÁRIO

CONCEITO

As leguminosas são grãos contidos em vagens ricas em tecido fibroso. Algumas espécies podem ser consumidas quando ainda verdes (ervilhas e vagens). Os grãos apresentam uma envoltura de celulose, que representa de 2 a 5%, e contêm, no seu interior, 50% de amido e cerca de 23% de proteínas.

Classificação

Existem muitas espécies de leguminosas, como: feijão (preto, roxinho, vermelho, fradinho, mulatinho, branco, jalo, rosinha, verde, canário, azuki), lentilha, grão-de-bico, soja, ervilha, fava e amendoim.

FEIJÃO

Nativo das Américas, foi muito usado pelas populações indígenas, que o apreciavam não apenas pelo seu sabor, mas também pela facilidade de cultivo. É uma leguminosa que produz vagens de até 15 cm de comprimento, dentro das quais estão as sementes, ou seja, os grãos empregados na alimentação. Há muitos tipos de feijão, de tamanhos, cores e sabores diferentes.

Feijão-de-corda

Também chamado feijão-da-praia, feijão-vigna, feijão-de-macassar, caupi e feijão-fradinho, originário da América do Sul, é cultivado em regiões tropicais e semiáridas da África, Ásia e América. É o alimento básico da população brasileira, na forma de grãos secos (em maior escala), verdes ou cozidos, e usado em várias preparações, como acarajé e abará, muito comuns no Nordeste, especialmente na Bahia.

Feijão-azuki

Cultivado há muitos séculos no Japão, na Coreia e na China. É uma leguminosa de vagem com sementes miúdas, bem menores que as do feijão comum, arredondadas, de coloração vermelho-escura ou amarelada.

Os diferentes tipos de feijão-preto, roxinho e outros podem ser utilizados em preparações diversas, conforme mostra o Quadro 1.

QUADRO 1 – Tipos de feijão e preparações

Tipos de feijão	Preparações
Preto	Feijoada, sopa
Roxinho	Salada, sopa, acompanhamento
Fradinho (macassar ou de corda)	Acarajé, abará, acompanhamento
Mulatinho	Acompanhamento, feijoada, feijão-tropeiro, tutu
Branco	Sopa, salada, em cozido
Jalo	Sopa, salada
Rosinha	Acompanhamento
Verde ou rajadinho	Acompanhamento, baião de dois (arroz com feijão)
Canário	Acompanhamento

Além dessas utilizações, o aprimoramento do mercado de tecnologia alimentar produz massas à base unicamente de feijão-preto, feijão-azuki orgânico e água, e encapsulados de feijão-branco em pó.

LENTILHA

É uma das mais antigas leguminosas empregadas na alimentação. Foi trazida para o Brasil pelos europeus e passou a ser cultivada nos estados do Sul. A lentilha é uma planta com vagem castanho-clara, na qual se desenvolvem duas ou três sementes de cor cinza ou avermelhada. O nome "lentilha" indica o formato das sementes, que se parece com uma lente côncava.

GRÃO-DE-BICO

Originário da região do Cáucaso e do Himalaia, é também conhecido como gravanço, ervilha-de-galinha, ervilha-de-bengala ou ervanço. Possui vagens lisas e ovaladas, que contêm de um a três grãos arredondados, com uma pequena ponta de cor castanho-clara.

Nos países em que o grão-de-bico é muito consumido, como Grécia e Espanha, a planta inteira é aproveitada: a raiz, depois de torrada, como substituta do café; as sementes, em diversas preparações; o restante da planta, como forragem.

SOJA

Originária da China, a vagem da soja mede de 5 a 8 cm de comprimento e contém de três a cinco grãos de forma e tamanho variáveis, de acordo com a classificação. Há mais de 2.500 variedades de soja, classificadas conforme a cor do grão; as mais apreciadas são a amarela, a branca e a verde.

Apesar de ser consumida em grão, a soja é mais utilizada na produção de derivados caseiros ou industrializados. No Quadro 2, estão relacionados alguns derivados da soja e seus respectivos processos de preparação.

- Proteína texturizada de soja (PTS): utilizada em preparações como alternativa às carnes, muito consumida por vegetarianos e veganos, pode ser encontrada em flocos grossos ou finos, saborizada ou tradicional e nas cores clara (alternativa ao frango e peixe) e escura (alternativa a carne vermelha).
- Óleo: extraído das sementes secas.
- Bebida vegetal à base de soja: colocar a soja de remolho, bater no liquidificador com água, levar ao fogo, cozinhar sem parar de mexer. Após a cocção, retirar e coar em pano fino ou gaze. Adicionar açúcar ou outros ingredientes de acordo com a preparação.
- Queijo (tofu): primeiramente, coalhar o produto leitoso da soja com acréscimo de limão ou fermento. Depois, levar a mistura ao fogo, retirar

do fogo quando levantar fervura e deixar descansar por 10 minutos. Salgar, enformar e conservar o queijo em local fresco e ventilado.

- Farinha: moer o grão, previamente descascado e parcialmente desengordurado.
- Resíduo: sobra da preparação do leite, com a qual é feita a "carne de soja", usada em croquetes, almôndegas e hambúrgueres e bebidas adicionadas de sabores.
- Molho de soja: shoyu em japonês, muito utilizado na culinária asiática e pode ser utilizado como substituto do sal. Fabricado a partir da mistura de soja, cereais torrados, água, sal marinho e fermentado com microrganismos.

QUADRO 2 – Produtos obtidos da soja e preparações

Produtos de soja	Preparações
Óleo	Para cocção, fritura
Produto leitoso de soja	Consumo direto, bolo, biscoito
Queijo (tofu)	Consumo direto, salada, sanduíche
Farinha	Pão, molho, sopa, pudim, croquete, biscoito, talharim, massa de pastel
Resíduo (proteína texturizada de soja – carne de soja)	Almôndega, hambúrguer, croquete, torta, sopa, bife, mortadela, salsicha, patê
Broto	Salada
Bebida	Utilizada durante ou no intervalo de refeições como lanche
Molho (shoyu)	Acompamento para sushi, sashimi e outros

ERVILHA

Leguminosa originária da região mediterrânea, é o grão da vagem de mesmo nome. Pode ser consumida seca ou verde; quando verde, a ervilha é alongada, fibrosa, de cor castanho-clara e mede aproximadamente 10 cm de comprimento. Duas variedades de ervilha fresca podem ser consumidas: a ervilha torta (da qual são usados os grãos e a vagem) e a ervilha de debulhar (da qual apenas o grão pode ser consumido).

Pode ser consumida como aperitivo torrada com ou sem sal.

FAVA

Também conhecida como fava silvestre e feijão-fava. Originária da região do mar Cáspio (Ásia) e do norte da África. No Brasil, é cultivada na região Sul. Produz vagens grandes, dentro das quais formam-se grãos grossos, ovalados, de cor verde-esbranquiçada. Quando verde, é considerada um legume; depois de seca, é uma leguminosa como o feijão.

AMENDOIM

É originário do Brasil, do Paraguai, da Bolívia e do norte da Argentina. Tem características bem diferentes das outras plantas da mesma espécie, por ser a única que dá frutos embaixo da terra. Apesar de pertencer ao grupo das leguminosas, apresenta maior teor de gordura (45 a 50%) e amido que as leguminosas em geral. Suas sementes são empregadas em preparações típicas chinesas e em diversos doces brasileiros.

É muito usado como ingrediente de preparações regionais (vatapá) e em doces (pé de moleque e cajuzinho), além de ser consumido torrado e como manteiga de amendoim.

COCÇÃO DE LEGUMINOSAS SECAS

Durante o preparo, as leguminosas secas absorvem água e tornam-se macias, o sabor acentua-se e a digestibilidade aumenta. Para a cocção, podem ser empregados calor seco ou calor úmido.

Calor seco

O amendoim é a única leguminosa que pode ser submetida ao calor seco, pois possui características muito individuais, como o alto teor de gorduras.

Calor úmido

O tempo de cocção varia com a temperatura e o tipo de grão usado. O método de ebulição simples (cozimento) leva cerca de 2 a 3 horas, mas com o uso da panela de pressão o tempo de cocção reduz para 20 a 30 minutos.

A quantidade de água necessária para intumescer o grão difere de acordo com a variedade da leguminosa; geralmente varia de 2 a 3 xícaras de chá de água para cada xícara de leguminosa.

Alguns fatores podem influenciar a cocção de leguminosas:

- Período de armazenamento: quanto maior o tempo de armazenamento, mais difícil é a cocção do grão por causa da maior perda de umidade.
- Temperatura e grau de umidade do local de armazenamento: quanto maior a temperatura e menor a umidade do local, maior será a perda de umidade, dificultando a cocção do grão.
- Variedade da leguminosa: lentilhas e ervilhas secas são mais tenras e levam menos tempo para cozinhar do que o grão-de-bico, por exemplo.
- Presença de minerais na água de cocção: torna o grão endurecido, dificultando, portanto, a cocção.

Em uma revisão sistemática (11 artigos) realizada pela Professora Rossana Proença, da Universidade Federal de Santa Catarina, sobre a influência da maceração na qualidade nutricional de feijões comuns (*Phaseolus vulgaris L.*) cozidos com ou sem a água de remolho, houve recomendação pelo remolho, sendo que a eliminação da água de remolho mostrou-se mais vantajosa, principalmente pela maior eliminação de taninos e de oligossacarídeos causadores de flatulência, sem prejuízo significativo de carboidratos, proteínas e fibras. Apesar de haver maior perda na quantidade de minerais pelo descarte da água do remolho, os minerais restantes apresentaram maior biodisponibilidade, possivelmente pela eliminação de fatores antinutricionais junto aos minerais.

As leguminosas podem ser utilizadas de diferentes formas, como mostra o Quadro 3.

QUADRO 3 – Leguminosas e preparações

Leguminosas	Preparações
Ervilha	Saladas, recheio (torta, empadinha), omelete, sopa-creme, com outras verduras e legumes para acompanhar carnes e peixes. Pode ser consumida como aperitivo torrada com ou sem sal
Lentilha	Sopas, cozida, salada, como acompanhamento de arroz e outros cereais
Grão-de-bico	Refogado, purê para acompanhamento de carnes, massa de croquetes e bolos, salada, cozido, sopa, torrado, em pasta (na culinária árabe, homus e falafel), em doce, como farinha, tortilhas (culinária mexicana), pode ser consumido como aperitivo torrado com ou sem sal
Fava	Cozida, salada, arroz
Amendoim	Pé de moleque, paçoca, frango xadrez, torrado, torrado e salgado, torrado e doce, torrado com cobertura de chocolate, pavê, pasta ou manteiga de amendoim, pode ser consumido como aperitivo torrado com ou sem sal

ÓLEOS E GORDURAS

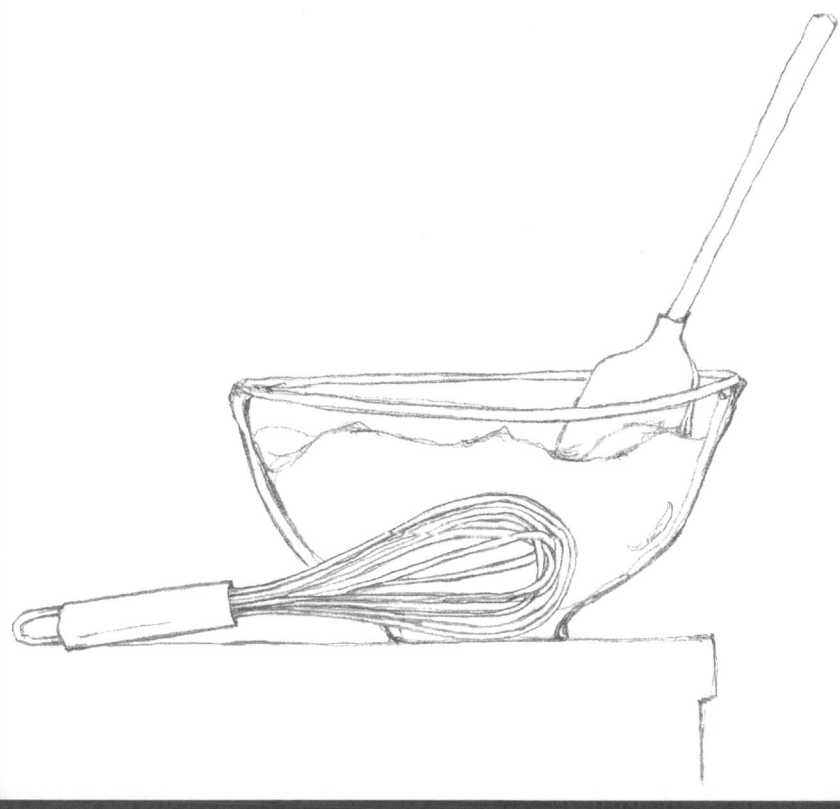

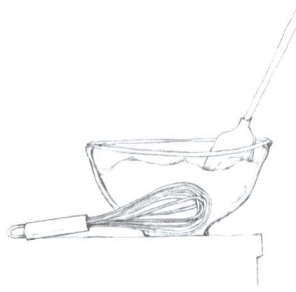

▶ S U M Á R I O

CONCEITO

Os óleos e as gorduras são substâncias insolúveis em água (hidrofóbicas), de origem animal ou vegetal, formadas predominantemente de produtos de condensação entre glicerol e ácidos graxos, chamados triacilgliceróis. A distinção entre óleos e gorduras reside exclusivamente na sua aparência física. Os óleos são líquidos à temperatura ambiente, enquanto as gorduras são sólidas, passando ao estado líquido a uma temperatura entre 30 e 42°C.

FONTES

Os principais óleos utilizados na alimentação humana são extraídos de grãos ou sementes, como soja, milho, girassol, canola, algodão e amendoim, ou extraídos de frutos como azeitona, coco e dendê. Como exemplos de gorduras de origem animal, podem ser citados banha, toucinho, manteiga e bacon.

VALOR NUTRITIVO

Óleos e gorduras são de grande importância na dieta como fornecedores de energia, visto que, na forma pura, 1 g de óleo ou gordura fornece 9 kcal, mais do que o dobro fornecido pelo mesmo peso de carboidrato ou proteína (4 kcal/g).

CARACTERÍSTICAS FUNCIONAIS

Os óleos e as gorduras desempenham várias funções, como:

- Nutrição: a adição em preparações aumenta o valor calórico e serve como veículo de ácidos graxos essenciais e colesterol.
- Veículo de vitaminas lipossolúveis, aromas e corantes.
- Acentuação de sabor.
- Saciedade.
- Estabilidade: forma barreira contra umidade.

- Leveza: confere aeração.
- Maciez: auxilia na estrutura.
- Lubrificação.

CONSERVAÇÃO

O óleo vegetal pode ser conservado em temperatura ambiente, fora da geladeira, desde que mantido em recipiente fechado ou em lugar fresco e escuro. A embalagem plástica possui um filme protetor para evitar a oxidação do óleo pela luz.

TIPOS DE ÓLEOS E GORDURAS

Óleo vegetal

O óleo é extraído das sementes de várias plantas (soja, amendoim, algodão, arroz, milho etc.) e, por meio de processos industriais, é refinado para perder a cor, o sabor e o odor originais. É líquido à temperatura ambiente, e sua densidade pode variar entre 0,914 e 0,925.

Aplicação em Técnica Dietética: pode ser utilizado como ingrediente de preparações culinárias, para fritar, refogar ou temperar alimentos; o óleo age como condutor de calor. Funciona ainda para agregar sabor e conferir maciez a preparações como pães, tortas e bolos. É usado também para untar utensílios como formas e frigideiras, a fim de evitar a aderência dos alimentos.

Óleo misto

Trata-se de um óleo composto de azeite de oliva e óleo de soja, geralmente na proporção mínima de 15% de oliva.

Aplicação em Técnica Dietética: pode ser utilizado para temperar saladas, pois confere sabor e odor de azeite quando utilizado frio, porém, após aquecimento em temperatura elevada, perde essas características.

Azeite de oliva

Obtido por meio da prensagem mecânica de azeitonas, é o único tipo de óleo que pode ser usado sem passar por purificação ou refinação. O azeite de oliva comercializado é classificado em:

- Virgem: obtido do fruto da oliveira apenas por processos mecânicos ou outros meios físicos. Possui custo mais elevado e sabor acentuado, conforme se observa:
  - Extravirgem: acidez < 1,0 g/100 g.
  - Virgem fino: acidez < 2,0 g/100 g.
  - Virgem comum: acidez < 3,3 g/100 g.
- Refinado: obtido pelo refino do azeite de oliva virgem. Com acidez < 0,5 g/100 g e redução de coloração, sabor e aroma em relação ao azeite virgem.
- Azeite de oliva: mistura de azeite de oliva refinado e azeite de oliva extravirgem. Com acidez < 1,5 g/100 g.

Aplicação em Técnica Dietética: o azeite é usado principalmente como tempero em saladas, em molhos ou em emulsões como maionese, e pode também ser colocado em preparações como pizzas, refogados e saladas. Quando aquecido em alta temperatura, perde odor e sabor; por isso, se o objetivo for manter suas características sensoriais, deve ser mantido no fogo somente até aquecer, fazendo com que o odor seja ressaltado. Na Europa, principalmente Espanha, o azeite de oliva é usado para frituras em imersão, tanto para preparações salgadas como para doces (como churros ou bolinhos). Como perde odor e sabor com o aquecimento, não confere as características da oliva ao alimento. Embora não seja o mais indicado para fritura, dado seu baixo ponto de fumaça, pode ser usado com essa finalidade.

O azeite de oliva pode ser combinado com outros ingredientes, conferindo-lhes sabores diferenciados e muito agradáveis: alho, alecrim, trufas e outros.

Os azeites classificados de acordo com as suas características de sabor podem ser mais adequadamente utilizados em cada preparação. As carnes combinam com azeites mais encorpados e as mais leves como peixes e massas combinam com azeites leves, que destacam seu sabor.

- Frutado verde intenso: colhido precocemente com amargo e picância mais marcantes.
- Frutado verde médio: amargor e picância intermediárias, pode ser utilizado em diversas preparações.
- Frutado verde leve: o mais delicado, com menos picância e amargor.
- Frutado maduro: azeite de fim de safra com sabor de frutas maduras. Quase doce, tem pouco amargor e pouca picância.

No Brasil, a olivocultura é recente e existe produção de azeite principalmente na Serra da Mantiqueira, que gerou em 2017 cerca de 80 mil litros de azeite. O azeite brasileiro tem um aroma pronunciado porque chega fresco ao consumidor, poucas semanas depois de ser prensado. A variedade espanhola conhecida como arbequina é a mais plantada aqui no Brasil e produz azeites suaves.

Com relação aos aspectos de degustação de azeites, o grau de acidez atesta que o azeite foi processado de frutos íntegros e saudáveis, sendo que no azeite extravirgem o grau de acidez deve ser inferior a 0,8%. A picância é a sensação rascante que o azeite deixa na boca. Os azeites do tipo monovarietal são de extração de vários tipos, sendo que os de arbequina, arbosana e frantoio têm corpo suave para médio.

Os *blends* misturam vários tipos de azeites. As variedades grappolo, koroneiki e picual são de sabor mais intenso.

Banha

Gordura proveniente dos tecidos gordurosos de suínos. Quando aquecida de forma lenta, transforma-se em um óleo que se solidifica à temperatura ambiente. De cor branca, possui sabor e odor característicos.

Aplicação em Técnica Dietética: tem a propriedade de isolar o glúten, por isso é usada para preparar a massa conhecida como "podre" (empadas e tortas).

Óleo de coco

O óleo de coco é uma gordura saturada, e deveria possuir consistência firme em temperatura ambiente; porém, apesar de ser altamente saturado, é líquido, por causa da predominância de ácidos graxos de cadeia média, que correspondem a 70 a 80% de sua composição.

- Óleo de coco virgem: cor amarelada, sabor e aroma de coco, geralmente usado na indústria cosmética.
- Óleo de coco extravirgem: translúcido, sabor e aroma de coco, o mais usado na culinária.
- Óleo de coco refinado (sem sabor): translúcido, sem cor e aroma, é utilizado para preparações a altas temperaturas como frituras e refogados.
- MCT (triglicerídeo de cadeia média): translúcido, sem cor e aroma, geralmente utilizado por atletas como fonte energética.

Óleo de abacate

Extraído da árvore abacateiro (*Persea americana*), rico em betassitosterol e ácido oleico (ômega 9), uma gordura insaturada utilizada como coadjuvante no tratamento de hiperlipidemias.

Óleo de linhaça

Produzido a partir da prensa das sementes de linhaça, tanto marrom quanto dourada, usado como alternativa ao azeite de oliva em preparações frias, possui ácidos graxos ômega 3, apresentando também quantidades elevadas de fibras, proteínas e compostos fenólicos.

Manteiga ghee

É uma forma estável de manteiga clarificada, possui alto ponto de fusão e em seu processo de clarificação é retirada grande parte de sua lactose.

QUADRO 1 – Tipos de óleos e gorduras e aplicação em Técnica Dietética

Tipo de óleo/gordura	Aplicação em Técnica Dietética
Óleo vegetal	Geralmente usado para fritar, refogar ou temperar alimentos
Óleo misto	Geralmente usado para temperar saladas
Azeite de oliva	Usado para saladas, em molhos ou em emulsões como maionese e para frituras
Banha	Geralmente usada no preparo de empadas e tortas
Óleo de coco	Usado para refogados, frituras, grelhados ou na sua forma líquida, em cafés
Óleo de abacate	Usado para saladas e em molhos
Óleo de linhaça	Geralmente usado para temperar saladas
Manteiga ghee	Usada em pães, torradas, refogados e grelhados

Gordura vegetal hidrogenada ou gordura trans

Segundo a RDC n. 270/2005, consiste em uma gordura sólida, obtida por meio da hidrogenação de óleos vegetais. Esse processo ocorre, por exemplo, na fabricação da margarina. Tem aparência e cor de banha, porém possui odor e sabor quase imperceptíveis. A gordura hidrogenada é obtida por meio da hidrogenação industrial de óleos vegetais (que são líquidos à temperatura ambiente), formando uma gordura de consistência mais firme. No Brasil, a partir do segundo semestre de 2006, as empresas foram obrigadas a declarar a quantidade de gordura trans no rótulo, de acordo com a resolução da Anvisa (RDC n. 360/2003). Alguns produtos alimentícios foram reformulados a fim de eliminar essa gordura de sua composição.

Apesar da resolução que obriga os fabricantes de alimentos industrializados a declararem a quantidade de gordura trans em seus produtos, algumas indústrias usam uma alegação do tipo "Não contém...", "Livre de...", "Zero % de...", "Isento de..." ou similar. Mas o fabricante pode definir o tamanho de uma porção de seu produto para que a quantidade de gorduras trans, por porção, fique abaixo de 0,2 g. Uma maneira segura de comprovar a adição de gordura trans é a leitura da lista de ingredientes do alimento. Se contiver gordura vegetal hidrogenada, ou gordura vegetal, certamente contém gordura trans.

Alguns fabricantes estão substituindo a gordura hidrogenada pela gordura interesterificada, mas que também deve merecer estudos sobre o consumo inadequado.

Aplicação em Técnica Dietética: com a limitação no uso de gordura hidrogenada pela legislação, outros tipos de gorduras devem ser empregados.

Toucinho

É chamado toucinho o tecido gorduroso do porco com o respectivo couro. Fica localizado logo abaixo da pele.

Aplicação em Técnica Dietética: o toucinho pode ser picado e derretido em banho-maria, para obtenção de banha, ou consumido frito, como torresmo. Cortado em tiras, sem o couro, é útil para lardear carnes como o lagarto e melhorar o sabor de carnes assadas ou cozidas.

Bacon ou toucinho defumado

Trata-se de tecido gorduroso, salgado e defumado retirado do porco juntamente com o couro, porém entremeado com a carne do lombo.

Aplicação em Técnica Dietética: utilizado para conferir sabor a várias preparações, como carnes, vegetais ou cereais; o toucinho defumado pode ser usado em fatias para recobrir ou rechear carnes e aves.

Manteiga

A Portaria n. 146/1996 e IN n. 30/2001 definem manteiga como um produto derivado do leite, obtida por meio do batimento do creme de leite (nata), com consistência sólida, pastosa à temperatura de 20°C, de textura lisa e uniforme, untosa, com distribuição uniforme de água.

Aplicação em Técnica Dietética: de odor e sabor característicos, a manteiga é consumida acompanhando pães e torradas, com a vantagem de agregar sabor. Por ser sólida à temperatura ambiente, é adequada para o preparo de massas do tipo "podre" e bolos. Contém, porém, quantidades menores de gordura, produzindo massas pouco flocosas. A maciez e o crescimento de bolos não são afetados pela quantidade de água presente. Por conter partículas sólidas e bastante umidade, ao ser aquecida, queima antes de atingir o ponto de fumaça e espirra excessivas gotículas gordurosas; por isso, não deve ser utilizada em frituras. Para ser utilizada no preparo de bolos, deve ser retirada com antecedência da geladeira, pois fica muito dura quando gelada.

- Manteiga de garrafa: também conhecida como manteiga de gado, manteiga da terra ou manteiga de cozinha, é artesanal, tornando-se incerto o tempo de preparo e a temperatura utilizada para seu preparo. É produzida no Nordeste do Brasil.
- Manteiga clarificada: trata-se do óleo purificado da manteiga, no qual a água, toxinas e elementos sólidos são removidos. Semelhante à manteiga ghee, porém com aparência e sabor específicos.

Margarina

Produto criado em 1869 pelo francês Mèges Mouriès. A margarina é uma composição adquirida a partir de leite, gordura de baleia e de vaca e água. Foi resultado de um prêmio oferecido por Napoleão III a quem descobrisse um produto semelhante à manteiga. Desde então, vem sendo aperfeiçoada e dando origem a produtos similares. Atualmente, é feita apenas com óleos vegetais hidrogenados. Para que seja utilizado o termo margarina, o produto deve ser à base de gordura de origem vegetal, conter obrigatoriamente gordura láctea a um teor de no máximo 3%, leite, soro de leite e aditivos. A Portaria n. 372/1997 estipula que a quantidade de gordura láctea não deverá exceder a 3% m/m do teor de lipídios totais quando presente na margarina, e os lipídios totais podem variar até no máximo 95%; as margarinas com menor teor de gordura (cerca de 35%) são geralmente denominadas *light*; as cremosas contêm cerca de 70% de gordura.

Aplicação em Técnica Dietética: com pouca diferença de cor, sabor e odor, a margarina pode substituir a manteiga como ingrediente de tortas, bolos e para refogar alimentos. Possui características similares quanto ao aquecimento e batimento. Também é usada para ser espalhada sobre o pão. Mesmo conservada em geladeira, mantém-se macia graças a aditivos.

As aplicações culinárias da margarina relacionam-se ao seu teor de lipídios. Quanto maior o teor, melhor o desempenho do produto; margarinas com teores reduzidos de lipídios apresentam usos restritos, por conterem maior umidade e conferirem características inadequadas às preparações (massas mais duras, menor crescimento de bolos, emulsões instáveis).

Margarina líquida

Produto similar à margarina sólida, contém cerca de 70 a 80% de óleo vegetal em estado líquido (sem hidrogenação).

Aplicação em Técnica Dietética: a margarina líquida pode substituir o óleo, a manteiga ou a margarina, devendo ser usada na mesma proporção que a margarina sólida. Incorpora-se melhor à farinha na preparação de cremes ou molhos como bechamel, e pode ser empregada no preparo de bolos quando a função não é incorporar ar, mas somente conferir sabor e maciez. Serve de base para molhos ou emulsão e para frituras rápidas; porém, quando usada para frituras demoradas e/ou de imersão, pode espirrar gotículas de gordura, por conter moléculas de água.

Também pode ser adicionada a preparações prontas como macarrão, milho cozido e legumes, além de oferecer praticidade para untar formas, sendo encontrada como spray.

Creme vegetal

Produto similar à margarina em textura, maciez, cor e sabor. No entanto, diferencia-se por não conter gordura láctea, leite ou derivados lácteos. O teor de gordura pode variar de 40 a 70%. Assim como ocorre com a margarina, quanto maior o teor de gordura, maior é a possibilidade de emprego do produto em preparações culinárias.

Aplicação em Técnica Dietética: o creme vegetal com maior teor de gordura tem as mesmas aplicações culinárias que a margarina e, por conter emulsificante em maior quantidade, oferece aeração a bolos, beneficiando o crescimento. Pode ser usado em massa "podre", porém, como contém mais umidade, a massa ficará mais resistente. Não deve ser utilizado para frituras prolongadas ou de imersão por causa da grande quantidade de água. Como a manteiga e a margarina, o creme vegetal expele partículas de gordura, dificultando a temperatura ideal para fritura, que só ocorre após todo o vapor ter sido liberado.

O creme vegetal com menor teor de gordura lembra mais uma emulsão do que uma pasta gordurosa. Pode ser usado sobre torradas, pães e bolachas e em preparações que não exijam batimento para incorporar ar ou cuja quantidade de umidade presente não interfira na elaboração da receita.

Pode talhar quando batido com ovos para o preparo de bolos, prejudicando o crescimento da massa. No preparo de molho bechamel, a água presente incorpora-se à farinha na etapa inicial, gelatinizando o amido e proporcionando, assim, um produto final inadequado, com grumos de farinha. No preparo de massa "podre", a quantidade de água presente poderá formar firmes cordões de glúten, tornando a massa dura, porém oferece a vantagem de resultar em uma massa lisa e levemente elástica (não quebradiça), de fácil manuseio na hora de forrar forminhas.

O creme vegetal não deve ser utilizado em frituras, pois além de espirrar bastante gordura quando aquecido por muito tempo, demora para fritar o alimento, tornando-o primeiro cozido e, depois, frito. Isso ocorre com o ovo frito, que acaba ficando com aparência de ovo *poché*.

Maionese

A maionese é o produto cremoso em forma de emulsão estável, óleo em água, preparado a partir de óleo(s) vegetal(is), água e ovos, podendo ser adicionados outros ingredientes desde que não descaracterizem o produto, que deve ser acidificado. Em produtos industrializados há presença de ovos pasteurizados.

Aplicação em Técnica Dietética: utilizada como molho para lanches, saladas e preparações simples, desde para colocar em sanduíches, até como ingrediente de preparações. No mercado, existem tipos saborizados, como opções sabor queijo, manjericão e iogurte com hortelã e em versões com teor reduzido de gordura.

PONTO DE FUMAÇA

As gorduras sofrem mudanças durante o aquecimento em altas temperaturas. O glicerol é desidratado, originando a acroleína, substância volátil e irritante da mucosa gástrica. A hidrólise pode ser observada a olho nu pela liberação de uma fumaça densa e branca, alteração física conhecida como "ponto de fumaça".

Pelo fato de as gorduras apresentarem diferentes pontos de fumaça (Quadro 2), quando utilizadas para frituras, devem ser escolhidas aquelas que tiverem maior resistência à temperatura. Certas gorduras que foram adicionadas de mono e diglicerídeos para aplicação em bolos são menos desejáveis para frituras, porque a adição desses emulsificantes diminui a temperatura adequada para atingir o ponto de fumaça. Partículas suspensas, como a farinha dos empanados, também diminuem o ponto de fumaça, assim como o aumento da superfície de contato.

QUADRO 2 – Tipos de gordura, temperatura do ponto de fumaça e tempo de aquecimento

Tipo de gordura	Temperatura do ponto de fumaça (ºC)	Tempo de aquecimento (minutos)
Óleo de soja	240	7
Óleo de canola	233	9
Óleo misto	220	9
Óleo de milho	215	7
Óleo de girassol	183	5
Óleo de uva	175	7
Gordura vegetal hidrogenada	215	17
Margarina	192	8

Fonte: valores médios obtidos pela autora em pesquisa no Laboratório de Técnica Dietética – FSP/USP.

As frituras podem causar danos à saúde em decorrência de seus fatores nutritivos adversos. Os cuidados necessários incluiriam a não reutilização da gordura por mais de duas vezes, o que evitaria o superaquecimento. No que diz respeito a paladar e digestibilidade, é desejável o mínimo de gordura no alimento frito.

Como pode ser observado, os óleos de soja (240°C), canola (233°C) e misto (220°C) são os que apresentam maior temperatura até o aparecimento do ponto de fumaça. Em relação ao tempo de aquecimento, este pode variar, dependendo da quantidade de gordura utilizada, do tamanho e da espécie do recipiente usado para o aquecimento e a intensidade da chama.

O descarte dos óleos de fritura pode ser feito por empresas especializadas que recolhem os produtos, contribuindo dessa maneira para a sustentabilidade do meio ambiente. A produção de sabão artesanal também é uma alternativa para um descarte sustentável do óleo de cozinha, que além de promover a educação ambiental, pode colaborar para o desenvolvimento de fonte de renda para a população carente.

ABSORÇÃO DE GORDURAS

Os principais fatores para absorção de gorduras são o tempo de duração do aquecimento, a quantidade de superfície exposta à gordura, a composição do alimento e sua forma de apresentação (p. ex.: bife à milanesa, bolinha de queijo).

A quantidade de óleo (em gramas) absorvido pela preparação pode ser obtida pela fórmula:

> Quantidade de óleo absorvido (g) = (peso inicial do óleo em g) −
> [(peso final do óleo em g) + (peso do óleo absorvido pelo papel em g)]

Para se estimar a porcentagem de óleo absorvido por uma preparação, pode-se utilizar a seguinte fórmula:

$$\% \text{ de absorção de óleo} = \text{quantidade de óleo absorvido (g)} \times 100 / \text{peso final da preparação (g)}$$

ÓLEOS E GORDURAS SEGUNDO O TIPO DE PREPARAÇÃO

De acordo com a preparação culinária a ser feita, deve-se escolher o melhor tipo de gordura a ser empregado. É importante salientar que cada receita apresenta determinadas características de elaboração, fazendo com que, em algumas situações, não seja possível a substituição de uma gordura pela outra.

- Frituras: deve-se utilizar preferencialmente óleo de soja ou milho, pois demoram mais para atingir o ponto de fumaça. A gordura deve estar quente (180 a 200°C), porque é necessário cozinhar o alimento. P. ex.: batata frita, bife à milanesa, croquete, ovo frito, quibe frito, salgadinhos (coxinha, rissole, bolinha de queijo) e pastel. Existem utensílios elétricos especialmente desenvolvidos para "fritar" alimentos como batata utilizando o mínimo de óleo necessário, sem prejuízo do sabor nem da crocância.
- Bolos (bolo comum, pão-de-ló, rocambole etc.), empadões (palmito, camarão, frango, carne moída, vegetais etc.) e tortas (salgadas – queijo, sardinha etc.– e doces – maçã, banana, damasco etc.): no caso dessas preparações, deve-se utilizar margarina ou manteiga, porque incorporam ar na massa, proporcionando maior volume e textura fina.
- Pães: deve-se utilizar óleo, que facilita o processo de mistura, melhora as condições de absorção da massa e aumenta o volume, proporcionando textura fina e compacta. P. ex.: pão caseiro, pão de queijo, pão recheado (presunto, linguiça, queijo, gergelim, alcachofra etc.), pão doce (roscas com frutas, com creme, com chocolate etc.).
- Massa folhada: possui alto teor de gordura (maior que 50%). Deve-se utilizar, preferencialmente, manteiga. Nesse caso, a gordura é fundamental, pois ela define a estrutura folhada da massa. Há necessidade de utilizar uma gordura que se incorpore bem à massa, deixando-a

homogênea e sem o sabor ou o odor desagradável da gordura utilizada. P. ex.: pães doces folhados, recheados com creme, frutas, nozes, chocolate, geleia; folhados de aliche, camarão, queijo; *croissant*, *apfelstrudel* (torta folhada de maçã e nozes).

- Biscoitos: deve-se utilizar gordura, como manteiga ou margarina. P. ex.: salgados (polvilho) e doces (*petit-four*, casadinhos etc.)

Óleos e gorduras e seus usos no organismo

A Organização Mundial da Saúde (OMS) já estabeleceu uma ligação entre consumo excessivo de gorduras e óleos e doenças crônicas não transmissíveis como problemas cardiovasculares e obesidade, entretanto vale ressaltar que o consumo moderado desses alimentos é necessário para o equilíbrio de funções vitais do organismo humano.

As gorduras são usadas, após serem metabolizadas, na produção de hormônios, membranas celulares e diversos outros compostos que nos garantem a harmonia corporal.

O consumo moderado e controlado garante o bom funcionamento do organismo, e a utilização de eletrodomésticos que garantem a crocância sem ou com pouco óleo tem ajudado a garantir esse panorama.

AÇÚCARES

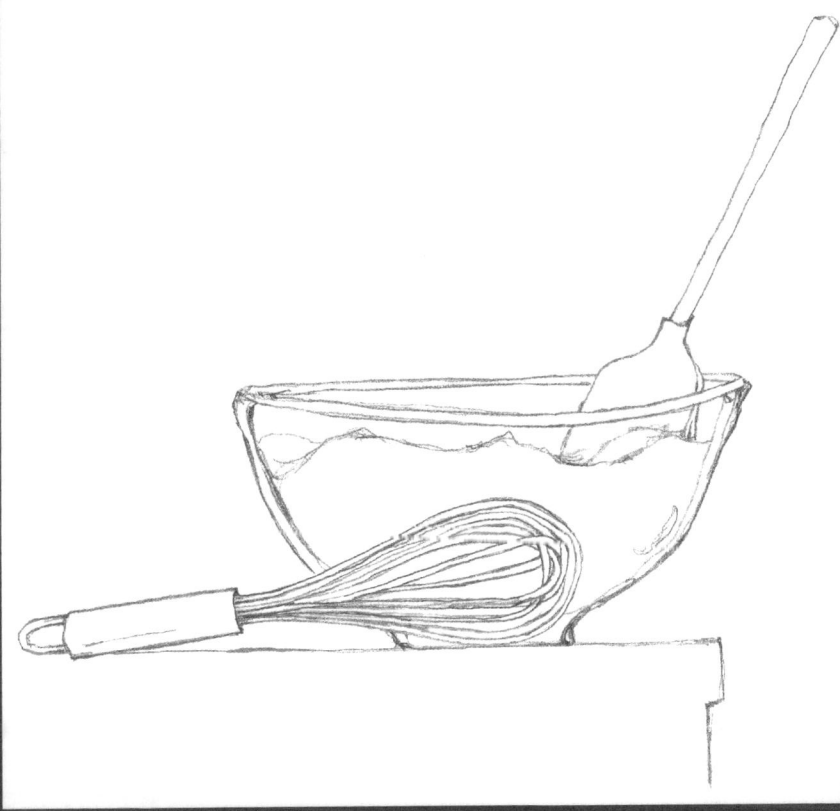

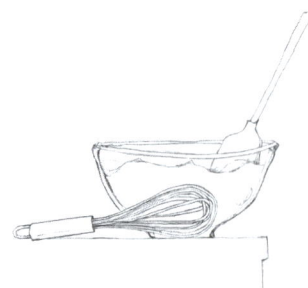

► SUMÁRIO

CONCEITO

Açúcar é o termo empregado para designar os carboidratos mais simples, incluindo os monossacarídeos e os dissacarídeos. Os carboidratos são compostos orgânicos formados por unidades denominadas sacarídeos. São classificados em: monossacarídeos (glicose, frutose e galactose), dissacarídeos (sacarose, maltose e lactose) e polissacarídeos (amido, dextrina, glicogênio e celulose).

O açúcar mais empregado na alimentação é a sacarose, dissacarídeo formado por glicose e frutose, encontrado principalmente na cana-de--açúcar e na beterraba, mas também presente em frutas, vegetais e no mel.

A glicose (dextrose) cristalizada é obtida pela hidrólise do amido de milho. É menos doce e menos solúvel na água.

Além do milho, outro cereal utilizado para a obtenção de açúcar é a cevada. Pela germinação natural da cevada, é produzida a maltose, que é então processada, obtendo-se o extrato de malte.

A lactose é o principal açúcar encontrado no leite. É menos solúvel do que os outros açúcares e de sabor menos doce do que a glicose.

VALOR NUTRITIVO

O açúcar é fonte de energia pelo seu elevado percentual de carboidratos (1 g equivale a 4 kcal). O melado de cana-de-açúcar (melaço) é rico em ferro e possui pequena porcentagem de cálcio e vitaminas do complexo B. A rapadura também tem valor nutritivo superior ao do açúcar refinado, contendo quantidades moderadas de ferro e cálcio.

ALIMENTOS AÇUCARADOS

São conhecidos muitos tipos de alimentos açucarados:

- Açúcares propriamente ditos.
- Mel.
- Alimentos elaborados com açúcares e mel: xaropes, caldas, caramelos, balas e bombons.

- Alimentos mistos:
  - Açúcares + feculentos (p. ex.: pães, doces, biscoitos, bolachas e bolos).
  - Açúcares + frutas (p. ex.: geleias, sucos concentrados, doces em pasta, doces em calda, frutas cristalizadas, frutas glaceadas, picolés e outros).
  - Açúcares + leite (p. ex.: sorvetes em creme, picolés, vitaminas, cremes, musses, pudins e outros).

CARACTERÍSTICAS DE ARMAZENAMENTO E AQUISIÇÃO

Para melhor conservação dos alimentos açucarados, faz-se necessária a observação das suas características ideais. A embalagem deve estar limpa e íntegra, e a aquisição deve ser em local idôneo, ou seja, deve apresentar qualidade quanto ao armazenamento e à conservação dos produtos (Quadro 1).

QUADRO 1 – Tipos de embalagem, duração de armazenamento e sinais de decomposição dos diferentes tipos de açúcar

Alimento	Embalagem	Tipo e duração de armazenamento	Sinais de decomposição
Açúcar	Pacote e potes plásticos e caixas	Local seco e arejado ao abrigo da luz, maior duração se mantido a 15°C	Fermentação por umidade
Mel/ geleias	Vidros, latas e potes plásticos	Local seco e arejado ao abrigo de luz, maior duração se mantidos a 15°C	Contaminação por fermentação, mofo
Doce em pasta	Vidros, latas e caixas	Após abrir, refrigerar a 4,4°C, de 3 semanas a 1 mês	Fermentação, mudança de cor e sabor
Balas e bombons	Vidros, caixas ou latas	Local seco e arejado	Fermentação, mudança de cor e sabor
Sorvetes e picolés	Potes plásticos ou de isopor	Baixas temperaturas (0 a –18°C)	Separação de fases e alteração de cor e sabor

PROPRIEDADES DOS AÇÚCARES

Poder edulcorante

Considerando-se a sacarose com poder edulcorante 100, os açúcares podem ser classificados conforme o Quadro 2.

QUADRO 2 – Poder edulcorante relativo a diferentes tipos de açúcares

Açúcar	Poder edulcorante relativo
Lactose	16
Galactose	32
Maltose	32
Xilose	40
Glicose	74
Sacarose	100
Açúcar invertido	130
Frutose	173

SOLUBILIDADE

A solubilidade dos açúcares é diretamente proporcional ao aumento da temperatura. A classificação dos açúcares quanto à sua solubilidade corresponde à classificação quanto ao seu poder de adoçamento.

AÇÚCAR INVERTIDO

A hidrólise do açúcar que se processa pela ebulição contínua, pela ação de ácidos fracos, pela enzima invertase, ou por uma combinação desses três processos produz quantidades equivalentes de frutose ou glicose. Com isso, ocorre mudança na isomeria das moléculas (de dextrógiro para levógiro). Como a propriedade característica da solução original foi invertida, a mistura é denominada açúcar invertido. Esse açúcar apresenta-se geralmente em forma de xarope, que impede a formação de cristais. Os ácidos fracos, usados para produzir açúcar invertido, são suco de limão e de outras frutas, vinagre e cremor tártaro. Na formação do açúcar invertido, a fervura acelera a ação do ácido. A inversão prossegue mesmo depois que a mistura esfria.

A enzima invertase hidrolisa a sacarose, mas o calor torna-a inativa, não podendo assim ser usada durante a cocção de soluções de sacarose.

CRISTALIZAÇÃO

Ocorre quando o estado físico da água, do açúcar e da gordura é modificado para a forma de cristais, visando à viscosidade, textura e maciez específicas de uma preparação.

A cristalização da sacarose ocorre em soluções supersaturadas. O tamanho e o número dos cristais dependem do grau de intensidade com que se agita a solução e da presença ou ausência de ingredientes, que impedem sua formação.

A cristalização dos açúcares pode ser retardada pela presença de:

- Mais de um tipo de açúcar (diminui o tamanho dos cristais).
- Gordura e proteínas do leite (impedem que os cristais aumentem de tamanho).
- Xarope de milho e mel (retardam a cristalização).
- Cremor tártaro (provoca a inversão da sacarose e, consequentemente, diminui a velocidade de cristalização).
- Açúcar invertido (evita a cristalização).

É importante observar que o poder de cristalização é inversamente proporcional à solubilidade.

HIDRÓLISE

A hidrólise dos açúcares ocorre com a ação de ácidos, calor ou enzimas. Os álcalis também decompõem os açúcares, produzindo coloração mais acentuada e sabor pronunciado e amargo.

PONTO DE FUSÃO

Com a aplicação do calor seco a 160°C, a sacarose transforma-se em líquido claro, mas, à medida que a temperatura aumenta, atingindo 170°C, ocorre a caramelização.

CARACTERÍSTICAS DOS AÇÚCARES

Açúcar (sacarose)

É um tipo de açúcar normalmente empregado para adoçar bebidas e preparações, ou consumido indiretamente em doces e produtos de confeitaria. Suas principais fontes são: cana-de-açúcar, beterraba, néctar de flores, frutas, raízes e sementes.

Esse tipo de açúcar tem como características principais o poder de cristalização e a cor branca (com exceção do mascavo e melado ou rapadura), além de ser inodoro, de sabor doce e bem solúvel.

Pode apresentar-se de várias formas:

- Açúcar demerara: é o açúcar mais artesanal, retirado diretamente do melado de cana. Como não é lavado e não passa por nenhum outro processo de purificação, sua cor é escura e seus cristais são levemente úmidos. Em virtude do mel residual encontrado entre seus cristais, o demerara torna-se um produto instável, empedrando com facilidade.
- Açúcar cristal: variedade formada por cristais, que variam em tamanho. Sua obtenção dá-se diretamente do demerara após um processo químico de sulfitação do caldo, lavagem com água potável e remoção do mel que envolve os cristais.
- Açúcar refinado: o mais comum dos açúcares, de grãos brancos e amorfos, é obtido quase que exclusivamente do açúcar cristal. O processo de rofino consiste na dissolução do açúcar cristal e na remoção do material insolúvel e dos corantes naturais por métodos físicos e químicos.
- Açúcar de confeiteiro: açúcar muito fino, com tendência para absorver umidade e empedrar. Por esse motivo, costuma ser misturado com

uma pequena parcela de amido, o que impede que as partículas de sacarose aglomerem-se e formem pedras.

- Açúcar em tabletes: é obtido colocando-se sacarose cristalizada em formas e adicionando-lhe uma solução saturada (quente) de açúcar. Depois de esfriar, o açúcar é retirado das formas.
- Açúcar mascavo e rapadura: obtidos das primeiras extrações da cana--de-açúcar, são compostos principalmente de sacarose, possuem também glicose e frutose, além de cálcio, fósforo e ferro provenientes da cana-de-açúcar.
- Melado: produto fabricado mediante fervura do caldo de cana, até ser obtida uma concentração de aproximadamente 30% de água e 65 a 70% de açúcares. O melado contém sacarose, frutose e vitaminas do complexo B.
- Açúcar líquido: destina-se basicamente à indústria e possui vantagens para alimentos em que o açúcar deve ser usado na forma dissolvida, como bebidas, xaropes, sorvetes, compotas, doces, em virtude de facilidade de manuseio e transporte.

Frutose

A frutose é encontrada em grande parte nas frutas, no mel e em alguns vegetais. Em termos calóricos, equivale à sacarose, porém apresenta um poder adoçante aproximadamente duas vezes maior. Por isso, o consumo de frutose é menor quando substituído ao da sacarose.

Mel

Produto natural elaborado pelas abelhas a partir do néctar das folhas e exsudatos sacarinos de plantas. O mel pode ser classificado de acordo com seu processo de obtenção em virgem, centrifugado, prensado e em favos. Pode, ainda, ser classificado em mel de mesa e industrial. O produto comercial, quando fresco, apresenta-se transparente, denso, formando uma massa viscosa.

A forma mais usual de consumo desse produto é *in natura*, porém é bastante utilizado em panificação e confeitaria (bolo, pão de mel, biscoito), e em iogurtes e bebidas lácteas.

Xarope de glicose

Descoberto pelo químico Kirchhoff, que, na tentativa de encontrar um substituto para a goma arábica, provocou a hidrólise da fécula de batata, utilizando ácido sulfúrico, e observou que obtinha um produto doce após a neutralização. Na fabricação do xarope de glicose, pode-se também utilizar o milho como matéria-prima; geralmente, apresenta-se claro, viscoso, incolor ou amarelo.

O xarope tem composição variável, dependendo do grau de hidrólise, e inclui glicose, maltose, dextrinas e oligossacarídeos. É conhecido como xarope de milho, xarope de amido, glicose de confeiteiro ou glicose líquida. Normalmente, os xaropes são utilizados em produtos de panificação; na produção de geleias, para impedir a cristalização da sacarose; em produtos de confeitaria; na fabricação de licores ou mesmo para consumo doméstico.

O xarope de glicose obtido por meio da hidrólise do milho apresenta-se na forma de uma mistura de dextrina, maltose e glicose dispersas em água. Essa solução é concentrada, resultante de evaporação e submetida a processamento, visando obter um líquido espesso e claro, quase incolor, o qual contém mais ou menos 75% de sólidos e 25% de água. É usado em preparações lácteas para alimentação infantil, refrigerantes, sorvetes e sobremesas geladas, xaropes de mesa, confeitos e gomas de mascar, produtos de panificação, licores, cerveja e molhos.

PRODUTOS DE CONFEITARIA

São diversos produtos açucarados obtidos por mistura de açúcar, óleos essenciais, corantes artificiais, frutas, licores e cremes. Podem ser encontrados de diversas formas, como será visto a seguir.

Caramelo

Também denominado bala, é obtido pela fervura de açúcar de confeiteiro e dextrina, aromatizado com óleos essenciais e colorido artificialmente. Do ponto de vista comercial, as balas apresentam as mais variadas formas (cilindros, esferas, flores e frutos), determinadas pelos moldes utilizados na massa ainda quente. A maneira mais usual de consumo é a direta, ou seja, o produto não é utilizado em nenhuma preparação. Pode ser também aproveitado em preparações doces para enfeite (bolos e tortas), ou mesmo como ingrediente (recheio de bolos e sorvetes).

Pastilhas

São preparadas com açúcar puro, aromatizado e adicionado de tragacanto (goma utilizada como agente emulsificante e como espessante), pequena quantidade de amido e parafina.

Drágeas (pralinê)

Preparadas com amêndoas, pinhões, anis e similares, cobertas com uma espessa calda de açúcar.

Fondant

É preparado por solução fervente de açúcar aromatizado, com pequena quantidade de cremor tártaro (agente inversor) e resfriado rapidamente por agitação. Esse processo leva à formação de cristais diminutos de açúcar em xarope saturado. Utiliza-se em recheios cremosos de chocolates e biscoitos, e em decoração de bolos.

Marzipã

Alimento doce que pode ser usado na decoração de bolos, composto de 25% de pasta de amêndoas e 75% de açúcar, também chamado de pasta de amêndoa.

Marshmallow

Originalmente, é feito a partir da raiz doce de *marshmallow* (*Althaea officinalis*), que fornece uma substância mucilaginosa, com a qual se faz o conhecido *marshmallow*.

Atualmente, é elaborado por meio da mistura de açúcar, xarope de amido, gelatina ou clara de ovo. É usado como confeito, cobertura e recheio de bolos e sorvetes.

Sorvete

É a designação comum a várias preparações doces; os sorvetes são feitos com suco de frutas, com leite e seus derivados, com ovos e chocolates. São congelados até adquirirem consistência própria de sorvete. Podem ser divididos em três tipos principais: italiano, alemão e americano.

O sorvete italiano, conhecido principalmente nos países de clima tropical, é feito à base de frutas e sucos naturais e tem como matéria-prima indispensável o açúcar e a glucose. O papel da glucose é de evitar as granulações e a doçura excessiva, o que é comum ocorrer nos sorvetes com teor elevado de acidez.

O sorvete alemão, fabricado e consumido principalmente na Alemanha e na Europa Central, possui como ingredientes básicos leite, ovos, chantili e glucose.

O sorvete americano é consumido no mundo inteiro. Originário dos Estados Unidos, possui ingredientes básicos como leite e derivados, ovos, gordura, açúcar e glucose. Em função de sua composição, apresenta-se menos compacto e mais cremoso que os demais.

Entretanto, independentemente do tipo, o sorvete é um produto muito consumido, na forma de picolé, sorvete em massa ou como ingrediente em sobremesas, sobretudo após o aparecimento dos bufês de sorvete, nos quais os usuários podem servir-se de sorvete de diferentes sabores, com caldas, frutas, doces e coberturas.

APLICAÇÃO EM TÉCNICA DIETÉTICA

Os açúcares podem ser consumidos de forma direta ou indireta, apresentando inúmeras formas de preparação (Quadro 3).

QUADRO 3 – Os açúcares e a aplicação em técnica dietética

Alimento	Aplicações em técnica dietética	Exemplos
Açúcar (sacarose)	Consumo direto: adoçante natural em bebidas e alimentos Consumo indireto: doces e produtos de confeitaria	Sucos (laranja, melão, abacaxi), bebidas lácteas (chocolate, baunilha, morango), doces de frutas (calda, pasta, tabletes), bolos (chocolate, baunilha, laranja), tortas (limão, morango, creme), panquecas (massa), recheios (tortas, bolos, panquecas), sobremesas (arroz-doce, pudim, suspiro, banana caramelada)
Mel	Consumo direto: *in natura*, como adoçante em alimentos e bebidas Consumo indireto: produtos de panificação, confeitaria, iogurtes e bebidas lácteas	Bolo, biscoitinho, banana amassada, iogurte, chás e sucos
Xarope de glicose (milho ou batata)	Consumo direto: *in natura*, como adoçante em alimentos e bebidas Consumo indireto: produtos de panificação, produção de geleias, para impedir cristalização da sacarose em bombons, produtos de confeitaria e licores, alimentos infantis, refrigerantes, sorvetes e sobremesas geladas, xaropes de mesa, confeitos e gomas de mascar, cerveja e molhos	Bombons, geleias de frutas, licores (jenipapo, cereja, chocolate), refrigerantes, sorvetes de frutas e ao leite, recheios de tortas doces, xarope para panquecas, gomas de mascar, balas e confeitos (pastilhas, caramelos)
Marshmallow	Consumo direto: bebidas, espetinho Consumo indireto: cobertura e recheio de bolos, sorvetes e tortas	Merengue, merengue com creme de limão, chocolate quente
Marzipã	Consumo direto: *in natura* no preparo de doces Consumo indireto: cobertura e recheio de bolo	Em colher, docinhos de marzipã, chocolate recobrindo doces de marzipã, bolos
Fondant	Consumo direto: recheios cremosos de chocolates e biscoitos, decoração de bolos	Bolos (recheio e coberturas), bolachas e biscoitos (recheio), chocolates (recheios cremosos)

(continua)

QUADRO 3 – Os açúcares e a aplicação em técnica dietética *(continuação)*

Alimento	Aplicações em técnica dietética	Exemplos
Caramelos, pastilhas, drágeas (pralinê)	Consumo direto: mais usual Consumo indireto: preparações doces como enfeite ou ingrediente	Bolos de festa (decoração)
Açúcar invertido	Usado em confeitos de açúcar para prevenir a cristalização da sacarose	Conservas e xaropes de frutas
Sorvete	Consumo direto: mais usual Consumo indireto: como ingrediente em sobremesas	Bolo de sorvete

Caldas de açúcar

A temperatura de uma calda de açúcar tem grande importância no preparo de doces e balas, pois determina a concentração de açúcar, influenciando na maciez do produto. Na ausência de um termômetro, a prova em água fria é muito comum (Quadro 4).

QUADRO 4 – Temperaturas e testes para caldas e doces

Produto	Temperatura (°C)	Consistência em água fria	Descrição de calda
Doce de chocolate fondant	112-115	Bala macia	Ao cair em água bem fria, forma uma bola macia, que se achata ao ser retirada do líquido
Caramelos	118-120	Bala firme	Ao cair em água fria, forma uma bola firme, que não se achata ao ser retirada do líquido
Calda para glacê *marshmallow*	121-130	Bala dura	Ao cair em água fria, forma uma bola bastante dura para manter a forma, porém sendo maleável

(continua)

QUADRO 4 – Temperaturas e testes para caldas e doces *(continuação)*

Produto	Temperatura (°C)	Consistência em água fria	Descrição de calda
Puxa-puxa	132-143	Quebradiça mole	Ao cair na água, separa-se em fios duros, pouco quebradiços
Toffee	149-154	Quebradiça dura	Ao cair na água, separa-se em fios duros e quebradiços
Açúcar derretido	160	Quebradiça dura	O açúcar torna-se líquido e de cor clara
Açúcar caramelizado	170	Quebradiça dura	O líquido torna-se cor de caramelo

Essa prova consiste em colocar ½ colher de chá da calda fervente em uma pequena tigela com água fria. Observando-se o que acontece quando a calda atinge a água e examinando-a depois de fria, pode-se determinar o grau aproximado de concentração da mistura.

TIPOS DE DOCES E SOBREMESAS MAIS COMUNS

No Brasil são famosos os docinhos de festa. São preparados com leite condensado e diferentes combinações como chocolate, coco, amei-xa-preta (olho de sogra), amendoim (cajuzinho), abacaxi, morango, uva, pistache, nozes e outros. Os mais conhecidos docinhos são o briga-deiro (com e sem chocolate), o beijinho (com coco) e o bicho-de-pé (com gelatina de morango). Os brigadeiros são servidos em unidades individuais envolvidos em chocolate granulado, coco ralado, nozes moídas e outros; no formato de bolinhas, em colheres, em bisnagas e em potes de vidro.

O brigadeiro é um doce tipicamente brasileiro que ficou conhecido em 1945. Era servido em festas da campanha para presidente do briga-deiro Eduardo Gomes. Ele perdeu as eleições, mas batizou o docinho de chocolate com a sua patente.

Os doces de coco também estão presentes entre as sobremesas como pudins, balas, quindins e queijadinhas. Utiliza-se o coco ralado como recheio e cobertura de tortas e bolos.

Os doces da culinária italiana são bem característicos. É possível citar o tiramisu – apresentado ao mundo na década de 1960, pelo restaurante Da Alfredo, em Treviso, na região de Vêneto (ovos e açúcar batidos, biscoitos tipo inglês ou champanhe molhados em café expresso com cacau em pó), e, mais tarde, o mascarpone (queijo cremoso, branco, ligeiramente ácido, da região da Lombardia, produzido de leite de vacas alimentadas com ração especial de ervas e flores) –, o canolli, a palha italiana, a panacota, a zeppola (rosquinha frita recheada com creme de baunilha e polvilhada com açúcar de confeiteiro).

Os doces da culinária francesa também merecem ser citados: os crepes Suzette com calda de licores e frutas, acompanhados de sorvete; os musses; os folhados com chantili; os *macarons*; *creme brullé*; *petit gateau*; pavês.

Há, ainda, doces da colônia árabe, como:

- Mahalabi: manjar à base de leite, servido frio.
- Ninho de pistache: fios de massa moldados em forma de ninho, com damasco ou nozes.
- Burma: em formato de tubo, recheado com tâmara ou pistache.
- Namoura ou bolo de semolina: preparado com a farinha granulada e calda doce à base de açúcar.
- Maamoul: bolinho feito com farinha granulada e recheado com tâmara, pistache ou nozes.
- Fatayer: massa em camadas de formato triangular, recheada com nozes.

Os doces portugueses também são muito bem aceitos e quase sempre têm gemas de ovos em sua composição. Começaram a ser produzidos nos inúmeros conventos do país, e por essa razão são conhecidos como doçaria conventual. Os doces mais conhecidos são: pastelzinho de nata, bolo-rei, pastel de Belém, pastel de nata, travesseiros de Sintra, queijadas da sapa, o frade, pastel de feijão e amêndoas e, para acompanhar, a freira, um doce de ovos, torresmo ou toucinho do céu. Pastel de Santa Clara, originário do convento de mesmo nome (doce de ovos e amêndoa), pastel de Tentúgal (massa folhada e recheio de ovos, açúcar e canela), cavacas altas, nevadas de Penacova, pastéis de lorvão, ovos moles de aveiro, arroz-doce.

EDULCORANTES

Edulcorantes são substâncias naturais (extraídas de vegetais e frutas) ou artificiais (produzidas em laboratório), não necessariamente açúcares, que possuem capacidade adoçante superior à da sacarose. Os edulcorantes naturais são o esteviosídeo, sorbitol, manitol, xilitol e frutose e os artificiais são a sacarina, sucralose, o ciclamato, o aspartame, neotame e o acesulfame-K.

Os adoçantes, cuja matéria-prima são os edulcorantes, em geral não são absorvidos pelo organismo ou contêm valor calórico muito reduzido, por isso fazem parte de dietas de redução de peso e dietas restritivas para açúcar.

Edulcorantes naturais

Esteviosídeo

- Edulcorante natural extraído da planta *Stevia rebaudiana*.
- Poder edulcorante relativo: 180 vezes maior que o açúcar.
- Estável sob altas temperaturas e em meio ácido.
- Usado como adoçante de mesa, em gomas de mascar, balas, bombons, bebidas, gelatinas, pudins, sorvetes, iogurtes etc.

Sorbitol

- Pertencente à categoria dos polialcoóis (forma alcoólica da sacarose), presente em várias frutas.
- Poder edulcorante relativo: 60 vezes maior que o açúcar.
- Valor calórico equivalente ao da sacarose.
- Associado à frutose.
- Usado em geleias, gomas de mascar, balas, panetones etc.

Manitol

- Pertencente à categoria dos polialcoóis (forma alcoólica da manose), presente em várias frutas.
- Poder edulcorante relativo: 50 vezes maior que o açúcar.
- Valor calórico equivalente ao da sacarose.
- Usado em gomas de mascar e balas.

Xilitol

- Extraído da xilose.
- Valor calórico 4 kcal/g.
- Usado como adoçante de mesa, em gomas de mascar, balas, bombons, bebidas, gelatinas, pudins, sorvetes, iogurtes etc.

Frutose

- Natural das frutas.
- Valor calórico 4 kcal/g.
- Caramelizável, pouco estável em altas temperaturas.
- Poder adoçante relativo: 173 vezes maior que o açúcar.
- Usada em geleias, gomas de mascar, balas, panetones etc.

Edulcorantes artificiais

Sacarina

- Poder edulcorante relativo: 200 a 700 vezes maior que o açúcar.
- Sabor residual amargo em concentrações altas. Redução de sabor residual pela mistura de sacarina e ciclamato.
- Submetida ao calor, sem perda das propriedades.

Sucralose

- Poder edulcorante relativo: 600 vezes maior que o açúcar.
- Ausente de sabor residual.
- Estável sob altas temperaturas, utilizada em preparações destinadas à cocção.
- Usada como adoçante de mesa e em preparações.

Ciclamato

- Poder edulcorante: 30 a 40 vezes maior que o açúcar.
- Sabor agridoce.
- Proibida a comercialização nos EUA (há estudos indicadores de que a hidrólise do ciclamato, no trato digestivo, poderia produzir uma substância carcinogênica).
- Estável sob altas temperaturas, utilizado em preparações destinadas à cocção.
- Longa validade e bastante solúvel em água.
- Usado como adoçante de mesa, em gomas de mascar, bebidas, congelados, refrigerantes, geleias, sorvetes etc.

Aspartame

- Poder edulcorante: 200 vezes maior que o açúcar.
- Sem sabor residual amargo.
- Acentuado aroma de sabor de frutas ácidas.
- Valor calórico 4 kcal/g.
- Instável sob altas temperaturas, inadequado em preparações destinadas à cocção.
- Usado como adoçante de mesa, em misturas, pós, gomas de mascar, balas, sobremesas, bebidas, congelados, refrigerantes, coberturas, xaropes, produtos lácteos etc.

Neotame

- Poder edulcorante: 7 a 13 mil vezes mais doce que o açúcar.
- Derivado do aspartame.
- Sabor excessivamente doce.
- Geralmente combinado com outros edulcorantes na produção de doces pela indústria.

Acesulfame-K

- Poder edulcorante: 200 vezes maior que o açúcar.
- Sabor amargo em altas concentrações.
- Estável sob altas temperaturas.
- Usado isoladamente ou combinado com outros edulcorantes.

- Usado como adoçante de mesa, em gomas de mascar, bebidas, café e chás instantâneos, gelatinas, pudins, produtos lácteos, panificação, sorvetes etc.

Uma pessoa de 60 quilos pode consumir por dia até:

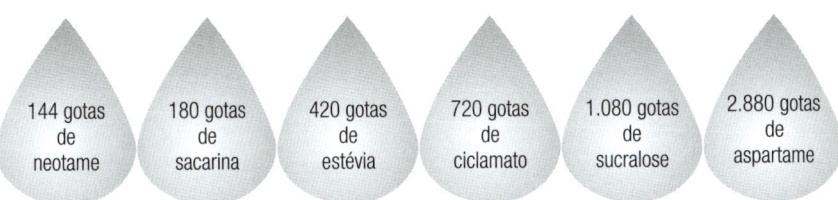

144 gotas de neotame

180 gotas de sacarina

420 gotas de estévia

720 gotas de ciclamato

1.080 gotas de sucralose

2.880 gotas de aspartame

FIGURA 1 – Valores calculados a partir da tabela de ingestão diária aceitável (IDA) da JECFA/OMS.

CALDOS, MOLHOS E SOPAS

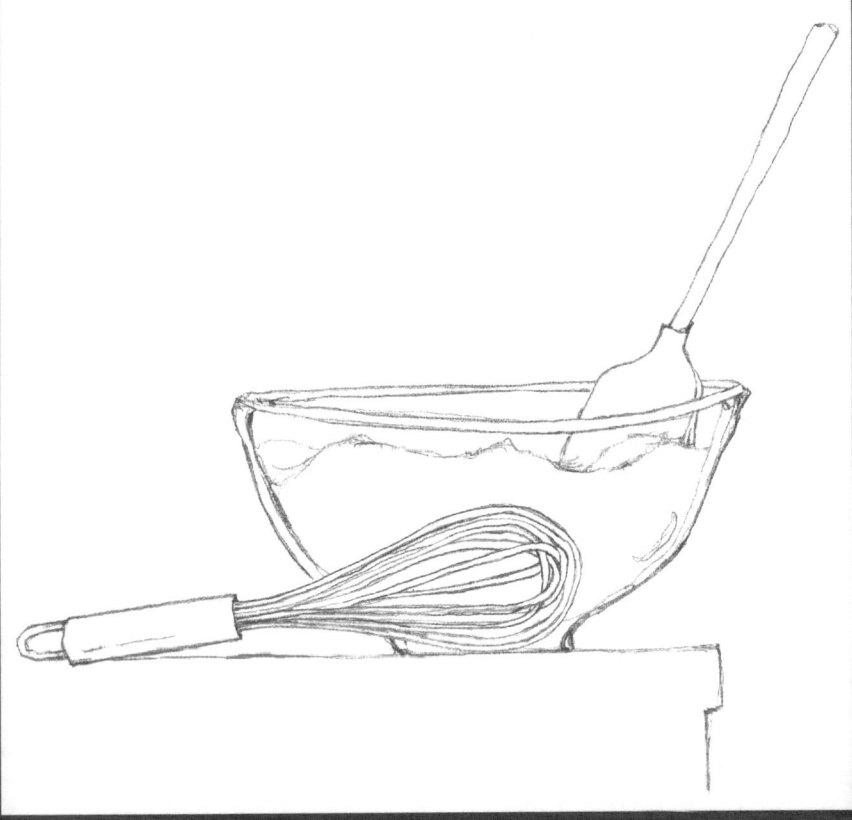

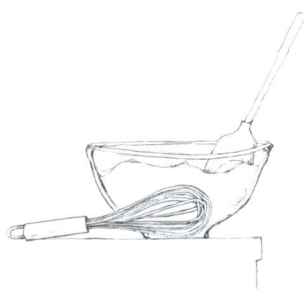

▶ S U M Á R I O

CALDOS

Conceito

Os caldos são preparações culinárias líquidas, resultantes da cocção de alimentos (aves, carne bovina, peixes ou legumes) com temperos, até que as substâncias hidrossolúveis tenham sido extraídas. Os caldos de carne, de vegetais e de peixe complementam os ingredientes de preparações como molhos, sopas, assados, risotos ou cozidos.

Valor nutritivo

O valor nutritivo de um caldo é determinado pelo somatório de seus ingredientes. Considerando-se que o caldo é coado e os alimentos nele imersos não são consumidos, os caldos, em geral, são constituídos de substâncias extrativas (purinas) e minerais.

Tipos

A adição de um caldo acentua o sabor e o aroma de uma preparação. Os caldos mais utilizados nas preparações culinárias são:

- Caldo de carne: são utilizados ossos de vaca ou de vitela assados e caramelados para derreter o excesso de gordura e conferir cor ao caldo. No caso de caldos mais claros, os ossos não são assados previamente. Os caldos de carne são classificados em:
    - *Found de veau:* extrato concentrado obtido pela cocção prolongada de carne bovina e temperos, de cor escura e transparente.
    - *Demi-glace:* caldo *found de veau* reduzido por evaporação, adicionado de vinho madeira, adquirindo consistência mais espessa.
    - *Glace de viande:* extrato de consistência gelatinosa, desengordurado, obtido pela cocção prolongada das partes gelatinosas de ossos e carnes de vaca e vitela.
- Caldo de galinha: utilizam-se osso e carcaça de frango cru ou sobras de frango cozido.

- Caldo de peixe (*fumet de poisson*): caldo de consistência gelatinosa, obtido pela cocção de aparas de peixes ou crustáceos, adicionado de vinho branco, legumes, ervas e condimentos. Para um caldo de peixe com sabor suave, utilizam-se espinha e sobras de um peixe branco (linguado e hadoque) ou de um peixe rosado como o salmão. Um exemplo de caldo típico da culinária baiana é o caldo de sururu, feito a partir da cocção do molusco semelhante ao marisco.
- Caldo de legumes: considerado o substituto dos caldos de carne e de galinha, é preparado por meio da cocção de legumes variados e temperos (cebola, alho, aipo e alho-poró).
- Consomê: caldo de carne, de vitela ou de galinha, clarificado, adicionado de legumes e carne magra, passando a receber a denominação consomê. A clarificação do caldo, por meio da adição de clara de ovo, tem por objetivo deixá-lo mais limpo e saboroso.
- O consomê pode ser servido quente ou frio. O consomê frio, especial para bufês e ceias, pode ser servido em taça.
  - Exemplos de consomê quente: aurora (juliana de aves e cubos de tomate); rainha (caldo, carne magra, legumes e gema crua); madrilenho (juliana de pimentões, aipo e carne de galinha em cubos).
  - Exemplos de consomê frio: tomate, aipo e estragão.

Preparo

Para o preparo de qualquer caldo, é essencial a aquisição de alimentos de boa qualidade. O procedimento de preparo deve obedecer à sequência: higienizar os alimentos, limpá-los, cortá-los e picá-los. A cocção dos ingredientes se dá por calor úmido, para que ocorra a hidratação do alimento e a dissolução das substâncias nutritivas. É importante destacar que os ingredientes devem ser colocados em água fria para melhor extração das substâncias e para evitar a desnaturação pelo calor.

MOLHOS

Conceito

Os molhos são preparações líquidas ou cremosas, utilizadas como acompanhamento, com a função de complementar, tornando essas preparações mais úmidas e acentuando os sabores.

Valor nutritivo

O valor nutritivo de um molho depende dos ingredientes adicionados. Em geral, é uma preparação calórica.

Tipos

Os tipos mais utilizados de molhos podem ser classificados em: molhos salgados espessados, molhos salgados reduzidos, molhos salgados líquidos, molhos de manteiga, molhos de tomate, molhos para massas, molhos regionais, molhos doces.

Molhos espessados

Os molhos espessados compreendem os preparados à base de farinha de trigo, amido de milho, gemas e creme de leite.

Molhos *roux*

Roux é uma pasta composta de gordura (manteiga ou óleo) e farinha de trigo, à qual acrescenta-se um pouco de líquido. Os molhos *roux* podem ser cozidos por tempos diferentes, de acordo com a cor que se pretende obter. O *roux* branco, usado para fazer os molhos branco e bechamel, tem um tempo de cocção de 1 a 2 minutos, o suficiente para que a farinha cozinhe e desapareça sem que a coloração se altere; o *roux* blond, base do molho *velouté*, fica levemente dourado, com um tempo de cocção de 2 a 3 minutos; o *roux* marrom (*brun*), base do molho francês *espagnole*, é cozido em fogo alto até escurecer. Há diversos tipos de molhos *roux*, dentre eles:

- Molho branco: acrescenta-se leite à mistura de gordura e farinha de trigo. Para evitar que se forme uma camada endurecida na superfície do molho branco após o preparo, pode-se cobri-lo com papel manteiga ou filme aderente, ou passar um pedaço de manteiga em cima do molho ainda quente, misturando-a antes de aquecer o molho para servir.
- Bechamel: molho branco temperado com noz-moscada e cebola; adiciona-se leite fervente acrescido dos temperos. Usado em peixes e frutos do mar, preparações com ovos, vegetais e massas.
- *Velouté*: adiciona-se caldo de carne, galinha ou peixe para elaborar este molho.
- Branco picante: usado em peixes e frutos do mar, preparações com ovos, vegetais e massas.
- Queijo: usado em peixes e frutos do mar, preparações com ovos, vegetais e massas etc.
- Cogumelo: usado em aves, peixes, carnes, embutidos e miúdos, aves de caça, massas etc.
- Cebola: usado em massas, embutidos e miúdos.
- Salsa: usado em peixes e frutos do mar, aves, ovos, vegetais e massas.
- Vinho: usado em peixes e frutos do mar, aves, aves de caça, carnes, embutidos e miúdos.
- Carne: usado em aves, aves de caça, embutidos, miúdos e carnes.

Molhos com amido de milho

Mistura de amido de milho com um pouco de líquido frio até formar uma pasta, à qual acrescenta-se líquido quente. Os tipos mais utilizados são:

- Molho escuro básico: mistura de amido de milho e água fria adicionada ao caldo de carne e misturada com um batedor. Esse molho deve ser fervido até engrossar e desnatado com uma escumadeira para a remoção das impurezas. Para temperá-lo, pode-se acrescentar líquidos como vinho madeira ou molho inglês, ou ervas e condimentos.

- Molho *espagnole*: feito com molho escuro básico, cogumelos e purê de tomate. É base dos seguintes molhos utilizados na culinária francesa: molho *bretonne* (cebola, manteiga, vinho branco seco, purê de tomate, alho e salsa), *charcuterie* (vinho branco seco, cebolas miúdas, picles e mostarda), *chasseur* (cebolas miúdas, manteiga, cogumelos, vinho branco seco, molho de tomate e salsa), *diable* (vinho branco seco, vinagre de vinho branco, cebolas miúdas, purê de tomate e pimenta caiena), *perigueux* (caldo de trufas, trufas em cubos, vinho madeira e manteiga), *poivrade* (cebola e alho-poró à *mirepoix*, vinho branco seco, pimenta-do-reino esmagada no vinagre e manteiga) e *robert* (cebola, manteiga, vinho branco seco, vinagre de vinho branco e mostarda).
- *Chaud-froid*: preparação fria, coberta com um molho cozido; servido após resfriamento.
- À moda oriental: usado em peixes e frutos do mar, aves, carnes, embutidos e miúdos.

Molhos emulsionados

Mistura de gemas com manteiga, óleo ou creme de leite, podem ser servidos frios ou quentes. Os mais comuns são:

- Holandês (*hollandaise*): molho elaborado com manteiga clarificada, gema de ovo, suco de limão e temperos, de sabor suave e delicado, usado em peixes e frutos do mar, ovos, vegetais e massas. Pode ser preparado manualmente ou com o auxílio do processador de alimentos.
- *Béarnaise*: utiliza manteiga clarificada, gema de ovo, cebola, vinagre e pimenta-do-reino; como o *hollandaise*, tem textura aveludada, mas apresenta um sabor forte e picante; é usado em carnes.
- Maionese: emulsão de gemas, vinagre, temperos e óleo. Pode ser feita de forma manual ou no liquidificador, com todos os ingredientes em temperatura ambiente. Existem vários molhos à base de maionese: *andalouse* (maionese, pimentão vermelho e verde em cubinhos, molho inglês, pimenta-do-reino); chantili (maionese, creme de leite fresco, molho inglês e temperos); golf (maionese, ketchup, creme de leite, suco de laranja, molho inglês e temperos).

- Picante: contém gemas, creme de leite, vinho e condimentos. É usado em peixes e frutos do mar, aves, aves de caça e carnes.

Molhos reduzidos

São fervidos até que os aromas dos ingredientes se concentrem, porém não há adição de elemento espessante. Podem ser servidos com alimentos assados ou fritos e em preparações refogadas. Exemplos:

- Carne: usado em aves, aves de caça e carnes.
- Sucos de cocção: usados em peixes e frutos do mar, aves, aves de caça, carnes, embutidos e miúdos.

Molhos de manteiga

São molhos preparados com manteiga e líquido ou suco resultante do cozimento de carnes e aves. Geralmente, são servidos com alimentos cozidos sem temperos. Exemplo: *beurre blanc*: molho com manteiga cuja base é a mesma do molho *béarnaise*, porém utiliza, como elemento espessante, creme de leite em vez de gema de ovo. Usado em peixes e frutos do mar.

Molhos líquidos

Além dos molhos espessados, existem ainda os molhos líquidos, cuja base, na maior parte das vezes, é o vinagre. Os tipos de molhos líquidos mais utilizados são:

- Molho vinagrete: a receita básica contém vinagre, azeite de oliva, tomate, cheiro-verde, sal e pimenta-do-reino. Usado em folhas verdes e saladas mistas.
- Molho campanha: preparado com vinagre, tomate, cebola, cheiro-verde, azeite de oliva, molho inglês e sal. Usado em saladas e carnes.
- Molho primavera: preparado com vinagre, azeite de oliva, cheiro-verde, cenoura, cebola, pimentão, molho inglês e sal. Usado em saladas de folhas e legumes crus.

Molhos de tomate

Compostos de tomate ou polpa de tomate acrescidos de sal, ervas e/ou outros condimentos. Caracterizam-se por sua cor intensa e sabor acentuado. Habitualmente, são utilizados em massas, cereais e carnes. Os molhos à base de tomate mais utilizados são:

- Tomate pelado: molho com tomates inteiros ou em pedaços.
- Ao sugo: molho de tomate e temperos (azeite, cebola, alho e sal).
- À bolonhesa: molho de tomate ao sugo e carne moída.
- À italiana: molho de tomate ao sugo e carne em cubos.
- À napolitana: molho de tomate ao sugo e queijo parmesão.
- À genovese: molho de tomate ao sugo, alho, manjericão, bacon, azeite e parmesão.
- À calabresa: molho de tomate ao sugo e linguiça calabresa.

Molhos para massas

Atualmente, existe uma infinidade de molhos que podem ser utilizados como acompanhamento de macarrão e massas. Alguns deles são à base de molho de tomate, outros são à base de creme de leite. Inúmeras combinações de ingredientes podem ser apresentadas, incluindo queijos, carnes, peixes, embutidos, ervas e condimentos. Os mais conhecidos são:

- À putanesca: alcaparra, azeitona, salsa, óleo, anchova, tomate, pimenta vermelha, sal e pimenta-do-reino.
- À carbonara: bacon e gema de ovo.
- À romanesca: molho branco, champignon e presunto.
- Ao pesto: azeite, parmesão, alho, manjericão fresco, sal, castanha-de-caju, nozes ou pinoles.
- Ao funghi: molho branco e cogumelos secos.
- À parisiense: molho branco, frango, presunto, ervilhas e parmesão.

Molhos regionais

A tradição culinária de cada região do Brasil evidencia-se nas diversas preparações culinárias elaboradas a partir de ingredientes locais. Os molhos regionais mais conhecidos são:

- Molho tucupi: feito com o sumo da mandioca-brava, fervido e temperado com pimenta. Usado para peixes e carnes de caça, é o principal ingrediente do pato no tucupi, preparação típica do Pará.
- Cabidela: molho de origem nordestina, elaborado por meio da mistura do sangue de galinha com vinagre. Geralmente é adicionado em um ensopado com galinha em pedaços, chamado de galinha cabidela ou galinha ao molho pardo.
- Molho para moqueca: a moqueca é um ensopado típico nordestino, feito, em geral, com peixe e um molho feito com coentro, cheiro-verde, cebola, tomate, pimenta-do-reino, pimentão, azeite de dendê e leite de coco.
- Tacacá: preparação típica do Pará; acrescenta-se camarão ao caldo ralo de mandioca.
- Bobó: preparação típica baiana elaborada com um molho feito com mandioca cozida, leite de coco, azeite de dendê, tomate e pimentão. O bobó mais comum é o de camarão, mas também pode ser de frango.

Molhos doces

Os molhos doces são, na maior parte das vezes, de origem inglesa e americana. São, geralmente, servidos com pudins, frutas ou gelados, ou acompanhando carnes. Os molhos doces podem apresentar diversas bases, incluindo xaropes, mel, melado, geleias, caramelo, chantili, chocolate e baunilha. Os tipos mais utilizados são:

- Creme de baunilha: molho constituído por gemas, açúcar, leite e baunilha, fervido em banho-maria.
- Molho de chocolate: molho feito com chocolate derretido, manteiga ou creme de leite e açúcar.

- Molho doce com especiarias: utiliza vinho tinto, açúcar, cravo, canela e casca de limão; pode acompanhar carnes.
- Molho agridoce: mistura caramelizada de açúcar e vinagre, com vinho branco seco e chalotas cortadas (semelhante à cebola, porém com sabor menos acentuado); pode ser servido com carne de ave ou suína.
- Molho de geleia: para a elaboração deste molho, usa-se geleia de qualquer sabor, aquecida com um pouco de água adicionada de vinho ou licor e calda de açúcar.
- Coulis: molho para acompanhar doces e salgados, geralmente elaborado com frutas ou legumes.

SOPAS

Conceito

As sopas são preparações culinárias de consistência líquida ou semilíquida, compostas de caldo (de carne, frango, peixe ou legumes) acrescido de cereais, legumes, verduras, leguminosas, feculentos ou macarrão, com sabor e valor nutritivo variáveis de acordo com os ingredientes adicionados.

As sopas podem ser elaboradas com maior ou menor densidade energética, ou seja, espessas ou ralas, cremosas ou não, salgadas ou doces e servidas quentes ou geladas.

Valor nutritivo

O valor calórico e nutritivo da sopa dependerá da sua composição. É uma preparação também indicada para indivíduos com dificuldades de mastigação, deglutição e absorção. É utilizada na alimentação infantil, no período da chamada alimentação complementar, com a recomendação da inclusão de verduras, legumes e carnes variadas.

Tipos

Os diversos tipos de sopas podem ser classificados em: sopa mista, sopa purê, sopa-creme, sopa *velouté* e sopa típica.

- Sopa mista: pode ser preparada por meio da combinação de vários ingredientes como carnes, leguminosas, cereais, massas ou vegetais. Normalmente, o nome da sopa é dado pelo ingrediente ou corte dos alimentos adicionados. P. ex.: sopa de feijão com macarrão, sopa de legumes com carne e macarrão, canja de galinha.
- Sopa purê: elaborada com caldo de carne ou legumes e purê de vegetais. P. ex.: sopa de legumes (batata, chuchu, mandioquinha e cenoura).
- Sopa-creme: elaborada com purê de vegetais e molho bechamel (*roux* + leite). P. ex.: sopa-creme de ervilha, de palmito, de aspargos. Tipos de sopa-creme: *crécy* (cenoura); *parmentier* (batata); solferino (batata, tomate e cenoura); *freneuse* (batata e nabo); *garbure* (legumes varia-dos); *conti* (lentilha); *bretonne* (feijão-branco); *cressonnière* (agrião).
  - Algumas sopas-creme podem ser consumidas frias, como entrada (sopa-creme de tomate, palmito, morango).
  - As sopas-creme podem ser servidas em recipientes próprios ou até em pães como o italiano.
- Sopa *velouté*: elaborada com *velouté* de carne ou ave (*roux* + caldo), purê de legumes, gema de ovo crua e manteiga ou creme de leite. P. ex.: sopa *velouté* de espinafre.

Sopas típicas

- Caldo verde: sopa de origem portuguesa, feita com água, batatas cozi-das e amassadas, azeite de oliva, folhas de couve cortadas bem finas e rodelas de chouriço ou paio.
- Minestrone: sopa de origem italiana, feita com cenoura, nabo, alho--poró, repolho picado, carne de porco salgada, tomate, feijão-branco, ervilha, vagem e macarrão, servida com queijo parmesão ralado.
- *Vichyssoise*: sopa fria cremosa, de origem americana, feita com batata, cebola, alho-poró, manteiga e caldo de carne. Depois de cozidos, os ingredientes são amassados e acrescidos de leite ou creme de leite e cebolinha verde picada.
- *Borsch*: sopa típica de origem russa, feita com carnes, beterraba, feijão--branco e repolho, adicionando-se creme de leite ao servir.

- *Gaspacho*: sopa fria consumida em Portugal, Espanha e México. É uma mistura de pão, água, alho, tomate, pimenta, pepino, vinagre e azeite de oliva.

Preparo

As sopas são preparadas a partir dos caldos de carnes ou legumes, acrescidos de outros ingredientes. As verduras, as carnes e os legumes devem ser limpos e picados; as leguminosas e os cereais devem ser escolhidos, lavados e fervidos juntamente com os outros alimentos (sopas mistas) ou homogeneizados (sopas-creme). O método de cocção utilizado é o calor úmido para hidratação dos alimentos e amaciamento das fibras.

Para engrossar a sopa, pode-se ainda adicionar cerca de 3% de amido (farinha de trigo, amido de milho, fubá, creme de arroz ou aveia). O creme de leite e a manteiga também conferem cremosidade à preparação.

Podem ser consumidas frias ou quentes com acompanhamentos como *crôutons*, torradas e saladas.

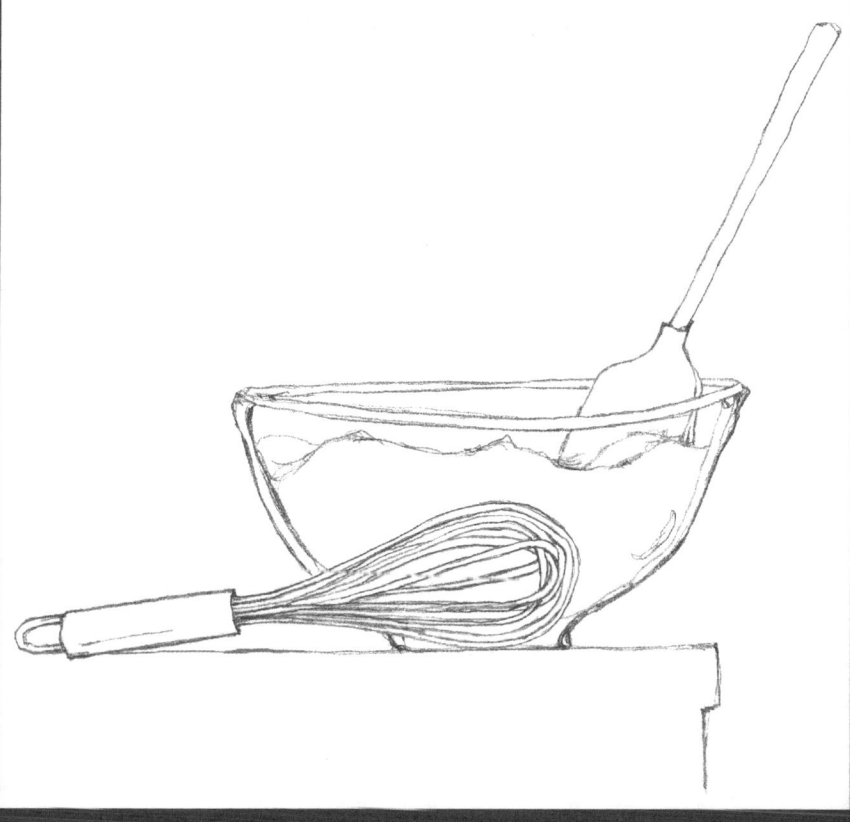

16

ESSÊNCIAS, ESPECIARIAS E ERVAS AROMÁTICAS

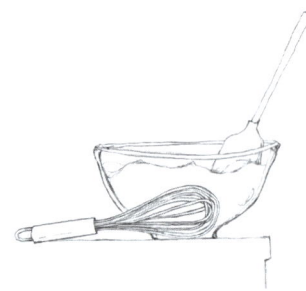

▶ S U M Á R I O

CONCEITO

São substâncias usadas para realçar o sabor natural dos alimentos ou para conferir um novo sabor às preparações. São chamadas genericamente de tempero nas receitas doces ou salgadas. A utilização de essências, de especiarias e de ervas aromáticas tem sido observada desde o começo do desenvolvimento da arte culinária.

As ervas estão sempre relacionadas às especiarias, porém existem diferenças entre ambas. As aromáticas são folhas de plantas frescas ou secas; as especiarias são as partes aromáticas (rebentos, frutos, bagas, raízes ou cascas). Essas duas categorias podem sobrepor-se quando a planta é capaz de fornecer tanto a erva como a especiaria, que, ao serem combinadas, conferem sabor e aroma muito peculiares.

Grande parte das especiarias origina-se de regiões tropicais do Oriente; as demais são provenientes da Europa e de algumas regiões das Américas. A princípio, ervas e especiarias foram utilizadas principalmente para conservar os alimentos.

ESSÊNCIAS OU AROMATIZANTES

São soluções alcoólicas (álcool etílico), extrato aromático ou partículas obtidas por maceração da planta ou parte da planta, que dá o nome à essência (baunilha, limão, hortelã, anis, menta e amêndoa). Existem também as essências sintéticas (limão, abacaxi e framboesa), que simulam o sabor natural. As essências ou aromatizantes naturais mais conhecidos são anis, anis-estrelado, baunilha e casca de laranja ou limão.

Essências de boa qualidade são produzidas com ingredientes naturais, o que eleva o custo do produto. Por esse motivo, às vezes são adicionados às essências substitutos menos eficientes e aromas sintéticos.

- Anis (ou erva-doce): erva anual, originária do Oriente Médio, cujas sementes oleaginosas têm largo emprego culinário. Suas flores brancas, delicadamente perfumadas, são semelhantes às do funcho. Para retirar as sementes, os frutos devem ser secos ao sol e descascados. As sementes perdem rapidamente o sabor, razão pela qual devem ser adquiridas inteiras, em pequenas quantidades e guardadas em local seco, ao abrigo de luz. Vendida em grãos, geralmente com o nome de erva-doce, é usada em bolos de fubá e de tapioca, bolinhos diversos, biscoitos de polvilho, pão de queijo e chá. Pela maceração e posterior destilação de seus grãos, preparam-se muitos licores, como o anisette (francês), o *arak* ou *raki* (Turquia) e o *ouzo* (Grécia).

- Anis-estrelado (ou badiana, anis-da-China, anis-da-sibéria, funcho-da--China): originário da Ásia Oriental, diferencia-se do anis por ser uma árvore de folhas perenes, e não uma erva anual. Seus frutos são compostos de cápsulas, que contêm sementes avermelhadas, com forma de estrela. Possui sabor aromático e doce, mais forte e picante do que o sabor do anis comum. Às vezes, é usado para substituir a erva-doce, porém não deve ser utilizado em grande quantidade, pois é tóxico. É empregado para aromatizar peixes e frutos do mar, assim como no preparo de pães, biscoitos, doces, licores, geleias de frutas, gelatinas, chás, sopas e saladas.

- Baunilha: exótica planta trepadeira, cultivada em regiões tropicais, inclusive no Brasil. De suas flores (amarelo-pálidas) nascem os frutos (em forma de vagens compridas), que contêm substâncias gordurosas, açúcar, cera, resina e o princípio aromático vanilina. Seu sabor e aroma provêm de cristais de vanilina que se formam na superfície da vagem, depois da fermentação e da secagem. É usada moderadamente para conferir sabor a doces, cremes, sorvetes, pudins, manjares e bolos. Seu sabor e odor característicos destacam-se entre as essências.

- Casca de laranja ou limão: aditivo para pudins, mingaus, biscoitos, arroz-doce, suspiros, usado também em saladas, caldas e doces.

ESPECIARIAS

- Alcaravia (*kümmel*): também conhecida como cariz. As melhores sementes procedem da Holanda. Muitas vezes, é confundida com o cominho, mas suas sementes (que são a parte utilizada como condimento) são mais escuras, de formato e aroma diferentes. Na culinária, deve ser empregada com cuidado, pois tem sabor muito forte. É usada em carnes, salsichas, sopas (principalmente de repolho e beterraba), queijos, pão preto, biscoitos, licores, maçã assada, recheios, legumes e vegetais. Além de conferir gosto ao chucrute alemão, é ingrediente indispensável do *curry* indiano (*garam masala*) e, em alguns países, é empregada também em pastéis e tortas. As folhas tenras são ótimas em saladas ou sopas.

- Aneto (endro, *dill*): originário do sul da Europa e oeste da Ásia, atinge cerca de 1 m de altura. Seus talos são lisos, verde-escuros, com listras mais claras e manchas de cor azul-pálida; as folhas são muito divididas, verde-azuladas; as flores, amarelas, com pétalas enroladas para dentro e com o fruto pequeno. As folhas verdes têm sabor suave e picante; as sementes, sabor mais forte e pouco amargo. Ambas devem ser secas e guardadas para conservação. Deve-se estar atento, pois suas sementes podem ser usadas como as do cominho; os grãos moídos são usados em tortas de maçã, biscoitos e folhados. Suas folhas constituem ótimo condimento para saladas, pepino em conserva, sopas, peixes, batatas cozidas, ensopados, repolhos, molhos para saladas, maionese etc. Não se deve ferver as folhas, pois perdem o sabor e o aroma; portanto, não são vendidas secas, somente os grãos são encontrados em pó.

- Canela (canela-de-ceilão, canela-verdadeira, cinamomo, caneleira) ou canela-de-cássia (canela-da-china, canela-da-pérsia): originárias do Ceilão e costas do Indostão, as duas são muito parecidas. A parte utilizada é a capa interna da casca da árvore, cortada em tiras e posta para secar. É difícil distinguir as duas canelas. A canela-verdadeira (ou canela-de--ceilão) é mais clara e de sabor mais suave. A canela possui odor característico e sabor aromático ligeiramente doce, que se torna mais intenso quando moída. É encontrada em bastão (canela em pau) e em pó (moída). É usada em vinha-d'alhos, picles, doces, canjica, mingaus, quentão, chocolate quente, ponche, vinho quente, café, tortas, pastéis e panetones. É muito utilizada em pratos da cozinha oriental, além de ser indispensável no peixe com canela (Veneza). A canela com açúcar é usada como cobertura de maçãs assadas, bananas fritas ou assadas, bolos, cucas e pães doces.

- Capuchinha (chaga, chaguinha, flor-de-chagas): suas folhas, pétalas e sementes têm sabor picante, semelhante ao da pimenta. As flores devem ser utilizadas frescas, mas as folhas podem ser secas. Seus botões, vendidos em conserva, são muito semelhantes às alcaparras. Na culinária, suas folhas são utilizadas em saladas, misturadas a outras verduras. Os botões postos em conserva são empregados exatamente como a alcaparra: em molhos quentes, molhos para salada, carnes e peixes. Seus frutinhos podem ser conservados em vinagre ou salmoura com os botões.

- Cardamomo (cana-do-brejo): originário da Índia, tem aroma forte, semelhante ao do eucalipto. É um dos ingredientes do *curry*. Era mascado pelos antigos egípcios para manter os dentes brancos. Purifica o hálito quando é mascado após uma refeição com muito alho. É encontrado em frutos constituídos por cápsulas de cor branca ou branco-esverdeada. Dentro dos frutos estão os grãos, que são negros e aromáticos. As cápsulas são abertas, as sementes são retiradas e socadas. É usado como tempero em sopas, carne de porco, fígado, peixe, picles, salada de frutas e doces; é usado também no café oriental, nos pães escandinavos e como aromatizante de licores em geral.

- Cominho: originário do Egito e Mediterrâneo Oriental. É frequentemente confundido com a alcaravia; entretanto, sua planta é mais alta, as umbelas são compostas de flores brancas e rosadas. Os frutos denominados "sementes" são oblongos, pardo-amarelados, compostos de duas partes e cobertos por uma fina penugem; possui sabor forte, aromático, um tanto amargo, quente e apimentado. Muito utilizado como condimento em diversos países, é ingrediente essencial do *curry*. Na culinária, pode ser usado como substituto da alcaravia e do coentro, em preparações com carnes, aves, sopas, queijos, pães, licores e molhos. Além disso, combina bem com couve, arroz, chucrute e com recheios.

- Cravo-da-índia (cravo aromático): originário das Filipinas e Ilhas Molucas, o craveiro é uma árvore sempre verde e alta. O cravo-da-índia possui sabor fortemente aromático e picante e é formado pelo ovário e pelos botões florais colhidos antes de desabrocharem. O nome (cravo) deve-se à sua forma semelhante à de um cravo de ferradura. O azeite, oriundo dos botões florais, é usado na indústria de perfumes e sabonetes. Para saber se os cravos têm boa qualidade, deve-se verificar se são oleosos e difíceis de serem quebrados. O cravo é vendido em grãos (inteiros ou moídos) e também na forma de essência, utilizada na indústria de alimentos para aromatizar doces. Sua utilização doméstica inclui:

ingrediente de pastéis, tortas, compotas doces, pudins, bolos e pães, vinha-d'alhos, peixes, quentão, vinho quente, e em diversos assados de carnes e peixes. Também pode ser usado para decorar, em pernil assado, tênder, conservas, xaropes e drinques; para aromatizar frutos insípidos e bebidas; e dar sabor a molhos.

- Cúrcuma (açafrão-do-amazonas, açafrão-da-terra, gengibre dourado): não se sabe ao certo a origem da cúrcuma, pois é uma planta que não cresce de forma espontânea. É semeada por meio de fragmentos de rizomas e colhida aproximadamente 10 meses mais tarde, depois de murchas as flores. Os rizomas são desenterrados, limpos e fervidos; logo secam, devendo ser conservados inteiros ou moídos. Esses rizomas subterrâneos – curtos, grossos, acinzentados por fora e amarelados internamente – contêm um óleo essencial (azeite de cúrcuma), utilizado para fabricar perfumes. A cúrcuma é muito aromática, tem sabor delicado, levemente picante; muito usada como corante vegetal, condimento e também como substituta do açafrão por ser de menor custo e dar o mesmo colorido. Como condimento, é utilizada em ensopados, sopas, peixes, molhos, ovos, queijos, bebidas de frutas, licores e saladas. Constitui ingrediente essencial do *curry*, ao qual empresta a cor e o sabor. É adicionada à mostarda, aos curtidos e a diversos molhos.

- *Curry* (caril): de origem indiana, é composto de uma mistura de até 30 ingredientes, que podem variar; basicamente, constitui-se de: gengibre, pimenta dedo-de-moça, pimenta vermelha, canela em rama, cominho, pimenta-do-reino, cardamomo, cravo, erva-doce, cúrcuma e coentro em grãos. Todos esses temperos, reduzidos a pó, são usados em dosagens diferentes. É utilizado em carnes, peixes, ovos, galinha, molho de *curry*, molho francês, tomates recheados, sopas de peixes, moluscos, assados em geral e legumes cozidos.

- Gengibre (mangaratiá, mangarataia): originário da Índia e da Malásia, seus rizomas (impropriamente chamados de raízes) são subterrâneos, carnosos e espessos, com ramificações e nodosidades. Tem sabor doce e aroma intenso e pode ser encontrado nas seguintes formas: escuro (ou com a casca), inteiro ou moído; branco cristalizado. É melhor adquiri-lo em raiz e não moído, pois é comum serem adicionados outros produtos às especiarias moídas. O gengibre com casca e *in natura* é muito saboroso. Apreciado no Norte do Brasil, nas culinárias árabe, japonesa, chinesa e inglesa, é um condimento excitante e estimulante, considerado a "pimenta" de cremes e pudins. É utilizado em bebidas quentes como o quentão e na elaboração da cerveja de gengibre. Na culinária, a raiz picada fina ou ralada é usada em picles, molhos para presuntos ou galinha, chucrute, molho de tomate e em preparações orientais. O gengibre moído é usado em doces, bolos, pães e bebidas quentes, tortas, biscoitos e pudins. Também se emprega gengibre em frutas enlatadas e cozidas, sopas de legumes e queijos. É um ingrediente indispensável no preparo do *curry*.

- Gergelim (sésamo, gingilim, jerxelim): originária do Oriente, a planta possui cápsulas que se abrem; quando as sementes estão maduras, são minúsculas, planas, lustrosas e sua cor varia do branco acinzentado ao vermelho, pardo ou preto. É encontrado em grãos, com ou sem casca, inteiro ou moído, e também como óleo, manteiga ou pasta. Na culinária são usadas:
  - Sementes ao natural: no preparo de pães, biscoitos, bolos, doces, tortas etc.
  - Sementes torradas: em saladas verdes ou de batata, queijo fresco, ensopado de peixe ou frango e sopas; na culinária japonesa envolvendo os sushis.
  - Pasta e óleo: em pratos árabes (como o *tahine*) e judeus (doce *halvah*).
- Mostarda-branca e mostarda-preta: as mostardas são da mesma família do agrião. A mostarda-preta é de origem asiática, tem sementes maiores que as da branca (o dobro) e coloração escura. A mostarda branca é de origem europeia, tem sementes pequenas de cor castanha de diversas tonalidades. Uma das primeiras preparações com a mostarda foi a mistura com o mosto de uvas frescas. São utilizadas as folhas e as sementes, sendo as pretas mais picantes. São encontradas em grãos inteiros, moídas (em pó) ou como preparações. As mostardas inglesas são comercializadas em pó; às vezes, misturadas com cúrcuma e gengibre. Os grãos inteiros são usados em conservas (principalmente de pepino), assados, no chucrute e no auxílio de conservação de carnes e pescados. Moídas (em pó) são preferidas pelos ingleses e norte-americanos. É utilizada em algumas preparações de *curry*.

Acompanha bem carne de porco, salame, linguiça, salsicha, carnes frias, maionese, saladas, peixes, molhos, presunto e queijos. Suas folhas tenras podem ser consumidas cruas, em saladas ou como ingrediente de sanduíches e tortas.

- Noz-moscada: a parte apreciada é a que fica dentro do caroço. A noz-moscada é vendida ao natural (a noz inteira) para ser ralada e em pó. Na culinária, é empregada em peixes, preparações à base de queijos, molho branco, purês, ponche, bebidas quentes, quentão, bolos, tortas, pudins, gemadas doces, molhos em geral, doces assados, coberturas doces, rosquinhas e estrogonofe. É bem aceita se for polvilhada sobre legumes, como a couve-flor.

- Páprica: originária da Hungria, é produzida a partir de uma espécie vermelha, longa, grossa e não picante de pimentões, que são secos e reduzidos a pó. A páprica picante é produzida com espécies de pimentão picante. No Brasil, o urucum seco, em pó, é vendido como colorau (colorífico), mas não tem o mesmo sabor. A páprica é utilizada salpicada sobre o alimento, para colorir e conferir sabor em batata, couve-flor, salada, peixe e frutos do mar. Pode, ainda, ser misturada à manteiga para fazer a manteiga de páprica.

- Pimenta-da-costa: originária da Etiópia, veio para o Brasil com os escravos. É muito semelhante à pimenta-do-reino e pode substituí-la. Normalmente, é utilizada na culinária baiana (que tem sua origem na culinária africana) e também nas culinárias indígena e sertaneja.

- Pimenta-da-jamaica (*allspice*, murta-pimenta, pimenta-de-coroa): originária da Jamaica, Cuba e do México, seus frutos dispõem-se em bagas, que devem ser colhidas verdes e secas ao sol até ficarem pardo-avermelhadas. A pimenta-da-jamaica tem sabor picante, mas suave, parecido com a combinação de cravo-da-índia, canela e noz-moscada; por isso os norte-americanos chamam-na de *allspice* ("todas as especiarias"). Em doces e salgados, pode ser utilizada:
  - Inteira: sopas, conservas, molhos, tempero de carnes, peixes, salsicharia e picles.
  - Moída: bolinhos de carne, molho de tomate, peixes, mariscos, cenouras, pastéis, bolos, pudins de leite e chocolates, tortas de frutas, cremes, licores e o *pimento dram* (bebida muito apreciada na Jamaica). É também ingrediente de algumas misturas do *curry* indiano.

- Pimenta-do-reino (pimenta-da-índia, pimenta-preta, pimenta-ordinária, motanga, malago): a pimenta-do-reino, conhecida como a rainha das especiarias, é a baga de uma planta nativa das florestas equatoriais da Índia, a *Piper nigrum*. É uma trepadeira perene que leva 8 anos para atingir a maturidade e, em boas condições, continua a dar frutos durante 20 anos. A pimenta é apreciada pelo seu aroma quente e sabor picante, que dá profundidade e equilíbrio a muitos pratos. Pode ser utilizada nas seguintes formas:
  - Pimenta-verde: colhida antes de amadurecer, bem tenra, é conservada em óleo ou vinagre e é a mais perfumada.
  - Pimenta-preta: colhida antes das bagas estarem completamente maduras, é posta para secar até ficar negra e rugosa (é a pimenta-do-reino).
  - Pimenta-branca: colhida madura e colocada de molho para retirar a camada externa que reveste os frutos; é uma pimenta mais fina e mais aromática que a preta.

É preferível adquirir a pimenta em grãos e moê-la, para haver menor risco de fraude (como a de misturar grãos de pimenta com sementes secas de mamão). As formas mais comuns de uso são:

- Grãos: para sopas, picles e carnes.
- Moída: para molhos, carnes, caldos, legumes, saladas e ovos.

A pimenta-branca, de sabor mais suave, é preferida para peixes, molho branco, salada de batata e maionese, pois desaparece ao ser misturada, não deixando o salpicado de pontinhos pretos que a pimenta-preta deixa. A pimenta-preta é usada, geralmente, em carnes vermelhas e refogados.

- Pimenta-malagueta (ou pimenta-cumari, comarim): cultivada sobretudo na Índia, no México, no Japão, na Turquia, na África e no Brasil, é uma planta perene, produz frutos que variam de vermelho a alaranjado e/ou a amarelo, e possui aroma e sabor muito picantes. Tem um lugar de destaque na culinária nordestina (principalmente na baiana). É encontrada fresca (ainda verde) ou madura (amarela, vermelha ou arroxeada), e seca (em pó ou em conserva, forma mais consumida). As partes mais picantes das pimentas são as fibras internas e as sementes, com poucas exceções; quanto menores as pimentas, mais ardidas são. Podem ser usadas em todos os tipos de preparações. As variedades brasileiras de pimentas "ardidas" são: pimenta-cumari, pimenta-pintada, pimenta--de-cheiro, pimenta-caiena (ou pimenta-de-queimar), pimenta-do-diabo (os índios chamam-na de urariquema), pimenta-vermelha (bem quente, seca e moída, é chamada de caiena na Ásia e na Europa), pimenta dedo-de-moça e pimentinha.

- Segurelha: originária da Europa, a segurelha possui sabor forte e picante, que lembra o da pimenta. É considerada ideal para todo tipo de feijão e fava. Pode ser encontrada fresca ou seca, condição que ainda a mantém muito aromática, e colocada em preparações como favas, feijões, lentilhas e grão-de-bico. Também tempera carnes, aves, peixes, salsichas, sopas, recheios, ovos, saladas e vinha d'alhos.

- Zimbro: encontrado em bagos, constitui ótimo condimento; o zimbro surpreende pela mistura exótica de sabores que apresenta e é utilizado com a mesma finalidade da pimenta. Há diversas bebidas alcoólicas à base de zimbro; o gim é a mais conhecida. Na culinária, as bagas podem ser usadas como tempero:
  - Inteiras: em carnes, caldos, cozidos, vinha-d'alhos e com repolho.
  - Moídas: aves, caças e coelhos.

O gim, produto do zimbro, dá gosto a molhos de carne e serve para flambar omelete e carnes.

ERVAS AROMÁTICAS

As ervas são folhas das plantas que exalam aroma e ressaltam o sabor dos alimentos. Podem ser também utilizadas para conferir um novo sabor às preparações.

- Aipo (salsão): originário da Europa, é muito cultivado no Brasil. Há variedades de aipo com sabores e aromas diferentes. Entre as mais conhecidas estão o aipo-branco, o aipo-tronchudo, o aipo-rábano, o aipo-

-gigante e o salsão-de-cabeça. As folhas e os talos são usados crus ou cozidos, como verduras e também como aromatizantes de ensopados, sopas, molhos, saladas e carnes. Os grãos são empregados para dar sabor e aroma a picles, queijos, couve-flor, bolos de carne e peixes de forno. O sal de aipo (ou sal com aipo) é usado em saladas de batata, coquetéis de tomate, carnes (bifes) e sopas.

- Alecrim (rosmanhe, rosmarinho, alecrim-de-jardim, alecrim-rosmarinho, libanotis): originário da Europa, é um arbusto muito ramificado. O alecrim possui caule lenhoso, folhas abundantes e finas, e flores que formam pequenos cachos. Toda a planta exala um aroma intenso e agradável; o sabor de suas folhas é fortemente aromático, picante e canforáceo. Para conservar o alecrim, basta deixá-lo secar e guardá-lo em recipiente fechado sem umidade. Por conter tanino, óleo essencial, borneol, cineol, cânfora e outros princípios ativos, é muito utilizado em culinária, farmácia e perfumaria. Na culinária, é aconselhado para preparações com carne ou aves. Pode ser usado para sopas, molhos, batatas e chás. Os italianos utilizam muito em assados de carneiro, cabrito e vitela. É usado sobre as brasas quando se prepara churrasco, para perfumar a carne e o ambiente.

- Alfavaca (manjericão-grande, basilicão-grande): variedade arbustiva de manjericão. As folhas devem ser colhidas quando as flores começam a despontar, para que fique armazenado o máximo de seu aroma. É utilizado para temperar sopas, molhos, linguiça, carne de porco, peixes e outros frutos do mar.

- *Bouquet garnier:* é um amarrado de salsa, louro, tomilho e cebolinha, que se coloca nas preparações para dar mais sabor principalmente às sopas, aos caldos e molhos. Retira-se na hora de servir.

- Cebolinha-verde e cebolinha-francesa: originárias da Europa Ocidental, as duas espécies têm o mesmo uso. A francesa é mais miúda e de sabor mais delicado. São fontes de vitaminas A e C. Como os talos são cortados para tempero, nas hortas raramente se chega a ver as flores que podem ser usadas em saladas. Tanto a cebolinha-verde como a francesa são vendidas frescas ou desidratadas. Fazem parte, juntamente com a salsa, dos ramos de cheiro-verde. Na culinária, devem ser picadas muito miúdas para tempero. Podem ser usadas em omeletes, sopas, molhos, legumes cozidos, bolinhos de carne ou peixe, saladas, molho tártaro e molho verde, com cenouras ou batatas douradas. Podem ser adiciona-das ao queijo de minas ou à ricota, para sanduíches e canapés.

- Cerefólio: originário da Europa (Sudeste), seu nome significa "folha da alegria". É fácil de cultivar e apresenta semelhança com a salsa, mas não deve ser fervido, pois perde seu aroma. Deve ser colhido antes da floração. O cerefólio é muito utilizado na cozinha francesa (base das *fine herbs*). Suas folhas, finas e delicadas, quase desaparecem depois de secas. Devem ser guardadas em recipientes herméticos, longe da luz. Usa-se em sopas, maioneses, molhos para saladas, molhos quentes cremosos, carne assada, fria ou quente, e deve ser cortado diretamen-te sobre o alimento preparado. Os grãos moídos são bons temperos para colocar em frios (presunto, salsichão etc.).

- Coentro (salsa-chinesa): originária do Oriente. A planta exala um cheiro forte até que os frutos, inadequadamente chamados de sementes, de aroma doce intenso e característico, amadureçam. Depois de secos, esses frutos (redondos, pequenos e açucarados) adquirem um odor es-pecial quando triturados. Encontram-se à venda inteiros ou moídos.

  - Coentro fresco: é vendido em ramos e buquês. Suas folhas, seme-lhantes às da salsa, são usadas como condimentos em refogados, peixes, mariscos, camarões, sopas e saladas.

  - Grãos inteiros: são usados na preparação de salsichas, linguiças, conservas e picles.

  - Grãos moídos ou socados: são usados em carnes, aves, sopas, pães e doces assados, tortas e pastéis, e misturados com manteiga e mel passado no pão. Quando moído, é ingrediente do *curry*.

- Erva-cidreira (melissa, cidrilha, chá-de-frança, chá-de-estrada) ou ca-pim-cidreira, capim-santo, capim-limão: suas folhas possuem sabor muito doce e um intenso aroma semelhante ao do limão. Deve ser seca em local fresco e sem pó, e guardada em vidros para conservação. Na culinária, é utilizada em sopas, ensopados, saladas, canja, guisados de peixe e frango, sucos, saladas de fruta, gelatinas, marmeladas e outras sobremesas, podendo ainda ser usada em molhos de ervas. As folhas frescas também combinam bem com saladas e verduras. A erva-cidrei-ra é muito usada para chá.

- Estragão: originário da Rússia e da Ásia e chamado pelos turcos de "língua do dragão", é muito usado na culinária internacional. Para conservá-lo por algum tempo, deve-se passá-lo rapidamente em água fervente e guardá-lo em um vidro com água salgada. É encontrado à venda fresco ou em conserva. As folhas, quando secas, perdem o aroma. Pode ser usado em sopa de verduras, carnes, aves, peixes, vagem, favas, saladas e suco de tomate. Faz-se também o vinagre de estragão, usado em maionese e molhos; pode ser usado como substituto do alho.
- Funcho (erva-doce): originário do sul da Europa. Há diversas espécies de funcho:
  - Funcho amargo: o condimento mais empregado.
  - Funcho doce (de Florença): utilizado em saladas, cru ou cozido, é conhecido também como erva-doce.

Do funcho, aproveitam-se as raízes (aromáticas e picantes), os talos e as folhas (que têm sabor de anis) e os grãos (sementes). É vendido fresco ou seco (folhas e sementes inteiras ou moídas). Na culinária, as folhas picadas bem finas melhoram o sabor oleoso de certos tipos de peixes frescos ou salgados. Também temperam saladas, peixes e assados. Os talos tenros e as folhas são usados em sopas, molhos e costeletas; as sementes, em pães, torta de frutas, pastéis, molho para macarrão, bolo de carne, feijões e nabo. Na Itália, as tainhas cozidas, as sardinhas e os figos secos costumam ser consumidos com funcho.

- Hortelã (hortelã-de-cozinha, hortelã-de-horta, hortelã-pimenta, poejo-menta): o gênero menta agrupa cerca de 25 espécies pouco diferentes entre si, mas todas com sabor característico e aroma refrescante muito conhecido. A variedade que mais se destaca é a hortelã-pimenta, a mais refrescante; geralmente vendida fresca, também é encontrada seca. Em farmácias, encontra-se o mentol ou óleo de menta. As hortelãs conferem sabor característico a batatas e cenouras cozidas, e dão toque especial a saladas, suco de frutas e verduras. A hortelã-pimenta é muito usada para confecção de balas, chicletes, pastilhas, bombons, licor de menta e frutas confeitadas. É usada também em chás e pode ser adicionada a ervilhas, beterrabas, porco assado ou grelhado, cordeiro assado e molhos em geral. As hortelãs perfumam chás e são usadas nas sangrias espanholas (espécie de ponche de vinho quente com frutas).

- Louro (louro-comum, loureiro-de-apolo, loureiro-dos-poetas): pertencente à família da canela e da cânfora, suas folhas podem ser colhidas em qualquer época do ano e devem secar no escuro por no mínimo 12 horas. Devem ser guardadas em recipientes fechados para que seus óleos aromáticos não se evaporem. Suas folhas em ramos são vendidas frescas ou secas. O louro também pode ser consumido em pó. Pode ser utilizado em sopas, feijão, ensopados, assados, peixes, aves e caças, batatas, cenoura, presunto, língua, carnes e "picadinhos".

- Manjericão (basilicão, manjerico, erva-real, remédio-de-vaqueiro): há muitas variedades de manjericão, entre elas, a alfavaca. Todas as variedades possuem sabor inimitável, quente e balsâmico. Por suas qualidades, é chamado de erva-real. Quando fresco, tem sabor semelhante ao da pimenta, mas seu aroma, apesar de forte, é doce. Pode ser conservado em recipiente seco, com uma pitada de sal e coberto com azeite de oliva, ou no congelador, depois de rapidamente escaldado. Quando seco, adquire um sabor semelhante ao do *curry*. Na culinária, é utilizado de preferência fresco e deve ser colocado no último momento, antes de se consumir o alimento. Combina bem com salada de tomate, carnes, aves, ovos mexidos, molho de tomate, pizzas. Utiliza-se também no pesto (molho genovês servido com carnes e massas). É empregado no preparo de vinagre e óleos aromáticos.

- Manjerona: originária do Oriente, antigamente era usada para perfumar armários e inibir traças. É muito usada na culinária, às vezes no lugar do orégano, e pode substituir o tomilho. É encontrada fresca (em ramos) ou seca. É um tempero de odor penetrante, sabor quente e levemente apimentado. É usada em assados, molhos para carnes e costeletas, pizzas e molhos de tomate.

- Orégano (orégão): é uma espécie congênere da manjerona, mas distingue-se pelo tamanho, pela cor das flores (vermelhas ou brancas) e pelo aroma. Seu sabor e aroma parecem mais com os do tomilho do que com os da manjerona. Devem-se recolher suas folhas e flores durante a floração, e secá-las no escuro para conservar o aroma e o sabor. Na culinária, é o tempero típico de pizzas e molhos de tomate, também usado em carnes, ensopados, espetinhos de carne, peixe ao forno, sopas e molhos em geral; encontra-se fresco ou seco e também pode ser combinado com alfavaca. Os franceses utilizam-no fresco para temperar pepinos e cenouras; tempero indispensável em muitos pratos gregos, é chamado por eles de "rigani". Fresco, é muito usado em saladas de tomate.

- Raiz-forte (armorácia, rábano-rústico, mostarda-dos-alemães): há várias espécies de raiz-forte, algumas com folhas adocicadas, muito agradáveis ao paladar, que podem ser consumidas como verduras. Utilizam-se as raízes brancas carnosas e comestíveis que desprendem intenso aroma e têm sabor acre, picante e refrescante. A raiz-forte é encontrada fresca, congelada, em pedaços ou moída. Para consumo, pode ser ralada ou cortada em tiras finas (faz os olhos lacrimejarem, como a cebola). Misturada ao creme de leite ou vinagre, acompanha saladas. Serve como condimento de molho para peixe e para acompanhar cozidos ou assados de carne. Confere sabor a ensopados, sopas, caldos, molhos, saladas e combina com salsicha, ovos e presunto. Em pó, misturada ao vinagre, substitui a mostarda. É muito utilizada nas culinárias japonesa e alemã.
- Salsa lisa comum e salsa-crespa: a salsa possui folhas doces e, ao mesmo tempo, picantes, ótimas para realçar o sabor de outras ervas e temperos. É encontrada fresca (às vezes junto com cebolinha) ou seca. Resiste bem à fervura e à fritura, apesar de ter mais efeito quando adicionada após o término da cocção ou fritura, para a conservação do sabor e aroma. As folhas e hastes são mais usadas que a raiz. Temperam bem carnes, aves, peixes, sopas, vegetais e saladas.
- Sálvia (salva, sal-das-boticas): originária da Europa, possui sabor picante, levemente amargo e um tanto canforáceo. Deve ser usada com cuidado e em temperaturas não muito elevadas para não perder a cor e os óleos que contém. É encontrada seca ou fresca, e utilizada em carnes, aves, peixes, vegetais, saladas, ovos, queijos, salsicha e linguiça.
- Tomilho (timo): foi uma das ervas utilizadas pelos egípcios para o embalsamento das múmias. O tomilho é ingrediente importante nas vinhas-

-d'alhos e nos molhos para marinar. O timol, óleo extraído do tomilho, possui sabor característico, não sendo necessário usá-lo em abundância. É vendido fresco, seco ou em pó. Na culinária, é usado em sopas, peixes, carnes, aves, tomate, beterraba, cenoura, cebola, ovos e queijos. Também é empregado para conservar azeitonas e queijos.

ERVAS FITOTERÁPICAS

Alternativas aos medicamentos tradicionais, feitos à base de sementes, cascas, frutos e flores, são usados há milhares de anos por povos antigos. Pelo Brasil possuir a maior flora do planeta, o Ministério da Saúde criou o Programa Nacional de Plantas Medicinais e Fitoterápicos e incluiu 12 fármacos desse gênero no Sistema Único de Saúde (SUS).[1]

- Espinheira-santa (*Maytenus ilicifolia*): pode auxiliar no tratamento de gastrite e úlcera.
- Guaco (*Mikania glomerata*): pode ter ação expectorante e broncodilatadora.
- Alcachofra (*Cynara scolymus*): pode ser utilizada no tratamento de dispepsia funcional e de hipercolesterolemia.
- Babosa (*Aloe vera*): pode ser utilizada nos tratamentos tópicos de queimadura de 1º e 2º graus.

OUTROS

Outros tipos de ingredientes podem ser utilizados com a mesma função de realçar o sabor dos alimentos ou preparações, ou mesmo imprimir-lhes um novo sabor. São eles: os temperos ou condimentos (temperos salgados, temperos ácidos e outros), os bulbos (alho, cebola e echalota) e os corantes (açafrão e urucum).

---

[1] Disponível em: http://www.brasil.gov.br/editoria/saude/2012/11/sus-tem-fitoterapicos-para-doencas-simples.

Temperos

Temperos salgados

Os temperos salgados são sal de cozinha puro (NaCl) ou grosso (com impurezas), sal com alho, sal e cebola, gersal, missô, glutamato monossódico e salitre.

Existem diferentes tipos de sal, como sal refinado, sal marinho, sal grosso, sal líquido, flor de sal (cristais que se acumulam na superfície de cavidades naturais de sal e são retirados com as mãos) e os sais *gourmet*: sal rosa do Himalaia (alto teor de cálcio, magnésio, potássio, cobre e ferro) e sal do Havaí (argila vulcânica vermelha em seu processo de produção).

- Gersal: condimento feito de semente de gergelim e sal. Para seu preparo, as sementes de gergelim são tostadas até dourar e desprender um aroma semelhante ao do amendoim; para cada 10 g de gergelim, adiciona-se uma colher de sal. A mistura é tostada e novamente moída (em moedor ou aparelho próprio), sendo chamada *suribachi*. Pode ser usada em cremes, sopas e arroz.
- Missô: pasta resultante de um longo processo de fermentação da soja em combinação com outros cereais. Pode ser usado em substituição ao sal, em sopas, refogados e leguminosas. Como o missô é salgado, não se deve acrescentar sal às preparações com ele condimentadas. É costume no Japão consumir um caldo feito com missô (*missoshiru*) na refeição matutina.
- Glutamato monossódico (ou pó chinês): originário do Oriente, intensifica o sabor dos alimentos. É um pó branco e fino derivado de proteínas vegetais, geralmente usado em aves, carnes, peixes, cozidos, ensopados, sopas, legumes, sopas desidratadas e produtos industrializados.

Temperos ácidos

- Vinagre: utilizado como tempero de salada; há muitas variedades – vinagre de vinho, de maçã, de framboesa, de banana, adicionado de estragão e balsâmico.
- Losna (absinto, losna-maior, alvina, erva-santa, erva-dos-bichos): originária da Europa (Inglaterra), é cultivada no interior do Brasil, e muitos acreditam em "poderes curativos". De sabor amargo e odor muito aro-

mático, pode ser encontrada fresca ou seca. Na culinária, é usada bem picadinha para temperar omeletes e saladas; com salsa e cebolinha-verde, é usada em assados e sopas. Na indústria alimentícia, entra na composição de muitas bebidas amargas, perfuma o vermute e é usada para preparar vinagre aromático para saladas.

- Limão: originário da China e da Índia; ao natural, tem sabor muito azedo. Seu suco é utilizado para fazer limonada (refresco de limão, com água e açúcar, este opcional), como ingrediente de bebidas alcoólicas ou industrializadas, em molho para salada e como agente emulsificador (maionese e musse). A casca do limão pode ser utilizada como aromatizante e como decoração de preparações doces e salgadas.

Outros

- Alcaparra: originária da Ásia, a parte utilizada como tempero são os botões florais, ainda não abertos, pouco menores que uma ervilha. Quando cultivada em vinagre, adquire um intenso sabor aromático, em virtude da presença de ácido cáprico. Para que se conservem suas propriedades intactas, não deve ser seca. Comumente, é colocada em conserva com água e sal. Os frutos da alcaparreira servem para o preparo de conserva, como picles, de sabor acre, picante e estimulante. As alcaparras temperam bem carnes, peixes e molhos por causa do sabor e perfume característicos. É ingrediente indispensável do molho tártaro, que acompanha carnes e aves, do molho para *carpaccio* e do molho de manteiga para a truta. Os franceses sempre usam alcaparras amassadas no preparo do molho branco.

- Azeitona (*Olea europaea*): um dos mais antigos frutos conhecidos, é cultivada em toda a região mediterrânea desde os tempos pré-históricos. A maior parte das azeitonas e azeites provém da sativa, oliveira largamente cultivada, ou da olestra, oliveira-brava, existento apenas na região mediterrânea. Os maiores produtores de azeitona são os países mediterrâneos em decorrência do clima. Não podem ser ingeridas cruas, devendo passar pelo processo de "cura" para perder o sabor amargo. Geralmente, são curadas inteiras, mas o esmagamento apressa o processo e facilita a extração do suco amargo. Existem duas variedades de azeitonas, as verdes e as pretas. A diferença entre ambas está no tempo de amadurecimento: as azeitonas verdes não amadureceram, e as pretas estão completamente maduras. As azeitonas são utilizadas como aperitivo, ao natural, temperadas ou recheadas. São ingredientes de recheio de tortas salgadas e de diversos salgadinhos (empadinhas e pastéis). Servem para decorar canapés, pizzas e drinques.

Bulbos

- Alho (alho-manso, alho-hortense): originário do sul da Europa, é uma erva culinária e medicinal. O bulbo é a parte da planta que é utilizada. Para eliminar o hálito desagradável, após o consumo de alho, deve-se comer maçã crua ou mastigar grãos de coentro, erva-doce ou cardamomo. O alho é vendido em bulbos, conhecidos como "dentes"; encontrado também em pasta (com ou sem sal, em pó e, às vezes, em temperos mistos). Na culinária, junto com cebola, salsa e pimenta-do-reino, é o tempero brasileiro mais comum. Pode ser usado inteiro, cortado em fatias, socado ou amassado. Não deve ser refogado ou frito até escurecer, pois fica amargo e com cheiro desagradável. O alho é utilizado em diversas preparações, como sopas, molhos, refogados, cozidos e ensopados, entre outros.
- Cebola: há diversas variedades de cebola; todas contêm um glicosídeo parecido com a essência de mostarda, um azeite picante volátil, um hormônio vegetal semelhante à insulina, bem como grandes quantidades de vitamina C e outros minerais. As variedades diferenciam-se por: tamanho, cor, aroma e sabor mais ou menos picante. Na culinária, as variedades pequeninas e brancas são usadas para conserva. A cebola crua é ótima, e usada em bifes, molhos e vinagrete. Refogada em manteiga ou óleo, é tempero ideal para arroz, carnes, legumes e verduras. É usada em omeletes, sopa de cebola e, com cravos-da-índia espetados, em sopas de legumes ou caldo de carne. A cebola crua, quando ingerida em excesso, deixa odor forte no hálito e na transpiração.
- Echalota: da família da cebola cultivada, é difícil encontrá-la no Brasil. Difere da cebola, uma vez que plantada na terra divide-se em grande número de bulbos presos a um apoio comum. É mais bem tolerada por possuir sabor mais suave que o da cebola. Há duas espécies de echa-

lota, a avermelhada e a cinza (preferida pelos conhecedores). Encontrada *in natura* ou em conserva, é muito usada nas culinárias francesa, hispano-americana e oriental. A echalota tempera saladas, bifes, coelho e ostra.

Corantes

- Açafrão (açafrão-verdadeiro): originário da Europa Oriental e do leste asiático, é cultivado no Brasil desde os tempos coloniais. A planta que o produz possui folhas verdes alongadas e flores de cor lilás, com pistilos desenvolvidos de coloração alaranjada. É nestes pistilos que se concentra todo o seu valor, pois são eles que constituem a especiaria. O açafrão possui um óleo volátil, que lhe confere sabor amargo e cheiro característico. Seus pistilos, depois de secos, fornecem a matéria corante. Para se conseguir 1 kg de pistilos, são necessárias cerca de 150 mil flores, razão do alto preço e consequentes falsificações. Os pistilos são vendidos secos ou em pó. O açafrão serve para colorir e temperar queijos, doces, massas, arroz, carnes, sopas, pães e bolos; é usado na indústria para colorir madeiras, vernizes, cosméticos e licores.
- Urucum: é nativo das regiões tropicais americanas e de vários países da Ásia. Seu pigmento misturado a óleos silvestres é usado pelos índios para pintar o corpo. É boa fonte de vitamina C. É encontrado seco, para que as sementes sejam retiradas dos frutos, em sementes secas, ou em conserva, quando preparadas com óleo. Nessa mistura, o óleo é chamado de "molho de urucum" ao adquirir a cor das sementes. No Norte e no Nordeste, é comum o urucum em pó ser chamado de colorau e com ele ser confundido. Na culinária, é usado em sopas, arroz, molhos, aves, verduras, legumes, pães e doces; na indústria, é utilizado para dar cor amarelada a queijos e manteigas.

17

BEBIDAS

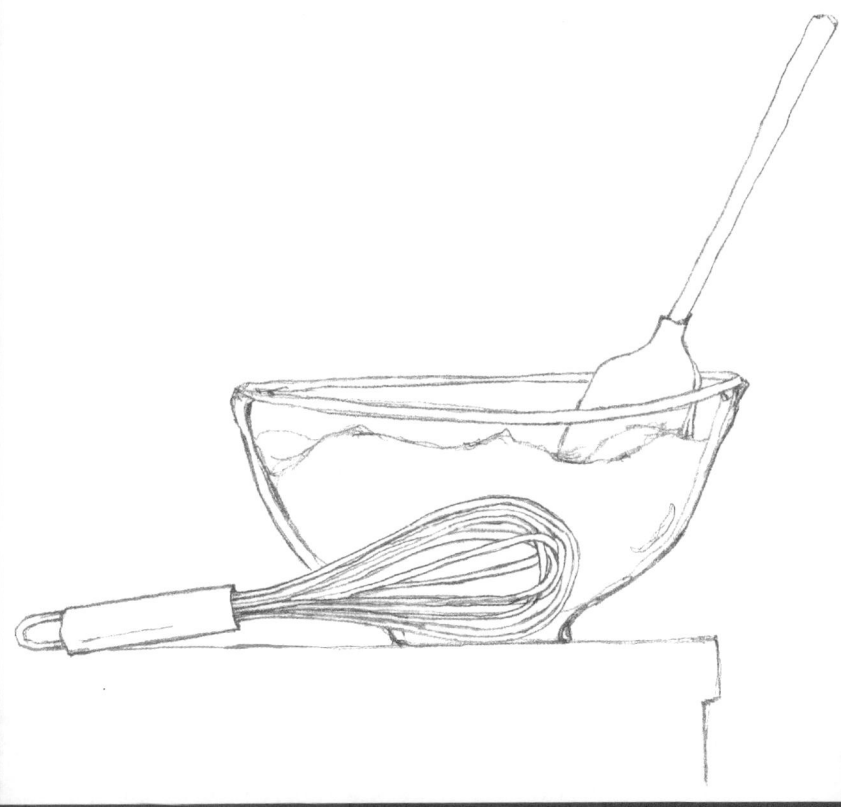

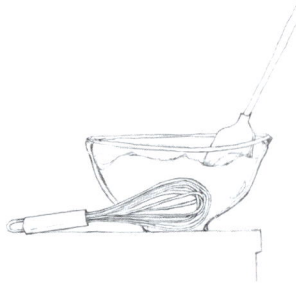

▶ SUMÁRIO

CONCEITO

São consideradas bebidas todos os tipos de líquidos incluídos no planejamento dietético e consumidos durante ou entre as refeições. Compreendem água, sucos, chás, café, refrigerantes e bebidas alcoólicas como vinho, espumante, cerveja etc. O valor nutritivo das bebidas é muito variável, pois possuem diferentes composições, combinações e teores alcoólicos.

As bebidas não alcoólicas mais comuns como os infusos (café e chá), leite puro ou leite com ingredientes como chocolate, suco, refrigerantes, refrescos, vitaminas e *milk-shakes* serão descritas a seguir.

INFUSOS

Infusão consiste em colocar água potável fervente (temperatura acima de 90°C) sobre alguma substância, geralmente vegetais aromáticos, deixando ficar em repouso, até que o líquido tenha absorvido o flavor (essência, aroma, sabor). Os infusos são os líquidos resultantes do processo de infusão, e os mais conhecidos são o café e o chá.

Café

É considerado a bebida preferida dos brasileiros. Obtido a partir do grão do café torrado e moído, geralmente é preparado por infusão em água quente ou fria (preparo do *cold brew coffee*). O café é consumido principalmente como bebida, mas é também utilizado em preparações culinárias, como musses, bolos, pudins, pavês, balas e sorvetes. Como exemplo temos o doce tiramisù que apresenta o café como ingrediente principal, em uma sobremesa tradicionalmente italiana.

A delicadeza do sabor do café é determinada pelas características físico-químicas do grão, pelo grau de torrefação e pela quantidade de pó utilizada na infusão. Ao torrar o grão de café, o calor libera seu aroma característico, proveniente do cafeol, substância volátil capaz de se dissolver na água.

Tipos de grãos de café

Há duas espécies de café mais exploradas comercialmente:

- Arábica: espécie mais conhecida pelo aroma e sabor, responsável por cerca de 75% da produção mundial. Os grãos têm formato longo e liso e contêm baixo teor de cafeína (0,8% a 1,3%).
- Robusta: espécie com alto grau de solubilidade, seus grãos são marrom-claros, de formato arredondado e irregular. De gosto forte e amargo, contém alto teor de cafeína (2% a 2,4%). Corresponde a 20% da produção mundial.

Tipos de moagem

A espessura da moagem do grão determina a área superficial do café que ficará em contato com a água.

Como os métodos para se obter a infusão podem variar (contato entre água e café), existem moagens específicas para cada tipo de método de infusão.

- Moagem grossa: doméstica, utilizando-se o sistema de coadores, obtém-se uma infusão de cor característica.
- Moagem fina: industrial, utilizando-se o sistema de fio ou gotejamento, obtém-se um café forte.
- Expresso: industrial, moagem muito fina, própria para máquinas de café expresso.

Valor nutritivo

O café apresenta baixo valor calórico e nutritivo. Em sua composição, há cafeína, flavonoides, ácidos clorogênicos e ácidos nicotínicos. A cafeína é uma substância estimulante, que atua principalmente no sistema nervoso.

Preparo do café

No preparo do café, deve ser utilizado café torrado, moído e de preferência empacotado a vácuo. A concentração da infusão varia de acordo com o método de preparo; em geral, é utilizado na concentração de 6 a 10%.

O café torrado e moído reage com o oxigênio, em contato com o ar, perdendo o anidrido carbônico e os óleos voláteis, que lhe conferem aroma e sabor. Por isso, deve ser guardado em lugar seco e fresco em recipientes herméticos.

Na preparação do café, a água deve ser recém-fervida e resfriada a 88-92°C, para preservar o sabor e o aroma. Recomenda-se não usar água fervente.

Métodos de preparo

Existem várias formas para se preparar o café:

- Ebulição: o pó de café é colocado em água fervente e deixado em ebulição por 2 ou 3 minutos para assegurar uma maior dissolução da cafeína e do cafeol. O aumento do tempo de cocção extrai mais tanino e favorece a perda do cafeol.
- Gotejamento usando filtro de papel: o pó de café é colocado dentro do filtro e a água quente é despejada aos poucos para o gotejamento.
- Extração por pressão: o café expresso é produzido por uma caldeira de pressão que faz com que a água quente e o vapor sejam expelidos por meio de uma pequena quantidade de café, para produzir uma ou duas xícaras de cada vez. O café expresso tem sabor forte, levemente amargo.
- Café turco: consiste em colocar açúcar, água e pó (nessa ordem) em um pequeno bule metálico (*ibrik*) e deixar ferver. O pó deve ser bem fino, pois o café tem de ser servido diretamente após a fervura.

Deve-se evitar o uso do coador de pano, mas, se utilizado, deve ser escaldado e higienizado adequadamente.

Recomenda-se não reaquecer a infusão para evitar a perda das substâncias aromáticas e a concentração do tanino (sabor mais amargo). A água utilizada deve ser de boa qualidade, sem aromas ou odores desagradáveis, que influenciam no sabor final da preparação.

Tipos de café

Além do café torrado e moído, existem outras formas de apresentação do café: em pó aromatizado, em pó descafeinado e café instantâneo (solúvel).

- Café em pó aromatizado: café com adição de aromatizantes. Os sabores disponíveis são menta, canela, coco, chocolate com trufas, baunilha, baunilha com nozes, avelã, amêndoa, cravo e outros.
- Café em pó descafeinado: café em pó, do qual foi extraída a cafeína, mergulhando-se os grãos em água ou solvente.

Café com adição de outros ingredientes

No preparo do café, o grão é utilizado torrado puro, mas a bebida pode ser consumida com outros ingredientes:

- Café-creme: acompanha creme de leite.
- Café vienense: acompanha creme de chantili.
- Café glacê (gelado): café frio com creme de chantili.
- *Irish coffee*: café quente com açúcar e uísque irlandês; acompanha chantili ou água quente.
- Capuccino: bebida preparada com café, leite, chocolate, canela em pó e chantili.

Blend de café

Um *blend* de café é uma composição de grãos diferentes. Os grãos de café podem ser misturados para obter o máximo de variedade e qualidade na xícara. Essa mistura pode ser feita entre diferentes tipos de grão ou entre cafés de regiões de várias partes do mundo todo. Os resultados nem sempre correspondem ao esperado, pois os grãos de cada safra de café têm aspectos únicos influenciados pelo clima, maturação, entre outros fatores, que podem influenciar no sabor final. O ponto de torra é um dos processos mais importantes na elaboração do sabor de café *gourmet*. As variações da torra resultam, por exemplo, em sabores distintos de uma mesma variedade de café arábica.

O *blend* pode ser encorpado ou leve, amargo ou adocicado, com acidez acentuada e aroma forte ou fraco. Podem ser escolhidas até quatro variedades para compor o *blend*. Deve ser definido o nível de torra mais apropriado para acentuar a característica de cada variedade, que será torrada separadamente e depois misturada para formar o *blend* final. O tipo de moagem deve ser definido entre as várias opções: café em grão torrado, café expresso, filtro/coador, cafeteira italiana, prensa francesa (*french press*), café turco e grão verde.

Tipos de cafés arábica disponíveis para formação do *blend*:

* Bourbon amarelo: aroma intenso, suavidade e sabor adocicado conferem características típicas a essa variedade de café arábica.
* Catuaí: é um café leve e suave, com acidez média.
* Acaiá: grão de alta doçura, corpo médio e equilíbrio.
* Variados (acaiá e bourbon): uma combinação de acaiá e bourbon. Aroma intenso e suavidade são características típicas do bourbon. Grão de alta doçura, corpo médio e equilíbrio são características típicas do acaiá.

Curiosidades

O café mais raro, saboroso e caro do mundo, o Kopi Luwak, é originário da Indonésia. Um estudo realizado pelo pesquisador italiano Massimo Marcone, em 2004, confirmou que os grãos são mesmo processados pelo sistema gastrointestinal e depois retirados dos excrementos da civeta, um mamífero parecido com um gato selvagem, que não existe no Brasil (na Indonésia, as palavras Kopi e Luwak significam, respectivamente, café e civeta).

O civeta come somente os frutos mais doces, maduros e avermelhados do café, que são digeridos pelo seu organismo, com exceção dos grãos, que são excretados nas suas fezes. Essa produção limitada dos grãos (menos de 230 quilos por ano) faz o sabor inigualável (mistura de chocolate e suco de uva), menos ácido e amargo e com o preço alto (cerca de mil dólares o quilo).

Outra curiosidade sobre cafés exóticos e caros é a do Jacu Bird, tipo de ave. Esse café é comercializado para as melhores cafeterias de Tóquio,

Londres, Los Angeles e São Francisco. Os grãos do Jacu Bird são colhidos das fezes do jacu, que come os melhores frutos do cafeeiro, aqueles sem defeito e completamente maduros. O sabor desse café é equilibrado.

Chá

O chá é um infuso proveniente da imersão de folhas, ervas ou flores de algumas plantas em água fervente para extrair-lhes as substâncias aromáticas.

Existem vários tipos de chá: o verde, o preto, o *oolong* e o mate.

- Chá-verde: obtido de folhas secas e fervidas, que não sofreram fermentação. Apresenta cor suave e possui mais tanino que o chá-preto.
- Chá-preto: obtido de folhas fermentadas antes de serem secas. Varia de sabor suave a forte. O processo de fermentação deixa o tanino insolúvel e libera substâncias aromáticas. Para a preparação, deve-se adicionar as folhas em água fervente, tampando o recipiente para que não se percam as substâncias voláteis.
- Chá-mate: é o infuso proveniente da imersão de folhas da planta *Ilex paraguayensis*. Os tipos mais consumidos de mate preparado são o verde e o torrado. O mate verde é empregado no preparo de chimarrão, e o torrado é utilizado para o preparo de infusão comum. O chá-mate também pode ser consumido gelado e com adição de aromatizantes, como limão, pêssego e canela.
- Chá-*oolong*: intermediário entre o chá-verde e o preto; depende do estado de fermentação.

Leite com chocolate

O achocolatado, mistura de cacau em pó e açúcar, normalmente é preparado com leite. Pode ser servido quente ou gelado, com ou sem a adição de outros ingredientes, como: hortelã, gengibre, chantili, especiarias (canela e cravo-da-índia), laranja cristalizada ou casca de laranja, gema, vinho, creme de leite etc.

O consumo de leite com chocolate está bastante difundido e é uma preparação de elevado valor calórico.

Guaraná

Bebida estimulante por seu alto teor de cafeína, consumida na forma de chá ou refrigerante. Para elaboração do guaraná, são utilizadas as sementes de *Paullinia cupana*. Como refrigerante, é elaborado com extrato de guaraná, açúcar, acidulantes (como o ácido cítrico) e substâncias aromáticas.

Sucos

Os sucos são os líquidos obtidos da extração de frutas maduras e de legumes. Os sucos de frutas classificam-se em: integral; concentrado: parcialmente desidratado; e o desidratado: produto na forma sólida, obtido pela desidratação do suco de fruta com, no máximo, 3% de umidade.

Os sucos de frutas mais consumidos são aqueles extraídos de frutas como laranja, limão, abacaxi, maçã, manga, maracujá, melão, morango, acerola, cajá, uva, melancia. Os sucos de legumes mais consumidos são de cenoura, beterraba e tomate.

Os sucos, servidos gelados, possuem efeito refrescante. Os industrializados são comercializados em latas, garrafas plásticas ou de vidro e caixas de papelão; podem ser concentrados ou prontos para beber.

Foram realizados estudos pela Dra. Sonia Tucunduva Philippi, que demonstraram valores médios para a quantidade de unidades de frutas necessárias para produção de sucos de frutas, obtidos por meio de uma centrífuga:

- Suco de laranja (tipo pera): para 380 mL de suco são necessárias 2,5 unidades médias de laranja, considerando o peso líquido de uma laranja 100 g.
- Suco de caju: para 340 mL de suco são necessárias 3 unidades médias de caju, considerando o peso líquido de um caju com casca sendo de 113 g.

- Suco de manga tipo Tommy: para 380 mL de suco são necessárias 2 unidades médias de manga, considerando o peso líquido de uma manga 194 g.
- Suco de goiaba vermelha: para 440 mL de suco são necessárias 2 unidades médias de goiaba, considerando o peso líquido de uma goiaba com casca sendo de 193 g.
- Suco de pêssego tipo nacional: para 410 mL de suco são necessárias 4,6 unidades médias de pêssego, considerando o peso líquido de um pêssego com casca sendo de 92 g.
- Suco de uva tipo Crimson nacional: para 320 mL de suco é necessário 1,6 cacho médio de uva, considerando o peso líquido de um cacho com casca sendo de 214 g.
- Suco de maçã tipo Fuji: para 200 mL de suco são necessárias 2 unidades médias de maçã, considerando o peso líquido de uma maçã sendo de 100 g.

Refrigerantes

Os refrigerantes são bebidas gaseificadas que contêm extrato de frutas, açúcar, essências, flavorizantes e aromatizantes. Os mais consumidos são os refrigerantes de guaraná, cola, laranja, limão e água tônica.

Os refrigerantes também são apresentados nas versões *diet* e *light*, com substituição do açúcar por adoçantes artificiais.

Refrescos

Refrescos são bebidas não alcoólicas, obtidas por dissolução de açúcares, suco de frutas, extratos de sementes e vegetais em água potável.

Vitaminas

As vitaminas são bebidas preparadas à base de frutas (banana, maçã, mamão e outras) com leite, suco de frutas e/ou cereais (aveia, arroz, milho e trigo).

Milk-shake

Milk-shake é uma bebida gelada, preparada à base de sorvete e leite, servida em copos altos. Podem ser acrescentadas coberturas de chocolate, caramelo, morango, *marshmallow* e chantili.

OUTRAS BEBIDAS

Bebidas *detox*

A expressão *detox* vem de uma abreviação da palavra *detoxification*, que significa desintoxicação, e no Brasil tem sido usada como representação de um produto que supostamente faz bem à saúde por possuir propriedades capazes de eliminar toxinas do organismo. Mas, segundo o Conselho Federal de Nutricionistas em nota técnica, faltam evidências científicas que amparam a utilização de dietas *detox* ou desintoxicantes.

- *Kombucha*: um chá gaseificado considerado uma bebida probiótica. A fermentação natural do chá produz um sabor ácido e levemente alcoólico. Ele pode apresentar variações de complementos e tipos de chás. A base pode levar chá-preto, chá de hibisco e outros alimentos como frutas vermelhas, gengibre, limão e outros.
- *Golden milk* (leite dourado): é uma bebida indiana, da medicina ayurveda, tem como base a cúrcuma e a pimenta-preta; o leite dourado é popularmente consumido para agir como anti-inflamatório e antioxidante natural.

BEBIDAS ALCOÓLICAS

Bebidas alcoólicas são produtos complexos que contêm álcool etílico e outros componentes que lhes conferem características sensoriais específicas. Possuem calorias vazias, isto é, não apresentam nenhum valor nutritivo. Em média, cada grama de álcool equivale a 7 kcal.

As bebidas alcoólicas podem ser classificadas em:

- Bebidas fermentadas: resultam de fermentação alcoólica (p. ex.: vinho, champanhe, sidra, cerveja e saquê).
- Bebidas fermento-destiladas: aquelas obtidas por fermentação de frutos ou plantas e posterior destilação do álcool (p. ex.: aguardente, cachaça, conhaque, uísque, rum, gim, bagaceira, pisco, tequila e vodca).
- Bebidas alcoólicas de mistura: aquelas que resultam de líquidos alcoólicos adicionados de água, substâncias aromáticas, açúcares (p. ex.: licores, coquetéis e batidas).

BEBIDAS FERMENTADAS

Vinho

Bebida alcoólica proveniente da fermentação da uva. Quando fabricado a partir de outras frutas (laranja, cereja, pera, maçã), tem o nome complementado: vinho de pera, por exemplo. Os principais elementos responsáveis pelo aroma, pela cor e pelo sabor dos vinhos são a matéria-prima empregada (tipo de uva) e a forma de manipulação do produto.

Os vinhos são classificados quanto à coloração, ao teor de açúcar, ao teor alcoólico e à classe.

Classificação quanto à coloração

- Vinho tinto: a coloração é dada a partir dos pigmentos naturais (antocianinas) encontrados nas cascas das uvas escuras. A diferença das tonalidades depende do tempo de fabricação e do tipo de uva; os vinhos jovens têm cor vermelho-violeta, enquanto os mais amadurecidos apresentam coloração vermelho-rubi.
- Vinho rosado: existem dois tipos: um é resultado da mistura de tintos e brancos, e o outro é fabricado com uvas escuras, porém as cascas são retiradas 24 horas após o início da fermentação.
- Vinho branco: é produzido a partir de uvas brancas ou escuras, e a fermentação acontece sem a presença das cascas.

Classificação quanto ao teor de açúcar

- Vinho seco: 1 a 3 g/L.

- Vinho suave: 3 g/L.
- Vinho doce: 5 g/L.
- Vinho licoroso: 5 g/L.

A diferença entre o doce e o licoroso está no teor alcoólico.

Classificação quanto ao teor alcoólico

O teor alcoólico dos vinhos é expresso em graus Gay-Lussac; 1 grau Gay-Lussac representa 1 g de etanol/100 mL de líquido.

- Vinho de mesa: 10 a 13°GL.
- Vinho licoroso: 14 a 18°GL.

Classificação quanto ao tipo

- Vinhos de mesa: elaborados com características apropriadas para o acompanhamento de refeições; também chamados vinhos de pasto, vinhos de consumo ou vinhos comuns.
- Vinhos espumantes: vinhos que apresentam maior quantidade de gás carbônico, resultado da própria fermentação. Entre os espumantes estão o moscatel e o champanhe:
  - Moscatel: fabricado a partir da uva de mesmo nome, adocicado, com baixo teor alcoólico; após ser extraído o mosto (sumo da uva antes da fermentação), ele é filtrado e conservado para começar o processo de fermentação. Esse é conhecido como método Asti.
  - Champanhe: produzido em Champagne (França), a partir do vinho branco já pronto e cujo anidrido carbônico é resultante de uma segunda fermentação alcoólica, daí a origem das bolhas características. Os diversos tipos de champanhe (*brut*, extrasseco, meio doce e doce) são obtidos pela adição de um licor denominado licor de expedição, elaborado a partir de substâncias e edulcorantes naturais, ou por adição de açúcar natural de uva ou de sacarose.
- Vinhos licorosos: possuem graduação alcoólica elevada e podem ser fortificados com aguardente de vinho. Dependendo do momento em que é adicionado o álcool, transformam-se em vinho doce natural ou

vinho de licor. Os vinhos licorosos mais conhecidos são o Porto, Xerez, Madeira, Málaga.

- Vinho do Porto: vinho branco ou tinto, típico de Portugal. Durante a fermentação, esse vinho recebe de 10 a 20% de aguardente de vinho. Por isso, seu teor alcoólico é elevado, cerca de 23°GL.
- Vinho Madeira: vinho produzido na ilha da Madeira, que recebe a adição de vinho do Porto e depois é envelhecido em tonéis de madeira em estufas submetidas a altas temperaturas (cerca de 50°C). Pode ser doce, meio doce, seco, suave e perfumado e é também utilizado em preparações culinárias, como molho para carnes.
- Vinho Xerez: vinho branco, proveniente da Andaluzia (Espanha).
- Vinho Málaga: vinho espanhol de elevado teor alcoólico, produzido na costa mediterrânea.
- Vinhos compostos: resultam da aromatização de vinhos com produtos vegetais e da adição de outros produtos; apresentam teor alcoólico entre 15 e 20°GL. O mais conhecido é o vermute, bebida alcoólica consumida como aperitivo, produzida a partir de vinho branco com infusão de vegetais (lírio, canela, noz-moscada e baunilha) triturados ou essências.
- Vinhos quentes: preparados com vinho tinto, açúcar, frutas picadas (maçã e abacaxi), canela em pau e cravo-da-índia.
- Vinho verde: vinho produzido a partir de uvas que não alcançaram a maturação completa. O vinho verde é um vinho de baixo teor alcoólico, levemente gaseificado e de elevada acidez (ácido málico e tartárico). Os vinhos verdes brancos devem ser servidos frios, e os vinhos verdes tintos refrescados.
- Vinho santo: vinho de sobremesa, fabricado na Grécia e em Veneza a partir de uvas secas no pé.

Conservação

Para conservação dos vinhos, devem-se observar fatores como temperatura e local de armazenamento. Podem ser guardados em adega a uma temperatura de 12 a 14°C constantes, evitando-se movimentação e com o cuidado de conservá-los sempre em ambiente à meia-luz e ventilado. Para guardar os vinhos em prateleira, a posição ideal é deitar a garrafa com o gargalo um pouco levantado, evitando muita pressão do vinho sobre a rolha.

Os vinhos possuem características como *bouquet* e aroma. *Bouquet* é o conjunto de sensações olfativas que um vinho proporciona. A temperatura ideal para o máximo desprendimento de *bouquet* varia:

- Vinho branco: 10-12°C.
- Vinho tinto jovem: 14-15°C.
- Vinho tinto envelhecido: 18-20°C.

Com relação ao aroma, os vinhos podem apresentar odores florais ou frutais. A qualidade do vinho depende da natureza, atividade e pureza do fermento alcoólico. Os vinhos provenientes de videiras de regiões de clima temperado e maturação lenta, sem excesso de calor, têm muito mais *bouquet* que os vinhos provenientes de regiões com sol forte.

Sidra

Sidra é uma bebida proveniente da fermentação do suco de maçã, cuja origem remonta aos gregos, egípcios e romanos, e a mais consumida é a gaseificada.

Cerveja

Bebida alcoólica fermentada, obtida pela fermentação da maltose (açúcar de cevada) em álcool e gás carbônico, processada pela levedura *Saccharomyces cerevisiae*. É fabricada a partir de malte (cevada germinada, torrada e moída) e aromatizada com lúpulo, planta trepadeira que confere à bebida sabor amargo e aroma. Possui teor alcoólico entre 4 e 6°GL.

Os tipos de cerveja são *ale*, *porter*, *stout* e *lager*. *Ale* é uma cerveja de cor clara, feita por fermentação superficial e contém mais água e mais lúpulo. A cerveja *porter*, mais escura, também produzida com fermentação superficial, é feita parcialmente de malte crestado. A *stout* é semelhante à *porter*, mas contém mais extrato e um teor alcoólico maior. Essas cervejas são de origem inglesa. A *lager* apresenta baixa fermentação, tem conteúdo alcoólico baixo e é envelhecida e rica em extrato. Os tipos mais conhecidos de *lager* são: *pilsener* (Pilsen), originária da República Checa, tem sabor delicado, é leve, clara e de baixo teor alcoólico. É a mais consumida no Brasil porque se adequa melhor ao clima. *Münchener*, de origem alemã, apresenta coloração escura e médio teor alcoólico. *Durtmunder*, também de origem alemã, possui coloração clara e médio teor alcoólico. *Bock*, de origem alemã, apresenta sabor mais forte e encorpado; geralmente de cor escura e de alto teor alcoólico. *Lambics*: com sabores únicos e processos de fabricação demorados, estão entre as mais caras do mundo.

A cerveja elaborada passa por um processo de pasteurização, enquanto o chope não é pasteurizado.

Existem vários tipos de cervejas artesanais preparadas a partir de e com combinações de diferentes ingredientes.

As cervejas industrializadas utilizam em média 60% de malte e os 40% restantes correspondem a outros tipos de cereais, com um tempo de maturação mais curto e rápido do que as cervejas artesanais. A cerveja artesanal é produzida com maior quantidade de malte, e considera o sabor e o aroma da preferência dos consumidores. Existem mais de 120 tipos de cervejas artesanais.

Saquê

Bebida alcoólica de origem japonesa, obtida pela fermentação do arroz. Pode ser seco ou doce, com teor alcoólico entre 14 e 25°GL. Segundo os mais tradicionais, o saquê pode ser consumido quente (38°C), ao natural ou gelado. No Brasil, é comum consumir o saquê gelado, servido no massu, uma pequena caixa quadrada de madeira, revestida de laca ou poliestireno; o sabor pode ser realçado com sal na borda do copo. Há seis categorias da bebida, do *futsuu-shu*, a comum, ao *daiguinjo*, a *superpremium*.

Shochu

O *shochu* tem uma vantagem em relação ao saquê: por ser destilado em uma temperatura de 90°C, o calor faz com que as partículas de açúcar se desprendam durante o processo, o que torna a bebida menos calórica. Tem entre 20 e 25%, enquanto o saquê, entre 15 e 16%.

Das bebidas asiáticas, aquelas que concentram níveis altos de álcool são as "cachaças chinesas", as *bai jiu* ("bebidas brancas").

A *moutai*, feita com trigo e centeio, tem 53% de grau alcoólico, superando a cachaça, o uísque, a tequila e a vodca e beirando os 54%, limite permitido no Brasil pelo Ministério da Agricultura.

Um pouco mais fracas são as chinesas do tipo *Huang jiu*, as "bebidas amarelas". Uma das mais famosas é a de Shaoxing, fermentada de arroz que possui uma coloração escura e teor alcoólico inferior a 20%.

Menos alcoólicas também são as coreanas *soju, bokbunja*. O *soju* tem gradação alcoólica de 20%, e como matérias-primas o arroz, a batata--doce e a cevada.

O *makkoli* – entre 6 e 8% de álcool – também é feito com arroz, mas entre as bebidas asiáticas é a única que possui coloração leitosa. O *bokbunja* é o "vinho coreano" de framboesa ou ameixa, com teor alcoólico de 15%.

BEBIDAS FERMENTO-DESTILADAS

Aguardente

Bebida alcoólica obtida da destilação de vários produtos fermentados (vinho, sidra, cana-de-açúcar, frutas etc.). Pode ser adicionada de substâncias vegetais permitidas (p. ex.: aguardente composta de gengibre), além de outras substâncias como açúcar, caramelo e mel.

Cachaça

Aguardente destilada, obtida por meio da fermentação e destilação do mel ou melado de cana-de-açúcar.

Conhaque

Bebida obtida pela destilação do vinho e posterior envelhecimento em tonéis de carvalho para adquirir cor, aroma e sabor. É considerado um digestivo e apresenta teor alcoólico de 38 a 45°GL.

Uísque

O uísque é uma bebida destilada originária da Escócia, obtida da destilação de cereais fermentados. O uísque escocês original é feito de malte puro; atualmente, o mais comum é uma combinação de parte de uísque de malte puro e uísque de grão (obtido a partir de grãos de centeio, cevada e milho, esmagados e fervidos sob pressão). Depois de destilado, o uísque é envelhecido por, pelo menos, 3 anos em tonéis de madeira, adquirindo aroma, sabor e coloração característicos. Pode ser consumido puro, com gelo ou água.

Rum

Aguardente de cana, fabricada com melaço de cana-de-açúcar por fermentação alcoólica e subsequente destilação. Para a obtenção de um produto de boa qualidade, é preciso um envelhecimento prolongado. Recém-fabricado, é incolor, mas, ao envelhecer, torna-se castanho-escuro, com odor e sabor característicos e agradáveis.

Gim

Aguardente de cereais (cevada, trigo, aveia), fabricada principalmente nos países anglo-saxões e nórdicos e na Holanda; em geral, aromatizada com frutos de zimbro (*Juniperus communis*), que conferem à bebida sabor e aroma específicos.

Bagaceira

Bebida resultante da destilação do produto de fermentação do bagaço de uva.

Pisco

Aguardente de vinho, originária do Chile e do Peru. O vinho utilizado para sua produção é do tipo moscatel; após ser envelhecido em recipiente de barro, o vinho é destilado em alambiques.

Tequila

Aguardente de origem mexicana, produzida pela destilação do sumo da haste floral do agave (*Agave americana*) fermentado. Para melhor desenvolvimento do sabor, a tequila é deixada em repouso em barris de carvalho por 3 anos.

Vodca

Bebida alcoólica de origem russa, obtida pela destilação de cereais e tubérculos como batata ou beterraba.

BEBIDAS ALCOÓLICAS DE MISTURA

Licores

São bebidas obtidas pela mistura de álcool etílico com diferentes substâncias, às quais podem ser acrescentados sacarose, xarope, mel, corantes e aromatizantes. Os licores mais conhecidos são: Cherry brandy (cereja), Curaçau (casca de laranja amarga), Kümmel (sementes de alcaravia), Marasquino (destilado de cereja), Peppermint (menta), Cointreau, Kirsch, Grand Marnier e Amarula, entre outros.

Coquetéis

Os coquetéis são misturas de dois ou mais ingredientes, como bebidas, frutas, sucos de frutas e gelo. As bebidas utilizadas podem ser alcoólicas ou não.

Os utensílios utilizados são:

- *Mixglass* (copo coquetel): para coquetéis com ingredientes líquidos.
- *Shaker* (coqueteleira): para coquetéis com ingredientes como creme, gema ou clara de ovos, suco de frutas ou açúcar.
- Copo para *long drink*: diferentes bebidas são misturadas no mesmo copo.

COPOS

Os copos são determinantes para o consumo dos diferentes tipos de bebidas, pois, de acordo com a cor e o formato do copo, as bebidas podem ser mais bem aceitas.

A espessura e a borda do copo interferem na maneira como o líquido se derrama sobre a língua e interferem na percepção do sabor. O tamanho da haste ou a espessura do copo também interferem na temperatura do líquido.

Bordas quadradas proporcionam fluidez mais suave e bordas redondas acentuam a acidez. Os copos devem ser segurados pela haste para que a mão não aqueça o bojo, com exceção no caso do conhaque, que deve ser segurado pelo bojo para que o calor da mão ajude a exalar o aroma.

Para se tomar cerveja existem vários tipos de copos, como: caldeireta, flauta ou copo viena, tulipa ou rabo de peixe, hannover, americano, bolinha ou balão, mug.

Os espumantes (champanhe) podem ser tomados em copos que controlam a evaporação dos gases, além da manutenção do frescor da bebida, como:

- *Flûte*, *tulipe*: a borda estreita reduz a área de perda de gases.
- *Large champanhe* ou *saucer*: o bojo grande permite o uso em coquetéis que tenham champanhe como base.

Para o vinho, pequenas alterações em cálices de bojo alongado adaptam-se a cada tipo. Nas provas de degustação são usados copos com características definidas por normas internacionais, os copos sem haste.

Outros tipos de copos

- Um dos mais usados na produção de coquetéis é o *old-fashioned*, que permite a adição de frutas e gelo. A base grossa evita troca de calor com a mesa.
- *On the rocks*: usado para bebidas puras ou com pouco gelo, tem metade do volume do *old-fashioned*.

- *Jigger* ou *shot*: usado para tomar a bebida pura com um único gole. O bojo é a medida de uma dose, e é feito de vidro.
- *Collins* ou *tal*: usado para drinques exóticos. Pelo tamanho do bojo, é indicado para drinques de longa degustação.
- *Mug*: usado para bebidas quentes, a alça protege a mão do contato com o copo quente; é feito de porcelana.
- *Tumbler*: pode ter diversos tamanhos. A sua borda larga permite drinques volumosos com gelo e decoração.
- Aquavita ou vodca: como não há preocupação com a manutenção da temperatura do líquido, o copo pode apresentar diversos formatos com haste. Usados para bebidas mais delicadas em que a manutenção da temperatura é essencial.
- *Cocktail glass*: junto ao *old-fashioned* é o mais usado no preparo de drinques.
- Cálice: usado para licores e *bitters,* possui bojo para pequena quantidade de bebida.
- *London dock*: usado para vinho do Porto, é feito com vidro robusto.
- *Coupette*: para drinques jovens e extravagantes.
- *Large balloon snifter*: usado para beber conhaque. O formato permite grande evaporação e concentração do aroma.
- *Sherry*, *jerez*: copo alongado, acentua os aromas frutados e a haste robusta evidencia o aspecto encorpado da bebida.
- *Absint drip*: vem com uma colher vazada para potencializar o álcool.

Os coquetéis classificam-se em:

- *Ades*: bebidas próprias para o calor, servidas em copos altos, com gelo, frutas e suco de limão.
- *Bucks*: bebidas próprias para o calor, aromatizadas com limão e *gingor alo*.
- *Cobblers*: preparados com gelo moído, vinho, uísque ou aguardente, como *brandy*, frutas, açúcar e, algumas vezes, uma pequena quantidade de suco de frutas ou refrigerante; servidos em copos altos, guarnecidos com frutas ou folhas de hortelã.
- *Coolers*: bebidas refrescantes, cuja composição básica pode ser sidra, *ginger ale* ou outro refrigerante, aos quais se adicionam açúcar, gelo e

suco de limão; servidas em copos *long tumbler*, decorados com pedaços de frutas.

- Crustas: coquetéis feitos à base de bebida destilada, suco de limão, curaçau, açúcar e gelo; servidos em copos de coquetel com borda passada no açúcar ("crustada"), decorados com uma cereja.
- *Cups*: bebida refrescante semelhante ao ponche, preparada com vinho branco ou vinho espumante, xarope de framboesa, licor curaçau, frutas picadas, gelo, suco de laranja ou soda.
- *Daisies*: bebidas fortes à base de *brandy*, gim, rum, uísque e outras aguardentes, adicionando-se *ginger ale*, xarope de *orgeat*, limão soda e gelo; servidas em copos *long tumbler*.
- *Egg-nogs*: preparado à base de ovo inteiro ou gema, açúcar, vinho do Porto, xerez, *brandy*, rum ou uísque, com leite frio ou quente e noz--moscada; servido quente ou frio em copo *long tumbler*.
- *Fixes*: preparado à base de anis, *brandy*, gim, rum ou uísque, adicionado de açúcar, suco de limão e gelo picado, servido em copo médio, ornamentado com rodelas de limão e frutas.
- *Fizzes*: bebida refrescante à base de gim, *brandy* ou uísque, podendo-se adicionar clara de ovo, suco de limão e água gasosa, além de gelo picado; servida em copos *long tumbler*.
- *Flips*: preparado à base de gema de ovo com vinho do Porto, xerez, *brandy* ou uísque, adicionado de açúcar e noz-moscada polvilhada; servido quente, em copo médio.
- *Grogs*: preparado quente, à base de *brandy*, rum ou uísque adicionado de água e rodela de limão; servido flamejando, em copo especial.
- *Juleps*: preparado à base de *brandy*, gim, rum, uísque ou vinho espumante, folhas de hortelã, açúcar e água.
- *Mist*: bebida servida em um copo cheio de gelo, preparada à base de licor.
- *Pousses*: feitas à base de xaropes, licores e outras bebidas, colocadas em camadas de acordo com a sua densidade; complementadas com uma gema de ovo no topo.
- *Puffs*: preparado à base de leite e uma bebida alcoólica; pode ser feito com licor ou club soda.
- Ponches ou *Punches*: podem ser quentes ou frios, são preparados à base de vinho, champanhe, rum, *brandy* e outras bebidas, misturando-se

frutas da época picadas, gelo, suco de laranja, suco de limão ou refrigerante; servidos em grandes recipientes redondos, de vidro transparente.

- *Rickeys*: bebidas com suco de limão e club soda, decoradas com fatias de limão.
- *Sangarees*: preparados à base de cerveja, vinho ou outras bebidas, misturadas com açúcar, gelo e água.
- Sangria: preparada com vinho tinto ou branco, espumante, soda e frutas cítricas picadas com gelo. Servida em jarros de vidro.
- *Shrubs*: bebidas feitas com extratos de frutas cozidas. Adicionando-se *brandy*, rum, uísque, *cherry brandy*, xarope de frutas e outros ingredientes; servidas quentes, fazem parte da família dos *grogs*.
- *Slings*: variedade de *grog*, podem ser servidos quentes ou frios; elaborados com *brandy*, gim, rum, uísque, adicionando-se noz-moscada, suco de limão, açúcar e água quente.
- *Smashes*: preparadas à base de bebidas fortes como gim, rum, conhaque, uísque e folhas de hortelã frescas; servidas em copo alto ou de aperitivo.
- *Sours*: bebidas à base de suco de limão, açúcar, gelo e outra bebida desejada, geralmente uma destilada.
- *Straights*: bebidas à base de aguardente, aromatizadas e acompanhadas de pedras de gelo.
- *Swizzles*: *swizzle stick* é o nome do bastão de misturar bebidas; como o nome indica, são servidos com bastões usados para misturar a bebida enquanto é ingerida, para mantê-la gelada.

COQUETÉIS CLÁSSICOS

- Coquetel tomate: suco de tomate, suco de limão, sal e pimenta.
- Bloody Mary: suco de tomate, vodca, sal, pimenta.
- Alexander: conhaque, creme de cacau, creme de leite e canela.
- Caipirinha: aguardente, vodca, *steinhäger* ou saquê com suco de limão o açúcar ou kiwi e açúcar.
- Daiquiri: rum branco, suco de limão, açúcar e licor de cacau.
- Bacardi sour: rum branco, suco de limão e açúcar.
- Sweet martini: vermute doce e gim.

- Dry martini: vermute seco e gim.
- Gim fizz: gim, suco de limão e açúcar.
- Peach fizz: gim, suco de pêssego e açúcar.
- Ananas fizz: gim, suco de abacaxi e açúcar.
- Negroni: Campari, gim e vermute.
- Vaina chilena: conhaque, xerez, gema de ovo, açúcar e canela.
- Porto flip: vinho do Porto, gema de ovo, açúcar e canela.
- Mariachi: tequila, suco de laranja e licor de cereja (copo coroado com açúcar).
- Margarita: tequila, licor *triple sec* e limão (copo coroado com sal).
- Manhattan dry: vermute seco e uísque.
- Manhattan: angostura, vermute tinto e uísque.
- Saratoga: conhaque, xerez e champanhe.
- Side car: conhaque, Cointreau e suco de limão.
- White lady: Cointreau, gim e suco de limão.
- Whisky sour: uísque, suco de limão e açúcar.
- Lloyd George: metade champanhe, metade xerez.
- Vodka sour: vodca, suco de limão e açúcar.
- Old fashioned: uísque, angostura, suco de laranja e açúcar.
- Planter's: rum branco, *triple sec*, licor de cereja, suco de limão, suco de laranja e suco de abacaxi.
- Pisco sour: pisco, clara de ovo, açúcar, suco de limão e canela.

BATIDAS E *DRINKS*

Bebidas preparadas com aguardente de cana, vodca, saquê, *steinhäger* com suco de frutas, frutas e açúcar. As batidas são muito populares e, normalmente, consumidas como aperitivos. Podem ser acrescentados ingredientes como leite condensado ou creme de leite. Exemplos: batida de limão, maracujá, morango, kiwi, caju, abacaxi, lichia e frutas vermelhas.

18

CULINÁRIA BRASILEIRA E INTERNACIONAL

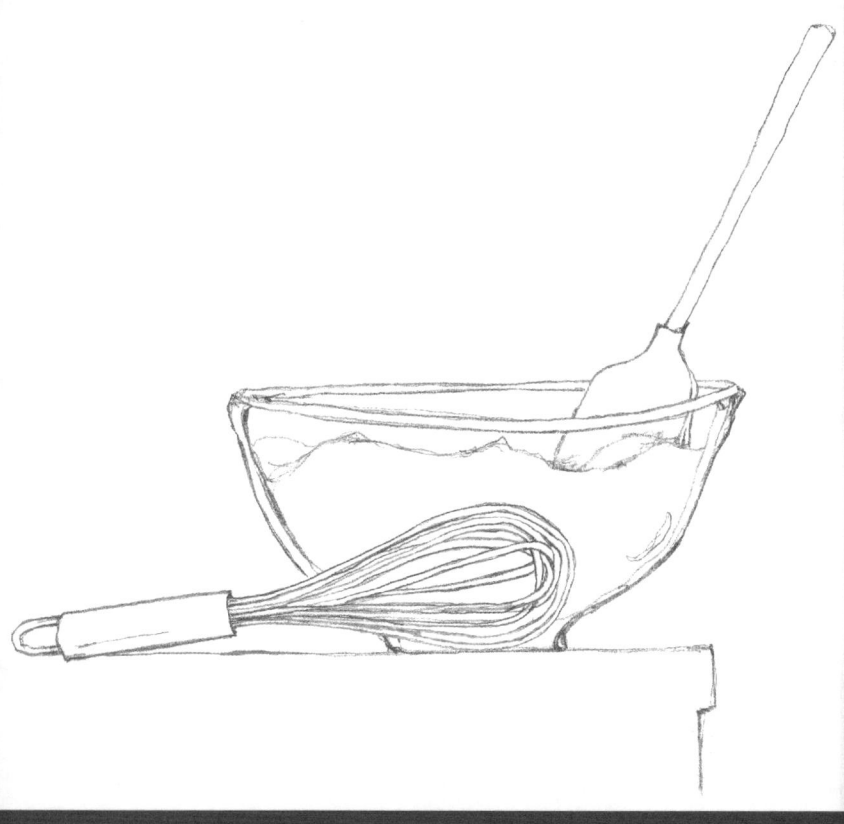

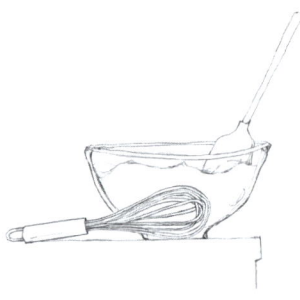

► SUMÁRIO

CULINÁRIA REGIONAL BRASILEIRA

As técnicas dietéticas são ferramentas importantes para o desenvolvimento da culinária tanto em âmbito nacional como internacional.

A culinária brasileira é produto da tradição cultural, dos valores socio-antropológicos da população, bem como da localização e diversidade geográfica da região. As diferentes preparações culinárias surgiram em função da cultura indígena, africana, dos grupos europeus que colonizaram determinadas regiões, da proximidade com rios ou com o mar e, até mesmo, das condições climáticas e do solo. As características de cada região brasileira em termos de culinária e de hábitos alimentares são muito diferentes. Neste capítulo, serão abordadas as principais preparações culinárias e alimentos típicos das regiões e de alguns estados brasileiros.

Região Nordeste

A culinária das cidades nordestinas é rica, variada e adquiriu sabor próprio sob influência europeia, africana e indígena.

No litoral nordestino, destacam-se as preparações com frutos do mar, peixes, caranguejos, lagostas, lagostins, camarões, siris, sururus, ostras, polvos e lulas.

Um ingrediente que se destaca na culinária nordestina é o leite de coco. O coco foi introduzido na região pelos portugueses no ano de 1553 e tornou-se marca registrada do tropicalismo da região.

A carne de sol, por sua vez, está presente na mesa dos nordestinos em quase todos os estados da região. A receita para o preparo da carne de sol vem do sertão pernambucano, e é ótima opção para ser servida com feijão-verde, macaxeira cozida, farofa e a característica manteiga de garrafa.

Preparações à base de milho também marcam presença constante, como cuscuz, canjica e pamonhas.

As frutas regionais, como acerola, carambola, goiaba, manga, sapoti, pinha e outras, servem para o preparo de doces, sucos e sorvetes.

Alimentos típicos

- Cabrito.
- Carne de sol.
- Feijão-de-corda.
- Jerimum-de-leite (abóbora madura).
- Macaxeira (mandioca).
- Peixes e frutos do mar.
- Caju.
- Coco.
- Maracujá.
- Queijo coalho.

Preparações típicas

- Baião de dois (mistura de arroz e feijão com bacon e cheiro-verde).
- Farofia (farofa de carne de sol).
- Arroz de coco.
- Bacalhau ao leite de coco.
- Galinha à cabidela.
- Fritada de camarão com caju.
- Camarão ao leite de coco e quiabo.
- Bolinho de macaxeira.
- Xerém de milho com galinha.
- Cabrito assado com feijão-de-corda.
- Farofa de jerimum.
- Sarapatel.

Bahia

Picante, colorida, aromática e até afrodisíaca, assim pode ser definida a culinária baiana. Considerada uma das mais ricas do país, tem seu aspecto de "fundo de quintal" no interior do estado, mas é em Salvador e em outras cidades litorâneas que aparecem suas preparações mais famosas. Nasceu assim a arte de comer bem, saborear cada porção, sentir os aromas e sabores.

Com a chegada dos portugueses ao Brasil no século XVI, mais especificamente na Bahia, a culinária indígena começou a sofrer influências lusitanas e, posteriormente, africanas, com a vinda dos escravos. A culinária baiana tem sua origem no período da escravidão, quando os senhores juntavam restos da mesa ou do dia anterior para dar aos escravos. Alguns deles tinham permissão para pescar camarões e mariscos. As mulheres relembravam sua experiência culinária da África, quando juntavam ingredientes na panela com leite de coco e óleo da palmeira-dendê (as mudas dessa palmeira foram trazidas da África). Para os donos da casa-grande, servidos pelo trabalho escravo, o modo de preparar os alimentos passou por transformações, adaptando-se aos usos e costumes da cozinha africana e aos costumes indígenas locais.

Como exemplo dessas influências, há o aprendizado dos negros com os índios sobre as plantas e raízes da nova terra; conheceram o milho, tipicamente americano, e inovaram seu preparo. Os portugueses, apreciadores de cozido, bacalhau e outras iguarias, exigiram que esses alimentos compusessem suas refeições. Surgiu então o bacalhau com leite de coco e temperado com azeite de dendê.

A religião também influenciou de forma marcante a culinária baiana, uma vez que os melhores e mais ricos quitutes originaram-se no candomblé. Muitas das preparações têm como ingredientes animais utilizados nos rituais religiosos, como bode, carneiro, galinha e cabrito. Fazia parte desse ritual a oferenda dessas preparações aos santos que tinham suas preferências particulares: Oxalá, manso e de paz, só aprecia "comidas brancas e leves", sem sal e azeite, como pipoca e abará. Em contrapartida, quase todos os outros santos gostavam de "comida forte", com muita pimenta, azeite e tempero, como vatapá, caruru e acarajé.

As preparações da culinária baiana têm ingredientes como camarão seco, leite de coco, pimenta-malagueta e azeite de dendê. Com o passar dos anos, as receitas, resultado de misturas culturais, receberam nomes típicos.

Preparações típicas
- Cacetinho (pão francês).
- Tapioca de coco e queijo.
- Mingau de tapioca.
- Bolinho de estudante (bolinho frito com coco).

- Pamonha de milho-verde.
- Casquinha de siri.
- Bobó de camarão.
- Moqueca de camarão.
- Pirão escaldado.
- Doce de banana.
- Licor de jenipapo.
- Suco de mangaba.
- Acarajé.
- Vatapá.
- Caldo de sururu.
- Cocada mole.
- Cocada branca.
- Suco de graviola com umbu.
- Abará.
- Acaçá (bolinho feito à base de farinha de arroz ou de milho, embrulhado em folha de bananeira).

Pernambuco

A culinária do estado foi influenciada pelos negros durante o período escravocrata, por possuir plantações de açúcar e zonas de mineração. Sofreu um misto de influências indígenas, africanas e portuguesas, atribuindo assim uma culinária rica em sabores, cores e perfumes.

Preparações típicas
- Bolo de rolo (rocambole com massa fina à base de farinha de trigo e recheado com goiabada).
- Galinha de cabidela (guisado de frango ao qual se adiciona durante o cozimento o sangue avinagrado retirado do animal ainda vivo).
- Carne de sol.
- Chambaril (carne bovina).
- Mão-de-vaca (prato preparado com a carne traseira do boi).
- Arrumadinho (ingredientes arrumados lado a lado, para depois serem misturados no prato. É feito com macaxeira ou charque, farofa, vinagrete e feijão-verde, temperados com manteiga de garrafa).

- Sarapatel (guisado de sangue, tripas e miúdos de porco ou carneiro, bem condimentado).

Maranhão

A culinária é muito rica em sabores e alia ingredientes e técnicas das cozinhas indígena, africana e europeia. Os pratos dessa cozinha apresentam como base os frutos do mar.

Preparações típicas

- Arroz de cuxá (o ingrediente principal, além do arroz, é a vinagreira, uma erva azeda e ácida, difícil de se encontrar em outra região).
- Peixada maranhense (principal ingrediente é a pescada, mas também pode ser feita com outros peixes. Um dos diferenciais é que vem com ovo cozido inteiro).
- Carne de sol.
- Caldeirada maranhense (ensopado que tem como ingrediente principal o camarão).
- Juçara (açaí do maranhão).

Região Norte

A região Norte do Brasil é a maior do país e compreende um total de sete estados: Acre, Amapá, Amazonas, Pará, Rondônia, Roraima e Tocantins.

De modo geral, pode-se afirmar que a culinária nortista recebeu influências principalmente da cultura indígena. Na região, há um alto consumo de alimentos da Floresta Amazônica, como ervas aromáticas, peixes de várias espécies, uma infinidade de frutas, verduras e legumes típicos e mandioca (folha, caldo, farinha), entre outros. As principais características da culinária dos estados e capitais mais representativos dessa região são apresentadas a seguir.

Amapá (Macapá)

O Amapá recebeu influências indígenas nas suas preparações exóticas e picantes. Pode-se facilmente saborear a maniçoba (preparação elaborada com folhas de macaxeira, carne seca e carne de porco) e o tucunaré (peixe recheado com farinha de mandioca e legumes). Na sobremesa, são consumidas as frutas típicas da região – bacuri, mucajá, murici, pequiá, pupunha, taperebá – utilizadas também em doces, sorvetes, tortas, bolos e saladas de frutas.

Amazonas (Manaus)

A culinária amazonense é uma das mais ricas e exóticas do país. Os condimentos e ervas que dão sabor a essa culinária são: sal, alho, pimenta-do-reino, cominho, chicória, salsinha, cebolinha, louro e coentro. Também são bastante utilizados: azeite de dendê e de oliva, toucinho e bacon. No rio Amazonas, há uma grande variedade de peixes; o mais conhecido, o pirarucu (também chamado de "bacalhau brasileiro"), chega a pesar 100 kg. A costela de tambaqui assada é outro peixe muito apreciado.

Pará (Belém)

Na culinária paraense, há um predomínio de influências indígenas, com a abundante utilização dos produtos oriundos da Floresta Amazônica. As preparações que mais identificam o estado são pato no tucupi (pato assado ao molho de caldo de mandioca, acrescido de folhas de jambu), tacacá (caldo ralo de mandioca com camarões, servido em cuias artesanais), maniçoba (é como uma feijoada, mas no lugar do feijão a carne vai ao fogo com a folha da mandioca triturada). Entre as frutas, as mais populares são o açaí e o cupuaçu, consumidos *in natura* e em diversas preparações, como sucos, pudins, bombons, licores, sorvetes e musses.

Ilha de Marajó

O búfalo é o gado típico da região, trazido da Ásia por volta de 1902. O leite de búfala, com mais proteínas, gordura e cálcio que o de vaca, é excelente para a produção de manteiga e queijo. Atualmente, a carne também é muito apreciada.

Preparações típicas da região Norte

- Pato no tucupi (pato assado ao molho de caldo de mandioca, acrescido de folhas de jambu).

- Tucunaré recheado (peixe recheado com farinha de mandioca e legumes).
- Maniçoba (preparação elaborada com folhas de macaxeira, carne-seca e carne de porco).
- Pirarucu de casaca (peixe ao forno, com legumes, batatas e bananas fritas, regado com leite de coco).
- Tacacá (caldo ralo de mandioca, com camarões, servido em cuias artesanais).
- Suco de açaí.
- Suco de graviola.
- Suco de cupuaçu.
- Pudim de cupuaçu.
- Bombom de cupuaçu.
- Musse de bacuri.
- Torta de castanha-do-brasil.

Região Centro-oeste

Constituída pelos estados do Mato Grosso, Mato Grosso do Sul, Goiás e o Distrito Federal, foi uma região diretamente influenciada pela cultura indígena.

Goiás

A ocupação de Goiás ocorreu com a chegada de bandeirantes paulistas em busca de couro e índios para escravidão e com a migração de pecuaristas da Bahia e do Maranhão. Até o começo do século, Goiás vivia isolado do restante do país. É um estado que absorve grandes contingentes de imigrantes de outras regiões, atraídos pela expansão das fronteiras agrícolas ou pelos principais centros urbanos do sul e do sudeste do país.

Grande parte da agricultura tem caráter extensivo, com emprego de métodos tradicionais (milho, feijão, algodão, mandioca e cana-de-açúcar). O arroz é o principal produto agrícola, porém existe um setor moderno voltado para a cultura de soja, que vem se expandindo rapidamente no sudoeste do estado. A pecuária também ocupa um lugar relevante na economia de Goiás, que tem um dos maiores rebanhos bovinos do país.

A influência indígena deixou como herança o gosto pelo peixe de rio, e pelas frutas típicas do estado, o pequi e a guariroba. O leitão assado, o tutu com linguiça, o torresmo e a couve entraram pela fronteira com Minas Gerais. O trivial goiano assemelha-se ao mineiro, com muito tutu e couve. Os temperos são suaves, preferindo-se a pimenta-bode, a salsinha, a cebolinha e o coentro. A pamonha salgada ou doce e o empadão goiano são as preparações de todos os dias. Outras preparações típicas são: arroz com pequi, biscoito de polvilho, peixe na telha, galinhada goiana e mocotó à goiana.

Pequi

O fruto tem o tamanho de uma pequena laranja e está maduro quando sua casca, que permanece sempre da mesma cor verde-amarelada, amolece. A polpa, de coloração amarela intensa, envolve um caroço formado por grande quantidade de pequenos espinhos. Frutifica de janeiro a abril e é muito apreciado nas regiões onde se encontra.

Partida a casca, encontra-se em cada fruto de uma a quatro amêndoas tenras envoltas pela polpa. Suas sementes são ricas em óleo e vitamina A. Além de Goiás, existe em Mato Grosso, no Maranhão, no Piauí, na Bahia e em Minas Gerais. Os espinhos finos, minúsculos e penetrantes que existem no núcleo do caroço merecem cuidado ao chupar a polpa.

Arroz, frango e feijão cozidos com pequi são preparações tradicionais da culinária regional; o licor de pequi tem fama nacional; e há também uma boa variedade de receitas de doces aromatizados com seu sabor.

Guariroba

É também conhecido como gueiroba, palmito-amargoso, catolé, coco-babão, paty-amargoso ou coco-amargoso. É um palmito amargo, muito consumido na culinária regional.

Preparações típicas da região Centro-oeste

- Arroz com guariroba.
- Arroz com pequi.
- Pamonha salgada.
- Jiló refogado.

- Quiabo refogado.
- Biscoito de polvilho.
- Quitandinha (bolinhos de polvilho e queijo parmesão).
- Manjar branco com calda de ameixa.

Mato Grosso do Sul

A maioria dos pratos típicos mato-grossenses utiliza carne e peixe como ingrediente principal. Os peixes são consumidos acompanhados de banana-da-terra. A culinária de Mato Grosso do Sul recebeu também influências gastronômicas de outros países como a Bolívia.

Preparações típicas
- Chipa (sopa paraguaia).
- Bolo feito com milho.
- Chá gelado.
- Moqueca de peixe.
- Arroz carreteiro com charque.
- Caldo de piranha.
- Salteñas (pastéis recheados com frango e depois assados).

Região Sul

Santa Catarina

Santa Catarina tem hábitos, costumes e tradições populares das mais características, surpreendentes e criativas do país, de origem primariamente portuguesa, alemã, italiana e polonesa-ucraniana. Houve ainda influências carregadas por correntes imigratórias secundárias de holandeses, belgas, sírio-libaneses, ingleses e japoneses.

O ano de 1648 data o início de Santa Catarina, mas com a emigração dos portugueses da ilha dos Açores em 1720, o litoral começou a se tornar realmente habitado. Os açorianos do litoral sempre viveram da pesca artesanal e da agricultura de subsistência. O que mais se aproximou de uma agroindústria foram os engenhos de farinha de mandioca, ingrediente básico para a culinária local. Os peixes (linguado, badejo, bagre, corvina, garoupa, melro, namorado, pescada-branca, pescada-

-amarela, pescadinha, robalo, anchova, sardinha, atum, cavala, cação e tainha) e os frutos do mar são a base da alimentação. Também existem em abundância vários tipos de camarão: branco, rosa, sete-barbas e vermelho; além de lagosta, lagostim, lula, marisco, ostra, siri e berbigão.

Eram poucos os temperos utilizados: cominho, colorau, pimenta, orégano e alfavaca. Cebola, tomate e pimentão são usados atualmente, mas não fizeram parte da culinária ancestral em virtude da dificuldade de obtenção e conservação de ingredientes.

Os italianos começaram a imigrar para Santa Catarina, sendo a base de sua alimentação original a polenta de milho. Os poloneses gostavam da broa de trigo com centeio para acompanhar as refeições e adaptaram-se facilmente ao arroz com feijão, embora não desprezassem a batata. Gostavam muito de sopas de verduras, de toucinho frito ou cru, sobretudo, carne de porco. Os alemães gostavam mais ainda de carne de porco; no café da manhã, estavam presentes os frios, além de tortas e doces. As sopas, verduras e os legumes (principalmente repolho e batata), misturados com palmito e aipim, eram muito apreciados. Produziam, ainda, manteiga fresca, além de queijos variados.

A culinária brasileira foi ganhando espaço. Os ingredientes brasileiros – mais disponíveis e baratos – eram comumente consumidos no dia a dia, enquanto as preparações típicas europeias ainda predominavam nas datas festivas: os pastelões alemães de galinha ou língua bovina, os marrecos e gansos assados com purê de batata, os doces à base de nozes, amêndoas e passas. Porém, com o passar do tempo, mesmo nas festividades, os ingredientes brasileiros foram se destacando. Um exemplo típico é o kutiá: chama-se *ku tic* o prato principal da ceia de Natal dos ucranianos, que exige 12 preparações diferentes. Originalmente, era uma preparação de trigo descascado, passas, sementes de papoula, mel e nozes moídas, servida como entrada. Atualmente, é preparada com açúcar e amendoim no lugar do mel e das nozes, e é servida como sobremesa.

A culinária da região de Santa Catarina tem suas características regionais:

- Em Blumenau, colônia de imigrantes alemães, estão presentes o chucrute, o marreco recheado e assado, o repolho-roxo, a salsicha e o chope.

- Fraiburgo, também colônia alemã, paraíso das maçãs pela sua produção recordista, tem como doce típico o strudel de maçã.

- Em Lages, o prato típico é a paçoca de pinhão (carne desfiada com pinhão cozido e moído, refogados com toucinho e temperos verdes), servida com churrasco de carnes nobres, arroz de carreteiro, moranga caramelada e saladas. A massa caseira com galinha caipira, o costelão assado na brasa e a picanha no disco de arado também são bem comuns. Porém, nessa cidade, o frescal é o prato predileto dos tropeiros (peões que conduzem o gado). Para prepará-lo, a carne de primeira é salgada e passa três noites no sereno; posteriormente, é consumida como churrasco ou picadinha com arroz, acompanhada de vinho.

- Em Florianópolis, os pratos típicos são à base de peixe e frutos do mar; há a famosa "sequência de camarão", na qual os camarões são preparados de diferentes modos: à milanesa, fritos, ao alho e óleo, ao bafo (cozido no vapor) e o caldo de camarão com pirão.

A época ideal para saborear um peixe de Santa Catarina vai de abril a junho. Quando a água começa a esfriar nos mares do sul do Brasil, gigantescos cardumes deixam a lagoa dos Patos e iniciam uma longa migração para o norte, onde vão desovar. Logo no início, passam pela ilha de Santa Catarina. A tainha na telha talvez seja a mais típica; porém, esse peixe preparado na brasa, nas cinzas ou no forno, com o recheio das ovas, também fica excelente.

Preparações típicas
- Broinha de fubá.
- Marreco recheado.
- Costela de porco cozida.
- Repolho-roxo refogado.
- Polenta.
- Strudel de maçã.
- Sequência de camarão.
- Caldo de camarão.
- Tainha na telha, assada com as ovas.

- Caldeirada de frutos do mar.
- Bolo de mel.

Rio Grande do Sul

O Rio Grande do Sul atraiu imigrantes de origens diversas. Na região de colonização alemã, é hábito o chamado café colonial, quase uma refeição, usual nas tardes de domingo. Essa tradição vem do tempo dos primeiros colonos, que começavam o dia muito cedo, encerrando em torno das cinco da tarde, quando se recuperavam com uma mesa farta de café, leite, bolos, tortas, biscoitos, pães de diversos tipos, manteiga, nata, patês, geleias, mel, salames, queijos, presuntos, linguiça frita, carne assada etc.

A influência alemã está presente também no cultivo da batata e do centeio, no consumo de carnes defumadas, linguiça e laticínios, e nas sobremesas: torta de amêndoa, cucas de mel ou frutas.

Em regiões colonizadas por italianos, não podem faltar o galeto, a polenta e o vinho. A influência italiana, proveniente de imigrantes que se fixaram principalmente no sul de Porto Alegre (Caxias do Sul, Bento Gonçalves e Garibaldi), foi determinante em relação aos acompanhamentos servidos nas churrascarias, como o pão, o *radiccio* e o vinho.

Em Pelotas, desenvolveu-se uma delicadíssima arte doceira, combinando tradições portuguesas e de outras partes da Europa com produtos da terra.

O mate-chimarrão foi adotado como bebida indispensável pelos gaúchos. Os instrumentos para o preparo do mate-chimarrão são três: a chaleira para esquentar a água, a cuia e a bomba, nome do tubo de metal no qual se sorve a bebida. É uma bebida simples, de sabor amargo, mas de grande significado cultural. Entre os costumes brasileiros, é um dos que mais impressionam pela frequência de consumo.

No sul, o churrasco é o principal traço, mas não se pode deixar de lado o arroz de carreteiro. O gaúcho encontrou no churrasco uma forma de alimentação integrada ao meio ambiente, pois havia carne em abundância. Utilizaram o sal grosso como único tempero, por não mascarar o gosto original da carne que deve ser assada no calor da brasa.

Existem duas variedades básicas de assar carne no Rio Grande do Sul. No espeto, fincado de pé na terra ou apoiado horizontalmente em duas forquilhas, que é o churrasco propriamente dito; e na grelha, processo que os gaúchos preferem chamar de assado, em vez de churrasco. A parte preferida para o churrasco é a costela, mas, recentemente, outros cortes valorizaram-se, como picanha, alcatra e maminha.

Os acompanhamentos para churrasco também não despertam grande entusiasmo entre os autênticos gaúchos. Com indisfarçável desprezo, costumam tratá-los pelo nome de "entulhos".

Embora não seja muito comum, o arroz também acompanha as carnes, assim como o feijão (preto, branco, mulatinho, carioca e fradinho). É hábito o arroz preparado com couve ou repolho, arroz com galinha e com dobradinha (arroz com mondongo).

O carreteiro é outra preparação comum, parte da história do Rio Grande do Sul. O gaúcho carregava as riquezas em suas longas viagens e levava sempre com ele um tripé de ferro, uma panela, muito charque (carne bovina, salgada e seca ao sol) e arroz, alimentos que não se estragam facilmente. Nas paradas, armava o tripé e fazia o arroz com charque, que acabou sendo chamado de arroz de carreteiro (normalmente, consumido com farinha de mandioca).

Preparações típicas
- Chimarrão.
- Arroz com galinha.
- Arroz de carreteiro (arroz com charque).
- Espinhaço de ovelha com arroz (costela de ovelha com arroz).
- Galeto.
- Matambre recheado (carne que fica entre as costelas e o couro recheada).
- Mondongo (dobradinha).
- Picanha no forno.
- Puchero (cozido de legumes e carne de boi e frango).
- Churrasco.
- Pão serrano de milho.
- Arroz com couve.
- Feijão campeiro (feijão-preto com carnes).

- Arroz com pêssego.
- Salada de batata com *radiccio*.
- Polenta.
- Purê de aipim.
- Quibebe (abóbora refogada).
- Vinho.
- Cerveja.
- Ambrosia (creme de ovos e leite).
- Arroz de leite.
- Cuca de amêndoas (bolo coberto com farofa de amêndoas).
- Papo de anjo.
- Pessegada.
- Pudim Getúlio Vargas (pudim de abacaxi com coco).
- Uvada.
- Sagu com vinho tinto.

Região Sudeste

Minas Gerais

Além de Minas Gerais, a culinária mineira compreende o norte do estado de São Paulo, o Vale do Paraíba, em sua parte mais alta, e o sudeste goiano.

As pequenas cidades de Minas Gerais ainda preservavam, nos anos de 1950 e 1960, uma cultura que desapareceu com a chegada do fogão a gás, dos congelados e com o advento de uma nova culinária urbana, prática e rápida. No nordeste de Minas Gerais, existem cidades que mantêm guardado todo o seu passado, talvez por se localizarem em regiões montanhosas, de difícil acesso.

Essa região era habitada por índios e possuía grande quantidade de ouro e pedras preciosas. A coroa portuguesa, ao tomar conhecimento dessas riquezas, incentivou o deslocamento dos escravos, que chegaram à região em grande quantidade. O início da mineração associa-se a um intenso afluxo de pessoas para a região das minas. As viagens eram penosas e os caminhos distantes; os fiscais portugueses levavam para lá suas famílias. Surgiu, então, uma terceira influência, a dos portugueses.

A cozinha mineira divide-se em cozinha da fazenda e cozinha do tropeiro. A primeira caracteriza-se por preparações com vegetais e frutos colhidos na hora e carnes abatidas. Tinha-se frango ensopado com quiabo, couve, o imprescindível angu, costelinhas ensopadas com brotos nativos (samambaia e ora-pro-nóbis). As preparações eram sempre acompanhadas de caldos, molhos e pimenta. A cozinha do tropeiro apresentava outras características. O tropeiro e seus auxiliares conduziam uma tropa (conjunto de burros). Iam e vinham, traziam e levavam cachaça, sementes, vasilhames, alimentos, tudo que fosse necessário transportar e comercializar. A tropa levava consigo a cozinha volante que era acondicionada em "bruacas de couro". Os alimentos tinham de ser duráveis e secos, e as carnes sempre salgadas ou prontas, em recipientes com gordura para serem conservadas. Usava-se também o que se encontrava pelos caminhos, como brotos e caças. Os caldeirões de ferro eram dependurados sobre fogueiras, e fazia-se a refeição, que era sempre acompanhada de farinha e de cachaça.

As receitas verdadeiramente mineiras são aquelas que têm como ingredientes frutos de uma agricultura e de uma pecuária familiares.

Nos tempos da fazenda, a cozinha era o centro da casa. O fogão de lenha ficava aceso o dia inteiro. Na chapa, o bule de café em banho-maria estava pronto para ser servido a qualquer momento. Na boca do fogo, a panela de três pés torrando o café em grão, mexido com colher de pau, para ser moído pouco antes de passar no coador de pano. A chapa quente do fogão de lenha fritava o queijo de minas. A nata era recolhida todos os dias do puro leite fervido e era usada nas broas e em alguns bolos e biscoitos, substituindo a manteiga. O tradicional café com leite não podia faltar à mesa. As panelas de pedra-sabão ou de ferro, pretas de carvão, eram areadas com areia fina e úmida. Todas as refeições eram uma festividade que unia as pessoas.

O arroz e o feijão estão presentes diariamente na mesa mineira. Algumas vezes, simples; outras, complementados com toucinho, linguiça, carne de porco e algumas verduras, como feijão-tropeiro e tutu de feijão. Muito frequentemente, arroz, feijão e farinha de mandioca são a base dessa cozinha para se obter o angu, a farofa e a paçoca. A sopa é uma preparação indispensável e também muito variada: canja de galinha, sopa de mandioca, canjiquinha ou sopa de legumes.

O mineiro prefere a carne de porco, utilizada em forma de lombos, linguiças, paios e costeletas. Utiliza-se também sua gordura (banha) para preparar vários alimentos. As aves domésticas dão fartura e variedade à mesa e, frequentemente, são associadas a legumes e verduras. Os ovos são muito utilizados como ovos quentes, fritada de toucinho e usados em molhos. A carne de vaca também é usada em inúmeras preparações, como picadinho, dobradinha, rabada, vaca atolada etc. O preparo do mocotó é muito característico. As verduras e os legumes são muito utilizados nas preparações, com destaque para a couve e o quiabo. Os molhos, geralmente, são os acebolados, os de tomate e os de pimenta.

Roscas, sonhos, biscoitos e broas não podem faltar na cozinha mineira. Os doces como o doce de leite são muito apreciados pelo mineiro, consumidos com frutas, queijos e massas.

Preparações típicas
- Salada de quiabo.
- Arroz com repolho e linguiça.
- Feijão-tropeiro (farofa de feijão com couve).
- Tutu de feijão.
- Galinhada.
- Frango com quiabo.
- Lombo de porco assado.
- Vaca atolada (costela de boi cozida).
- Farofa de queijo.
- Couve à mineira.
- Mexido (mistura de arroz, feijão, carne com farinha de mandioca).
- Quibebe mineiro.
- Torresmo.
- Farofa de banana.
- Canjiquinha mineira.
- Sopa de mandioca.
- Doce de abóbora.
- Mineiro de botas (bananas cozidas com queijo, polvilhadas com açúcar e canela).

- Doce de leite.
- Doce de queijo com ovos.
- Goiabada.
- Figada.
- Pudim de queijo.
- Bolo de fubá mineiro.
- Sonho.
- Sequilhos.
- Brevidade.
- Loirinhas (bolinhos de farinha de arroz).
- Espera-marido (doce de gemas com açúcar).
- Broa de fubá.
- Pão de queijo.

São Paulo

No Brasil, o principal polo gastronômico é a cidade de São Paulo, onde é possível encontrar maior variedade de restaurantes, com todos os tipos de culinária: local, regional ou internacional. O número de estabelecimentos para se comprar ingredientes ou alimentos é infinito, possibilitando o acesso tanto aos alimentos em seu estado natural como aos já preparados, desde os mais refinados e exóticos até as mais simples preparações comercializadas na rua.

São Paulo concentra uma incrível mistura de etnias, tradições, modernidade e, principalmente, sabores e prazeres. A identidade gastronômica paulistana, no entanto, é pouco vista e saboreada em restaurantes, mas ainda resiste na mesa caseira, por meio de algumas preparações tradicionais, como a dupla "arroz e feijão".

A cozinha trivial e familiar paulistana tem como base arroz branco e feijão carioquinha (de caldo marrom), junto à "mistura", que pode ser carne (bife, carne assada ou moída, frango, salsicha e linguiça) ou ovo, batata frita e a salada de alface e tomate. A feijoada paulista, constituída de feijão-preto, carnes, farofa, couve refogada e laranja picada, também é uma preparação comum.

A herança italiana está muito presente na gastronomia de São Paulo, principalmente em bairros como Bexiga (Bela Vista) e Moema. As cantinas oferecem grande variedade de massas e molhos, assim como as pizzarias, que apresentam uma infinidade de massas e coberturas tanto salgadas como doces.

Nos bairros da Liberdade e em Pinheiros, há grande concentração de pessoas de origem japonesa, e lá podem ser encontrados inúmeros restaurantes e lojas que vendem produtos e alimentos japoneses importados. Vale ressaltar que São Paulo possui a maior colônia japonesa fora do Japão. Preparações como tempurá (massa frita com legumes e/ou camarão), sushi (bolinhos de arroz envolvidos com algas), sashimi (cortes de atum, robalo ou salmão ao natural) e temaki (cone de alga e peixe) já estão incorporadas aos hábitos alimentares do paulistano.

O consumo de pastel também é um hábito típico. Comercializado em pastelarias ou em barracas nas feiras livres, pode ser encontrado em diferentes sabores: queijo muçarela, pizza, carne, carne-seca, bacalhau, especial e outros. É comum comer o pastel acompanhado de caldo de cana com suco de limão.

O café expresso é consumido nos intervalos das refeições, acompanhado, às vezes, de salgados como pão de queijo. O paulistano tem o hábito de tomar café várias vezes durante o dia.

Em São Paulo, principalmente na capital, encontram-se os chamados "alimentos de rua", onde são comercializados pastel, café da manhã, carrinhos de cachorro-quente, comida japonesa, milho cozido, curau, churros, pipoca, frutas e outros. Também são encontrados em festas típicas em igrejas, com comidas italianas, portuguesas. Alguns bairros apresentam chefes famosos em "barracas" na rua preparando seus famosos quitutes (Vila Madalena, Praça Benedito Calixto, Liberdade).

Os mercados públicos comercializam alimentos (especiarias, frutas, legumes, verduras, carnes), mas também oferecem comidas muito diferentes em quiosques dos mais simples até com os mais famosos chefes (sanduíche de mortadela, pastel de bacalhau, culinária brasileira, japonesa, peruana etc.)

Preparações típicas
- Açaí na tigela.
- Pingado com pão na chapa.

- Sanduíche natural de frango/atum/vegetais.
- *Self-service* por quilo (restaurante).
- Prato feito (PF).
- Café da manhã na rua (café, bolo, pão).
- Bife a cavalo.
- *Fast-food* (*cheeseburguer,* fritas, refrigerante, sucos).
- Pipoca com manteiga.
- Comida de boteco.
- Pastel de feira com caldo de cana.
- Sanduíche de mortadela.

Espírito Santo

A gastronomia é produto de muitas influências dos habitantes locais, como indígenas, portugueses, africanos e imigrantes europeus. A tradição pesqueira e a herança da cultura indígena e negra influenciaram profundamente a culinária capixaba. Com a vinda de imigrantes europeus novos pratos foram acrescentados à culinária.

Preparações típicas
- Moqueca.
- Torta capixaba (preparada com vários frutos do mar, como siri desfiado, camarão, ostra e sururu, além de bacalhau e palmito).
- Caranguejo.
- Escondidinho de banana-da-terra com carne-seca.
- Arroz de forno com frango e banana.

CULINÁRIA INTERNACIONAL

Alemã

Quando se fala em cozinha alemã, o que vem à cabeça são os famosos Eisbeins, os chucrutes e muitas preparações com batatas. A cozinha alemã é farta e variada. A carne de porco, a batata e o repolho são alimentos sempre presentes.

A batata, originária da América, acabou influenciando profundamente os hábitos culinários da Alemanha; é a base da sopa de batata à moda de Berlim, considerada como uma entrada tradicional. A sopa de lentilhas não é só uma entrada, pois combina-se com carne de porco e embutidos.

Os *Kartoffel knodel*, bolinhos de batata, ou os *Bayerische knodel*, bolinhos de pão, servem para compor as refeições cotidianas; acompanham, principalmente, preparações com carne suína.

O repolho, de variadas cores e modos de preparo, aparece em muitos pratos, como no assado com repolho-roxo, que parece ser bem mais popular nos restaurantes alemães do Brasil do que na própria Alemanha. É comum receitas típicas "adaptarem-se" a hábitos alimentares de outros povos e regiões, por exemplo, a introdução de frango e de carne bovina no cardápio de restaurantes brasileiros.

O chucrute é uma preparação de repolho tipicamente alemã, aromática e muito particular. Servido ao lado de salsichas, carnes defumadas e linguiças, compõe o chucrute *garnie*.

Na Alemanha, a arte de fazer salsichas e linguiças atingiu um alto nível. Cada região tem a sua salsicha ou linguiça, dentre elas a Weisswurst, linguiça branca de vitela; a Frankfurter, que se espalhou pelo mundo e com a qual é feito o cachorro-quente; linguiças defumadas da Bavária e a grande Bockwurst.

O Kassler, costeleta de porco defumada que também é parte integrante do chucrute *garnie*, revela outra faceta interessante da cozinha alemã: os defumados. Nesse setor, os presuntos defumados de Westaphalia, com aroma de zimbro, estão entre os mais famosos do mundo.

O Eisbein, joelho de porco acompanhado com chucrute, talvez seja a preparação típica alemã mais popular no Brasil. Normalmente, o joelho é apenas cozido, mas pode ser frito (Eisbein à pururuca).

A carne marinada, Sauerbraten, reflete o paladar por carnes cozidas com molhos marcantes.

A cerveja é a bebida habitual. Muitas preparações são elaboradas com cerveja. Nas regiões tipicamente vinícolas, como Baden, Renânia e Mosel, também se consome muito vinho.

A cozinha alemã também é rica em receitas com peixes, e utiliza principalmente defumados do mar do Norte e salmão.

O receituário alemão é rico e variado também na confeitaria. Os doces são consumidos após as refeições e também nos chás da tarde. O bolo floresta negra é um dos representantes mais ilustres dessa arte, assim como as massas folhadas que compõem os *strudels*, dos quais os de maçã, damasco, cereja e morango são exemplos.

Preparações típicas

- Sopa de batata à moda de Berlim.
- *Eisbein Mit Sauerkraut* (joelho de porco com chucrute).
- Costeletas de porco com molho picante.
- *Paprika Schnitzel* (filé de lombo com páprica).
- *Bratkartoffel* (batata alemã – batata dourada com bacon).
- Purê de batatas.
- *Bayerische Knodel* (bolinhos de pão de Bavária).
- *Friesicher pfannfisch* (peixe com batatas).
- Bolo floresta negra.
- *Apfelstrudel* (strudel de maçã).
- Cerveja.

Americana (EUA)

A culinária norte-americana é variada, com a influência de diversos povos, por exemplo, ingleses, franceses, espanhóis, chineses, negros e índios. É uma cozinha que sabe harmonizar a tradição com a modernidade. O alto padrão de vida e o poder aquisitivo do povo acabam também por permitir o acesso aos ingredientes do mundo todo.

Os norte-americanos consomem muita carne, os *steaks* e os churrascos. No verão, as famílias reúnem-se em torno do *grill*, assando *steaks* (famosos *barbecues*) e hambúrgueres (geralmente, feitos em casa).

A cidade de New Orleans é considerada a capital gastronômica em razão da forte influência da alta cozinha francesa e mexicano-espanhola. Utiliza muita pimenta e frutos do mar, como pode ser observado na conhecida preparação chamada jambalaya.

Os EUA são conhecidos internacionalmente como a terra dos restaurantes *fast-food*, pelo consumo habitual de hambúrguer, batata frita, cachorro-quente (*hot dog*), pizza etc.

A alimentação diária é dividida em quatro refeições: *breakfast* (café da manhã), *lunch* (almoço), *dinner* (jantar) e *snacks* (lanches).

O *breakfast*, geralmente, é composto de ovos, bacon, salsicha, linguiça, pão, cereais, pizza, frutas, sucos, *pancakes* (panquecas doces, cobertas com mel), *waffles*, *muffins*, tortas e bolos; é uma refeição farta com elevado teor de gordura e carboidrato.

As principais preparações que compõem o *lunch* são: bolo de carne moída (*meat loaf*), batata frita, batata assada, frango frito, tortas de frango (*chicken pie*) e, como sobremesas, torta de maçã (*apple pie*) e sorvetes.

Entre as refeições, é comum o consumo de *snacks*, que podem ser compostos de *cookies* e *brownies*, lanches, hambúrguer, pizza, pipoca, sorvete e torta doce.

As bebidas mais consumidas durante as refeições são: leite (principalmente no jantar), refrigerantes, sucos de frutas e *milk-shakes*. Observa-se também a ingestão de café (descafeinado) várias vezes ao dia.

Os EUA contam com diversos pratos típicos, entre eles: *chicken pie* (torta de frango), jambalaya de frutos do mar, pato à Califórnia, *chilli* com carne, pão de gengibre e batata assada recheada.

A confeitaria, com seus *cakes* (bolos) e *pies* (tortas), também é rica: *apple pie* (torta de maçã), *cheesecake* (torta de queijo), *pumpkin pie* (torta de abóbora) e *brownies*.

O consumo de uma dieta com uma elevada quantidade de gorduras e colesterol acaba por tornar a população norte-americana mais suscetível à ocorrência de doenças crônicas não transmissíveis e a uma maior prevalência de obesidade.

Preparações típicas

- *Baked potato* (batata assada).
- *Chilli* com carne (refogado apimentado de feijão com carne).
- Jambalaya de frutos do mar (refogado de frutos do mar, presunto e linguiça).

- *Muffins* (minibolos).
- *Ginger bread* (pão de gengibre).
- Pato à Califórnia (pato com frutas).
- *Chicken pie* (torta de frango).
- *Apple pie* (torta de maçã).
- *Waffles*.
- *Maple syrup* (xarope de maple).
- *Cheese cake*.

Árabe

A história da alimentação árabe é uma das mais ricas e antigas. Sofreu poucas modificações ao longo dos séculos até a época da expansão do império muçulmano entre o fim do primeiro e o início do segundo milênio. Os períodos de maior influência nessa cultura estão na chegada dos europeus ao Oriente, quando trouxeram novos produtos provenientes da Europa, África e, posteriormente, da América, e a atual globalização dos seus costumes.

Naquela época, os árabes sentavam-se sobre as próprias pernas, servindo-se em um prato posto sobre uma mesa baixa, usando só três dedos da mão direita, havendo, quando necessário, apenas o uso de colheres.

O banquete árabe, conhecido pela fartura e hospitalidade de seus anfitriões, constitui-se de preparações frias, como homus, babaganuche, tabule e bulgur. Como preparação quente, os cereais estão quase sempre presentes; muitas vezes, acompanhados de carne de cordeiro, a carne mais consumida na região.

Os aromatizantes mais utilizados são almíscar, âmbar, água de rosas, açafrão, canela, galanga, cravo-da-índia, noz-moscada, cardamomo e macis. São também utilizadas frutas secas e oleaginosas como tâmaras, uvas-passas, amêndoas, nozes, avelãs, pinhões e pistaches.

Muitas preparações árabes costumam ser acompanhadas de uma salada verde ou de coalhada bem consistente.

A confeitaria é bastante açucarada e com muitas caldas. As trouxinhas de tâmaras e os pastéis de nozes são bem representativos.

Atualmente, a culinária árabe está presente no Brasil, o que pode ser constatado por redes de *fast-food*, restaurantes árabes e venda de ingredientes específicos para a cozinha árabe.

Preparações típicas

- Quibe (cru, frito, assado).
- Esfiha (aberta e fechada) de carne, queijo, verduras, tahine.
- Pão sírio.
- Charutinho de folha de uva.
- Pasta de grão-de-bico (homus).
- Arroz com lentilha.
- Kafta no espeto.
- Tabule, fatouche (saladas).
- Pastel de nozes (ataife).
- Pimenta-síria (mistura de especiarias moídas, tais como: pimenta-da--jamaica, pimenta-do-reino preta e branca, canela, noz-moscada e cravo-da-índia).
- Snoobar (pinoli): pinhões característicos do Mediterrâneo, cuja árvore precisa de cem anos para começar sua produção. Usado em ocasiões festivas nos recheios e decorações de pratos.
- Sumagre (summac): pó de gosto bastante ácido, obtido da fruta com mesmo nome e usado para temperos de carnes.
- Zahtar (especiaria composta por summac e sementes de gergelim).
- Almíscar (misk): resina vegetal utilizada para aromatizar doces.
- Arak: aguardente destilada de uvas e aromatizada com anis.
- Cardamomo (hâl): sementes utilizadas secas no café.

Argentina

A cozinha argentina é uma mescla das comidas que os imigrantes europeus trouxeram consigo com as técnicas e os alimentos típicos das culturas indígenas que habitavam a região com a chegada dos conquistadores espanhóis. Síntese cultural de influências indígenas e mediterrâneas (espanhola, italiana e árabe) com a grande variedade de produtos agrícolas e pecuários do seu território.

Na Argentina, a comida é muito importante e é ao redor dela que gira boa parte da sociabilidade do seu povo, com reuniões em torno da mesa. Os convites para comer são sinais de amizade, aconchego e integração. As reuniões familiares geralmente são ao redor de um churrasco ou um prato de massa e uma taça de vinho.

Apresenta um dos solos mais férteis do mundo e destaca-se na alta produtividade de grãos, principalmente milho, soja e trigo. Outros produtos relevantes são erva-mate, aveia, cevada, cana-de-açúcar, girassol, uma enorme variedade de frutas (maçã, pera, morango, uvas e outras). Mas é a carne bovina o grande produto nacional, sendo considerada uma das melhores do mundo.

A Argentina tem, também, uma considerável produção suína e avícola. Em determinadas zonas, como no Sul do país, é comum a criação de ovinos, além da pesca de mariscos, crustáceos, moluscos e salmonados. Nas águas mesopotâmicas, destacam-se os peixes de rio, como peixes-reis, surubins, dourados ou bogas, entre outros.

Preparações típicas

- *Asado* (churrasco).
- Arroz portenho (cozido com leite, temperado com caldo de galinha, monta-se camadas com o arroz, molho de tomate e algumas variedades de queijo).
- Carbonada (feita em uma panela, em fogão à lenha, são fervidos ingredientes como carnes (o tipo varia de receita pra receita), abóbora, milho, batata, até que virem uma espécie de guisado).
- Empanadas (podem ser assadas ou fritas, e os recheios também podem variar: carne de boi, frango, milho, queijo com cebola).
- Humitas (pamonha).
- Locro (um ensopado preparado à base de abóbora, feijão e milho).
- Medialuna (*croissants*).
- Parrilada (diferentes tipos de carne assada na grelha).
- Alfajor (massa recheada com doce de leite).
- Papas fritas.

Os norte-americanos têm o famoso cachorro-quente, os ingleses, o *fish and chips* e os argentinos têm o choripan, prato típico que pode ser facilmente encontrado sendo vendido em barracas como comida de rua. O nome *chori* é a abreviação de chorizo, a linguiça parrillera, que mescla carne bovina e suína, e *pan,* que remete ao pão usado para o preparo deste sanduíche.

Coreana

A culinária coreana é exótica, nutritiva e muitas preparações são parcialmente fermentadas. O kimchi é famoso, e é preparado a partir da acelga salgada, fermentada e servida como acompanhamento em quase todas as refeições. A Galbi (costela de vaca ou costelinhas de porco) e o bulgogi (bife em tiras) são mais familiares aos ocidentais.

O arroz continua sendo o principal alimento para a maioria dos coreanos e costuma ser servido com vários acompanhamentos que são compostos geralmente por verduras da época, sopa, carne ensopada com legumes e bife. Algumas sobremesas típicas são: chá, bolo e hangwa (composto por farinha integral, frutas, raízes, ingredientes adocicados como mel) e yeot (tipo de hangwa feito de arroz cozido ao vapor).

Preparações típicas
- Tang (sopa coreana).
- Jjigae (carne ensopada com legumes).
- Jeongol (ensopado de carnes e legumes).
- Makgeolli (licor tradicional coreano).
- Tteok (bolo coreano de arroz).
- Chá de omija (feito da fruta da árvore chinesa Schisandra).

Costa-riquenha

A Costa Rica, além das paisagens e do clima, apresenta outras semelhanças com o Brasil; ambos possuem o arroz e o feijão como prato nacional, que na Costa Rica recebe o nome de gallo pinto.

A paternidade do gallo pinto é disputada entre a Costa Rica e a vizinha Nicarágua. O prato é servido em todos os países da América Central com algumas pequenas mudanças. Em Cuba, ele se denomina congrí ou moros y cristianos ("mouros e cristãos"); em El Salvador e Honduras é conhecido como "casamiento"; na Guatemala, casado; na Jamaica e em quase todo o Caribe chamam a combinação de *rice and beans*.

O gallo pinto é normalmente preparado com sobras de arroz e feijão já cozidos. O tempero básico inclui alho e cebola refogados, e cada um pode improvisar a gosto com pimentão, pimenta-malagueta, tomate, coentro e salsinha.

Os acompanhamentos variam entre ovos fritos ou mexidos, banana-da-terra, abacate, pão de trigo ou de milho, queijo e até mortadela.

O arroz utilizado para o preparo é geralmente o agulhinha, o feijão varia entre o preto e o vermelho, eles são apresentados misturados e temperados com um condimento conhecido como salsa lizano e servidos usualmente como opção para o café da manhã.

Espanhola

A culinária espanhola sofreu influências externas, a começar pela dos mouros, que permaneceram na Espanha durante séculos. Deles vieram arroz, açúcar, laranjas, paladar por preparações agridoces, amêndoas, cominho, açafrão, noz-moscada e muitos outros ingredientes e hábitos. A Espanha foi também a porta de entrada de muitos ingredientes que vieram do Novo Mundo e de outras partes de seu imenso império, como pimentões, chocolate, milho e tomate.

A cozinha espanhola apresenta uma grande diversidade. No sul do país, prevalecem arroz, carne de porco e aves; no norte, a carne bovina, proveniente dos melhores pastos, e batatas; na região central, os alimentos típicos são carneiro e ervilhas; no litoral, são peixes e frutos do mar.

Vinhos e tapas são duas paixões nacionais. As tapas são petiscos tipo tira-gostos servidos em pratos individuais e consumidos como aperitivo ou entre as refeições principais. Os ingredientes mais usados no preparo desses petiscos são todos os frutos do mar – lulas, mariscos, *escargots* e camarões –, ovos e batatas. Conta-se que a origem do nome tapas vem do fato de que os camponeses do sul da Espanha recebiam um copo de vinho coberto por um prato com uma pequena porção de petisco durante a jornada de trabalho, a fim de aquecê-los do frio e inibir um pouco a fome, para continuar suas tarefas até a hora do almoço. Como *tapa* em espanhol significa tampa, o prato servia para proteger o vinho, uma vez que eles estavam no campo.

A tortilla, uma omelete típica, pode ser considerada uma das poucas preparações nacionais que podem ser encontradas em quase todo o país. Junto com a *paella*, a *tortilla de patatas* é a preparação mais tradicional da Espanha. Outra peculiaridade espanhola é a grande variedade de *jamón* (presunto cru), largamente consumido como aperitivo, sendo o "pata negra" um dos mais famosos.

O vinho é consumido em larga escala. Entre as regiões produtoras, merece destaque a região de Jerez, sudoeste da Andaluzia, com seus vinhos elaborados pelo processo de fortificação. *Jerez* (em espanhol), *sherry* (em inglês) ou *xeres* (em árabe) é o mais famoso vinho espanhol. Outras bebidas comuns são a sangria, preparada com vinho e frutas, e a sidra, comum na região de Astúrias, onde a presença de maçãs é abundante.

Pode-se dizer que a gastronomia espanhola tem duas bases fundamentais: o alho e o azeite de oliva (usados não somente como tempero, mas para frituras e cozidos), quase sempre acompanhados de sal e limão. O azeite de oliva espanhol é conhecido e consumido no mundo todo.

Os cozidos também são bastante variados, como *olla podrida*, talvez o mais célebre deles, e a *fabada* asturiana.

Quando se fala em cozinha valenciana, a associação é com as fartas *paellas* com muitos frutos do mar. Mas a *paella* com frutos do mar foi uma adaptação, uma sofisticação do prato camponês feito com muito arroz, açafrão, *escargot*, coelho (ou frango) e produtos da horta.

Os doces espanhóis (com forte influência árabe) geralmente são bastante açucarados, como pudim de amêndoas e as madalenas.

As principais refeições espanholas são o almoço e o jantar. Depois do almoço, os espanhóis fazem a *siesta*, hábito ainda presente na população.

Preparações típicas

- Tortilla de patatas.
- Mejillones a la mariñera.
- Mejillones a la vinagreta (mexilhões ao vinagrete).
- Gambas al ajillo (camarão no alho).
- Almejas a la mariñera (mariscos ao vinho branco).
- Pan con tomate.
- Jamón.
- Paella a la valenciana.
- Paella a mariñera.
- Pollo a la chilidrón (frango com molho de pimentão).
- Fabada asturiana (feijão branco cozido com carnes e linguiça).
- Callos a la madrileña (dobradinha à moda de Madri).
- Olla podrida ou puchero (cozido com grão-de-bico).
- Puchero ou cocido madrileno.
- Bacalao a la viscaína.
- Merluza al horno.
- Vino Jerez fino.
- Vino tinto, blanco.
- Sangria.
- Natilla.
- Pudim de amêndoas.
- Flan de naranja (flã de laranja).
- Tarta de crema quemada (torta de creme queimado).
- Madalenas.
- Canutillos de crema (canudinhos de creme).
- Crema catalana.

Francesa

A França produz quase tudo o que se pode exigir para abastecer de variedades uma cozinha: oliveiras no sul, manteiga e creme de leite ao norte, inúmeros tipos e qualidades de vinhos, os peixes e frutos do mar do Oceano Atlântico e do Mar Mediterrâneo, *escargots* na Bourgogne, carne bovina no Charolais, cordeiros de Pauillac, além da diversidade e imensidão dos diferentes tipos de queijos (mais de 350), variando segundo a região de origem.

A culinária francesa tem uma imagem sofisticada no mundo todo, mas muitas preparações são de origem simples e bem regionais.

Uma observação sobre a culinária desse país seria a nítida diferença entre a região mediterrânea, que usa o azeite de oliva para cozinhar, e o norte, onde predomina a manteiga.

Há outro fator importante para a sofisticação da culinária francesa: o prazer de comer aliado às pequenas porções dos alimentos. Os franceses parecem ter opiniões arraigadas sobre preparações, tomam partido e discutem ardentemente suas preparações, seus vinhos, queijos e restaurantes favoritos.

O *coq au vin* tem tantas formas de preparo quantas são as regiões vinícolas. O *entrecôte* ao molho *bercy* é da Ille de France, mas tem similares em outras regiões de vinho branco. Mudando-se o vinho de branco para tinto, o mesmo molho torna-se bordalês.

Ao se observar a culinária francesa, percebe-se o predomínio de produtos frescos, a leveza e harmonia nos acompanhamentos, simplicidade no método de cocção, a preferência por assados, grelhados e cozidos.

A proximidade ao Mediterrâneo e ao Oceano Atlântico fornece grande variedade de peixes, lagostas, ostras e mexilhões, entre outros; os pântanos e lagos de vales permitem o cultivo de legumes, e os campos fornecem os cordeiros, coelhos e as vitelas.

Entradas

As entradas quentes, como *tourtes*, quiches, patês, *hures* e suflês, são todas à base de recheios de carne picada, pastéis e geleias.

As entradas não são necessariamente à base de carne; conforme a região, podem ser constituídas de ovos: com pimentas no País Basco, a pipérade; na forma de omelete de trufas na Provença e Tricasti ou escaldadas em vinho tinto. Mas são, geralmente, os legumes que marcam a diferença, como ingredientes de uma receita ou como uma preparação completa.

Sobremesas

As *tartes* são muito populares e usam as frutas de todas as regiões e estações. Os crepes são sobremesas (*crêpe Suzette*) deliciosamente aromatizadas com raspas de laranja e flambadas, e com diferentes recheios. Gaston Lenôtre, um pasteleiro que se tornou o mais famoso fornecedor de banquetes no mundo inteiro, aprendeu com seu professor, Urbain Dubois: "se o jantar não culminar na sobremesa, até mesmo a melhor cozinha será um desapontamento; a sobremesa nunca será completa se não for bem apresentada". A criação do *petit gâteau* é atribuída ao *chef* Erick Jacquin. A receita tornou-se conhecida no final dos anos de 1990 e hoje tem diferentes recheios – como chocolate, doce de leite, Nutella®, banana e goiabada –, e é uma sobremesa servida quente com sorvete de creme.

Preparações típicas

Entrada

- Eufs browllés (ovos mexidos com cogumelos).
- Gratinée à Lóignon (sopa de cebola à francesa).
- Souflé au comte (suflê à Comté).
- Tapenade (pasta de azeitonas).
- Gigot d'agneau (pernil de cordeiro assado).
- Coq au vin.
- Steak au poivre.
- Boeuf bourguignon.
- Cassoulet (feijoada de feijão branco com linguiça e carnes).
- Confit de pato ou ganso.
- Foie gras.

Preparação principal

- Blanquette de veau (vitela ao molho branco).
- Bohémienne (tomate e berinjela ao forno).
- Paule au pot à la Touleraine (galinha cozida à Toulouse).

Sobremesa

- Creme brûlée (flã de baunilha com caramelo).

- Crêpe Suzette (crepe de licor de laranja).
- Merengue à la chantilly (merengues com chantili).
- Tarte au fromage blanc (torta de queijo).

Vinhos

- Vinho tinto.
- Vinho branco seco.
- Vinho moscatel.

Grega

No território grego, apenas 25% das terras são cultiváveis, sendo as principais culturas do país o fumo e os olivais. Outros produtos cultivados são a cevada, o trigo, milho, arroz e algodão, e os principais rebanhos são de ovinos e caprinos.

Na Grécia clássica, a base da alimentação era a fava consumida na forma de *maza* (farinha fina de cevada misturada com condimentos e um destes líquidos: óleo, água, leite ou mel), *cycéon* (adicionava-se menta à *maza* e fazia-se essa refrescante bebida) e outros. O trigo era consumido desde a pré-história da preparação de pães e bolos. Eram também importantes os diferentes tipos de grão-de-bico, lentilhas, gergelim e papoula. O mel e o queijo também tinham papel de destaque, assim como as hortaliças (alho-poró, rábano, agrião e nabo) e condimentos (tomilho e manjericão). As carnes de bovinos, suínos, ovinos e cães eram consumidas principalmente quando ocorriam os sacrifícios. As aves, como o pato, eram muito apreciadas.

A principal bebida consumida nessa época era o vinho chamado melas. Até o século III a.C., os vinhos eram fermentados em ânforas e depois em tonéis. Os gregos passaram a misturar resinas de árvores ao vinho, criando assim o vinho *retsina*, consumido até os dias de hoje. Porém, o vinho não era consumido pelos camponeses, pequenos proprietários e escravos. Estes consumiam a *zurrapa*, fabricada a partir do bagaço ou mesmo do vinagre, acrescentando-se água.

A culinária grega atual é resultado de uma série de influências que o país sofreu ao longo de sua história. Durante séculos, a Grécia fez parte do Império Otomano; por isso, sua culinária tem grandes semelhanças com a culinária do Mediterrâneo Oriental. Essas semelhanças podem ser vistas em pratos como os *dolmas* (charutinhos de folhas de parreira ou de repolho recheados com arroz e carne) e a *souvlákia* (espetinhos de carne de cordeiro, chamados nos países árabes de *kebab*), além da popularidade do uso do iogurte (exemplo: *tsatsiki* ou iogurte temperado com sal, azeite e hortelã consumido com saladas). A influência italiana também é muito forte, uma vez que as repúblicas de Veneza e Gênova dominaram Rodes e outras ilhas até a Segunda Guerra Mundial. Por isso, os pratos com massa são bastante comuns, como o *pasticcio* (talharim gratinado com molho branco).

Os chamados "legumes mediterrâneos" (abobrinha e berinjela) são muito utilizados. A berinjela está presente na preparação grega mais conhecida, a *moussaka* (gratinado de berinjela com carne moída, molho bechamel e queijo).

O limão é muito apreciado pelos gregos, sendo a principal característica do *avgolemono*, a sopa de arroz com ovo, que é a mais popular do país. A combinação de ovo com limão está presente também no molho *avgolemono*, servido com alguns tipos de carne.

Como grande parte do território da Grécia é composto de ilhas, os peixes e frutos do mar são também muito apreciados, como a sopa de peixe com arroz e tomate.

A refeição mais importante para os gregos é o almoço. O café da manhã é bem simples, composto de uma xícara de café grego (feito por decantação, o pó misturado com o açúcar) e torrada. Entre o café e o almoço, é costume consumir sementes oleaginosas (pistache, nozes e outras), vendidas em barracas nas ruas, e o famoso "churrasco grego" (carne assada em um espeto giratório, fatiada e servida em pão pita). O almoço é composto de várias preparações: *mézedes* ou entrada (saladas ou sopas ou *souvlákia*); carnes e peixes (*moussaka*, peixe assado com abobrinha e *dolmas*); verduras e legumes cozidos; sobremesas (frutas, como figos e melão, ou doces: *rizogallo* ou arroz-doce). O jantar é mais simples, sendo composto de uma única preparação (exemplo: *tyropita* ou torta de queijo). O vinho continua sendo uma das bebidas mais consumidas, além do ouzo (licor de anis).

Alimentos típicos

Carnes de cordeiro e porco (consumidas principalmente em Creta), peixe e frutos do mar (consumidos principalmente nas ilhas), azeite de oliva, azeitonas, queijo feta (queijo obtido do leite de cabra), iogurte, alface, tomate, berinjela, pepino, abobrinha, suco de limão, figo, mel, nozes, canela, hortelã e orégano.

Preparações típicas

- Paximádia (torrada).
- Pão pita.
- Sopa mageiritsa (sopa de cordeiro com arroz).
- Souvlákia (espetos de carne de cordeiro, pão pita, molho de iogurte).
- Moussaka (berinjela gratinada com carne).
- Melitzanosalata (salada de berinjela).
- Baklavas (massa folhada doce com recheio de nozes e açúcar).
- Tyropita (torta de queijo feta).
- Koulourákia (rosca doce coberta com gergelim).
- Sopa avgolemono com arroz (sopa de arroz com ovo e limão).
- Pasticcio (massa gratinada com molho branco).
- Dolmathakia avgolemono (folhas de parreira recheadas com arroz e carne).
- Trutas ao molho de azeitona.
- Psarime Kolokythia (peixe com abobrinha).
- Tsatsiki (salada de pepino com iogurte).
- Horiatiki salata (salada de tomate, pepino, azeitonas e queijo feta).
- Ouzo (licor de anis).
- Rizogallo (arroz-doce).
- Spanakopita (torta de espinafre).

Havaiana

A gastronomia e a cozinha havaiana são baseadas em peixe fresco do hemisfério sul, moluscos, frutas tropicais como papaia, abacaxi e manga. As preparações mais típicas são o opihi, que é um pequeno molusco, o atum preparado de diferentes formas, e o poke, que se tornou conhecido no Brasil, uma mistura de sashimi e ceviche, e que pode ser acompanhado por algas marinhas e frutas como abacate e pepino.

Antes da chegada do homem branco às ilhas do Havaí, a comida era semelhante à das outras ilhas da Polinésia e incluía frutos e plantas da região e peixe. Com a chegada de outras culturas, a comida havaiana mudou drasticamente, fundindo-se com estilos gastronômicos provenientes de todas as partes do globo. A cozinha moderna das ilhas incorpora influências da Polinésia, Ásia, Europa, entre outras. O luau é uma festa tradicional havaiana, que começa, geralmente, ao pôr-do-sol, e celebra a vida.

Preparações típicas

- Frango havaiano.
- Costeletas à moda de Hilo.
- Pudim mukai de peixe.
- Poke.

Italiana

O cardápio italiano tradicional é composto de uma série de preparações simples que, somadas, constituem uma refeição substanciosa. O *primo piatto* pode ser composto de polenta, massa ou risoto, sendo seguido pelo *secondo piatto*: peixe, ave ou carne servidos com legumes ou salada. Frutas e/ou queijos geralmente estão presentes, e o pão acompanha a refeição. Ainda há as sobremesas e o *antipasto*, que é a entrada da refeição, ou *pasto*.

Os *antipasti* são aperitivos ou entradas leves servidas como primeira preparação de uma refeição. Os mais comuns são: carne e salsichas curadas, peixes e frutos do mar, frios, berinjelas, saladas, anchovas, azeitonas, presunto cru. O presunto de Parma (no original em italiano, *prosciutto di Parma*) é um dos presuntos mais famosos da Itália, um produto com denominação de origem controlada (selo DOC), feito com pernas de porcos criados nas regiões central e norte da Itália, com uma alimentação especial: cevada, milho, fruta e o soro e restos de coalho do queijo.

A maioria dos antepastos tem em comum um ingrediente indispensável: o azeite extravirgem.

As regiões do noroeste italiano incluem Lombardia, Piemonte, Vald'Aosta e Ligúria. No seu conjunto, os alimentos são apreciados como um de seus prazeres. As principais cidades da região de Lombardia são Milão, Monza e Bérgamo. Sua cozinha é dominada por arroz, manteiga e queijo. Milão deu ao mundo o risoto de açafrão, o bife à milanesa, o ossobuco e o panetone, além da tradição do aperitivo do meio-dia (*bitter*) com azeitonas e batata frita. Essa cozinha mostra que cada província tem, de fato, características exclusivas: em Bérgamo, polenta acompanhada de aves assadas; em Cremona, salame, mostarda e torrone; em Mântua, pasteizinhos recheados de abóbora e peixes, como enguias, trutas e carpas; em Pávia, além da sopa homônima, rãs e risotos, considerando que o arroz italiano tem, nessa região, uma de suas capitais; em Brianza, mortadelas de fígado e galinha-d'angola. A Lombardia é ainda a terra dos queijos, e o mais famoso é o gorgonzola.

O nordeste possui as regiões do Vêneto, Tretino-alto Adige e Friuli-Venezia Giulia. O Vêneto leva à mesa todo um passado de grandeza e orgulho imposto pelo luxo da cidade de Veneza, pela aristocracia de suas vilas e até pelo mérito atribuído a eles pela invenção do guardanapo. Nessa região, nasceu a polenta, que impera em toda parte.

São cinco as regiões centrais que constituem o coração da Itália: Toscana, Lácio, Úmbria, Marcas e Emília-Romagna. Na Toscana, produzem-se o melhor pão e o mais puro azeite virgem, assim como o clássico vinho Chianti. As principais cidades da Toscana são: Pisa, Livorno, Siena, Florença e Prato.

A Itália do sul tem um caráter muito diferente das regiões setentrional e central. É verdadeiramente uma região mediterrânea, dominada pela presença do mar, especializada em massas, tomates, berinjelas, peixes, borrego e porco. Abrange as regiões da Campânia, Basilicata, Calábria, Apúlia, Abruzos e Molise.

As duas maiores ilhas ao longo da costa italiana – Sicília e Sardenha – têm identidades muito distintas. Para ambas, todavia, a proximidade física faz com que sua cozinha, arquitetura e cultura revelem nítidas influências árabes, francesas e espanholas. O protagonista do gosto é o peixe: atum, peixe-espada, sardinhas e o nobre bacalhau. O trigo é também um produto importante, aparecendo no tradicional canelone recheado de ricota e carne moída.

A refeição principal costumava ser servida ao meio-dia, mas o estilo moderno de vida tornou esse horário impraticável, especialmente nas grandes cidades, o que alçou o jantar ao posto de refeição mais importante do dia. Além disso, a tendência mundial para uma culinária mais leve transforma o *primo piatto* (ou primeiro prato) na preparação única de toda a refeição. Entre os ingredientes utilizados na culinária italiana, ressaltam-se as ervas e o azeite de oliva.

As ervas mais empregadas são orégano, tomilho, alecrim, salsa e manjericão. São usadas com abundância em molhos, ensopados, saladas, recheios, omeletes e para preparar o conhecido pesto.

O azeite de oliva deve ser de boa qualidade, prensado a frio (ou virgem e não refinado), pois seu sabor é muito melhor quando servido cru para temperar saladas e massas.

Preparações típicas

Antepasto
- Torrada de alho.
- Carpaccio alla gorgonzola.
- Azeitonas pretas e verdes.
- Canapé de fígado de galinha (crostini di fegatini).
- Presunto cru.
- Bruscheta.

Primeiro prato
- Espaguete com molho de vôngole (spaghetti alle vongole).
- Sopa de grão (minestra di ceci).
- Nhoque com açafrão (gnocchi allo zafferano).
- Risoto de camarão (risotto ai gamberi).

Segundo prato
- Carne assada ao vinho tinto (stufato di manzo al barbera).
- Frango assado (pollo arrosto).

- Stracotto (carne assada).
- Costela de porco com alecrim (arista di maiale al rosmarino).
- Bolinhos de carne com hortelã (polpette D'Angelo alla menta).
- Bisteca fiorentina.

Acompanhamentos do segundo prato
- Salada de rúcula com tomate seco e aceto balsâmico.
- Brócolis ao alho e óleo.
- Batata assada.
- Salada quente de vagem.

Sobremesa
- Tiramisú (creme toscano).
- Torta de avelã com morangos e framboesas.
- Panetone recheado com sorvete.
- Bolo toscano.
- Gelatos (sorvetes).

Japonesa

A alimentação japonesa tem como base o arroz. Os peixes também fazem parte do cardápio, mas a principal fonte proteica é a soja.

Na era Meiji (1868-1912), sua nutrição foi incrementada com carne bovina, sob a influência ocidental, mas a grande mudança veio após a Segunda Guerra Mundial, começando com o lanche escolar para as crianças; como resultado, a dieta japonesa deixou de ser baseada quase que exclusivamente em carboidratos e passou a ser mais equilibrada, com proteínas, vitaminas e minerais.

As estações do ano têm uma grande importância para os japoneses. Caules de bambu e flores são consumidos na primavera, lembrando "a imagem de um campo de flores".

No verão, são servidas preparações leves, com peixes e folhas (ervas). Cogumelos e castanhas marcam o outono, e morangos, tomates, ostras e caranguejos são as preparações coloridas do inverno.

Arroz, feijão-vermelho, cozidos com vegetais ou com galinha são comuns o ano inteiro. Atualmente, vegetais são cultivados em estufas, e morangos, pepinos e tomates estão no mercado o ano inteiro. Embora os sabores e ingredientes estejam mudando, os japoneses ainda conservam a antiga tradição. Como exemplo, pode-se citar a introdução do pão no cardápio japonês.

As algas marinhas como kombu são utilizadas para preparação do dashi (caldo de peixe), as algas wakame, para a sopa de missô e a nori, para sushi, temaki e onigiri.

Produtos derivados do arroz

- O grão: que origina porções de arroz, bolinhos de arroz e biscoitos.
- Ingrediente para missô.
- Saquê.
- Vinagre.
- Mirin (saquê doce para cozinhar).
- Malte.

Produtos derivados das folhas do arroz

- Sandálias.
- Tatames.
- Capas de chuva.
- Sacos (para o próprio arroz).
- Papel.
- Chapéus.
- Esteiras, capachos.
- Enfeites de festa.

Produtos derivados da soja

- Produto leitoso da soja (com e sem sabor).
- Bebidas à base de leite de soja.
- Grãos de soja.
- Molho shoyu.
- Soja fermentada.
- Queijo tofu.

- Proteína de soja.

Bebidas alcoólicas

As bebidas alcoólicas também têm papel importante nas festas e cerimônias de confraternização. A bebida mais tradicional é o saquê, bebida alcoólica fermentada feita de arroz, com teor alcoólico entre 12 e 20%. Os japoneses acreditam que, quando um indivíduo bebe saquê, torna-se mais franco.

Chá

Tem significado místico, e é famosa a cerimônia do chá. Deve ser servido à temperatura adequada de 70 a 80°C, em meia xícara. O chá-preto e o chá-verde derivam da mesma planta; o que varia é o chá-verde não ser fermentado antes de ser seco.

Hashi

Os *hashis* (palitinhos) são utensílios de mesa, mas também têm significado simbólico e marcam cada passagem da vida. Com 100 dias de vida, o bebê e seus pais comemoram a "primeira refeição": o bebê é apresentado aos palitinhos. Ao morrer, os lábios do falecido são selados com água, com o auxílio do *hashi*. Há *hashis* especiais para algumas ocasiões. Os utensílios têm tamanhos diferentes para homens e mulheres, para adaptação ao tamanho das mãos.

Costumes

Os japoneses não costumam consumir alimentos muito picantes, temperados com alho, nem derivados do leite de vaca.

Sugar o macarrão da sopa, sorver e tomar o chá fazendo barulho são costumes considerados elegantes e utilizados para agradar o anfitrião.

Influência externa

O tempurá (empanado de legumes) foi introduzido por portugueses e espanhóis.

Sukiyaki e o macarrão vieram da China, e o *curry* por intermédio dos ingleses.

Do Ocidente vieram: carne de porco, omelete, pão e carne bovina.

Preparações típicas

- Arroz japonês (para sushi).
- Missoshiro (sopa de queijo de soja e pasta de feijão de soja).
- Umeboshi.
- Produto leitoso da soja.
- Sake chirashi (arroz cozido, espinafre, ovo mexido, cenoura, salmão cru).
- Biscoito doce de arroz.
- Shiitake, shimeji.
- Sushis oniguiri (sushi simples).
- Uramakis (sushi enrolado com alga nori).
- Sashimi (fatias de peixe cru).
- Sukiyaki (cozido com carnes, legumes, tofu, ovo).
- Gelatina de alga.
- Temaki (cone com alga e recheio de arroz e peixe).
- Sopa karitawa-jiru (ovo mexido com kani kama).
- Chá-verde.
- Yakissoba (macarrão oriental adicionado de vegetais e carnes – bovina, frango ou peixe).
- O teishoku é o equivalente do prato comercial brasileiro e comum nos restaurantes orientais em São Paulo. A tradicional refeição é formada por três itens fixos: gohan (arroz), missoshiru (ou outro caldo) e tsuke-mono (conserva).
- São receitas clássicas o tirashi (arroz recoberto por peixe cru e frutos do mar), shogayaki (porco na chapa com molho de gengibre), karê (versão japonesa do curry, servido com arroz) e edamame (soja). Também surgiram várias temakerias, locais onde são comercializados os temakis em formato de cones com rechelos varlados (alga, atum, *cream cheese*), envolvidos por folhas de algas.

Judaica

A culinária judaica é composta de diferentes estilos culinários dos lugares em que os judeus viveram durante séculos.

Kashrut: as leis dietéticas judaicas

Kashrut significa próprio ou correto; é a base das leis judaicas para alimentos que podem ou não ser ingeridos e como esses alimentos devem ser preparados e consumidos. *Kosher* é a palavra utilizada para designar alimentos que estejam de acordo com os padrões ditados por essas leis, não sendo um estilo de culinária. Qualquer culinária pode ser *kosher* se for preparada de acordo com as leis judaicas, e preparações tipicamente judaicas podem não ser *kosher* se não forem assim preparadas. Os judeus seguem essas leis porque estão na *Torah*, o livro sagrado judaico.

Certos animais não podem ser ingeridos, e essa restrição inclui a carne, os órgãos, os ovos e o leite dos animais proibidos. É permitido o consumo de animais que vivam na terra, tenham o casco ou os pés fendidos e sejam ruminantes. Camelo, lebre e porco são proibidos; ovelha, gado, bode e veado são *kosher*. Dos animais que vivem na água, pode-se comer qualquer um que tenha escamas e barbatanas; lagosta, ostra, camarão, siri e caranguejo são de consumo proibido. Para pássaros, o critério não é muito claro, pois a *Torah* tem uma lista de pássaros proibidos, sem especificar o motivo; talvez por serem predadores. Répteis, anfíbios e insetos são de consumo proibido.

Os animais, para serem consumidos, devem ser mortos de acordo com a lei judaica. O método é um rápido e profundo corte na garganta, feito por uma lâmina bem afiada, assegurando uma rápida e completa drenagem do sangue – o que também é necessário para uma carne *kosher*.

Todo o sangue do animal deve ser drenado, pois a *Torah* proíbe o consumo desse sangue ao afirmar que nele está contida a vida do animal. Peixes não estão incluídos nesse critério.

O nervo ciático, os vasos sanguíneos adjacentes e a gordura que envolve os órgãos vitais dos animais não devem ser ingeridos.

A carne não deve ser consumida com leite e/ou seus derivados. Entretanto, é permitido consumir peixes, ovos, frutas, vegetais e grãos com carne ou leite. Alguns rabinos ainda dizem que peixe e carne não devem ser ingeridos juntos. Após comer uma refeição com carne, deve-se esperar de 3 a 6 horas para comer algum produto lácteo, em decorrência dos resíduos de carne e gordura que ficam na boca. Após comer uma refeição com laticínio, não é necessário esperar para comer carne; basta consumir um alimento neutro, como pão, antes da carne.

Utensílios, como panelas, pratos, lava-louças e toalhas que forem utilizados com carnes não devem ser utilizados com laticínios e vice-versa.

As preparações típicas estão mais presentes em festas religiosas: no Pessach (a Páscoa judaica), o *guefilte fish*, e no Shabath (o dia do descanso – sábado), chalah e tchoulent.

Preparações típicas

- Falafel (bolinhos de pasta de grão-de-bico).
- Homus (pasta de grão-de-bico).
- Tchoulent (cozido de carne bovina com feijão-branco).
- Knishes (pastéis de batata).
- Blintzes (panquecas de ricota).
- Fritada de abobrinha.
- Guefilte fish (bolinhos de peixe).
- Repolho-roxo.
- Molho de limão e alho.
- Chalah (pão polvilhado com sementes de papoula ou gergelim).
- Latkes de batata (bolinho de batata e cenoura raladas).
- Sopa de bolas de matsá (sopa com bolas de farinha).
- Holishkes (espécie de charuto).
- Kese kijl (torta de queijo).
- Maçã assada.

Mexicana

Desde o início, os cereais desempenharam um papel central na cozinha mexicana. Sua história começou quando os caçadores nômades descobriram o plantio do milho, que era colhido, debulhado e preparado para consumo.

Na época do descobrimento das Américas, na região que seria posteriormente conhecida como México, havia grandes civilizações agrícolas. A abóbora, o feijão e o milho constituíam o principal sustento do povo, embora os nobres e sacerdotes comessem codornas, perus, pequenos cães sem pelo, peixe, caça selvagem, e bebessem pulque e chocolate. O atole, uma papa de milho, era a primeira refeição do dia para toda a gente, e a refeição principal compunha-se de tamales, tortillas e estufados temperados com chillis.

Os colonos espanhóis vieram da Europa trazendo os ingredientes de uma cozinha moura. Além do gado e da criação, outros produtos foram bem aceitos na nova pátria, como trigo, arroz, cebola, alho, frutas cítricas e cana-de-açúcar.

A descoberta de novos alimentos na região, por parte dos espanhóis, teve impacto no mundo inteiro: milho, grande variedade de feijões, amendoins, batata-doce, abóboras, tomate e amaranto. As frutas que encontraram – ananás (abacaxi), goiaba, papaia e abacate – enriqueceram a alimentação de muitos povos, fazendo parte de preparações doces ou salgadas. Os três produtos mais importantes do México – chilli, chocolate e baunilha – modificaram o sabor dos alimentos no mundo inteiro.

Uma nova fase da cozinha mexicana principiou quando os espanhóis permitiram aos índios que criassem galinha, porco, cabra e até carneiro ou vaca. A princípio, os espanhóis cozinhavam apenas suas próprias receitas, mas logo as cozinheiras índias fundiram as duas culturas alimentares.

A Igreja Católica participou desde o início da conquista do México. Com o estabelecimento de conventos, freiras e padres desempenharam papel importante no desenvolvimento da culinária do país, deixando como preparações típicas os moles e muitos doces e sobremesas.

Preparações típicas

- Sopa de acelga, sopa de queijo, sopa de macarrão, sopa de abobrinha com aveia.
- Guacamole (creme de abacate), quesadillas con relleno de queso ou de papa y chorizo (tortinhas com recheio de queijo ou de batatas e chouriço), nachos (salgados fritos com queijo cheddar).
- Frijoles de la olla (feijões no tacho), frijoles refritos (feijões fritos), ejotes con cebolla y tomate (vagem com cebola e tomate), frijoles maneados (feijões em creme).
- Mole: molho ou mistura que contenha chilli. Há muitas variações, algumas das quais incluem chocolate.

- Cuete mechado (carne de vaca assada recheada com bacon), chilorio (carne de porco temperada com chilli) e gallina de Guinea al mango (galinhas-da-guiné ao molho de mangas).
- Olla: pote de barro utilizado na cocção de algumas preparações. Exemplo: café de olla (café no pote de barro).
- Champurrado (chocolate líquido).
- Chillis: pertencem todos ao gênero *Capsicum* e variam no grau de picância e de gosto, entre as espécies e entre as plantas da mesma espécie, dependendo de fatores como solo e clima. Encontrados frescos ou em pó, são empregados em molhos, sopas e saladas.
- Epazote: erva indígena do México, muito utilizada na culinária, também conhecida como erva-de-santa-maria.
- Atole: papa de milho, acompanhada tradicionalmente dos tamales ou com chillis, epazote, baunilha, morango e abacaxi.
- Birria: sopa rústica de carneiro, é servida envolvida em tortillas.
- Cazuelas: tradicional preparação (moles e estufados) colocada em prato de barro mexicano, vidrado no interior, para levar ao forno, pois retém o calor durante muito tempo.
- Comales: finas chapas circulares de barro não vidrado ou metal, usadas para fazer ou aquecer tortillas.
- Enchilladas: tortillas com chilli.
- Pozole: sopa de carne de porco e milho, possui variações em razão do tipo de chilli usado; todas as versões são servidas com pedaços de lima.
- Sorvete de manga, flã de caramelo, doce de coco e gelatina de amêndoa.
- Suco de melão.
- Piloncillo: açúcar não refinado, tem a forma de um cone duro, deve ser ralado ou picado para ser usado; pode ser substituído por açúcar mascavo.
- Pulque: bebida alcoólica original do México, é a seiva natural e fermentada do agave ou piteira, que cresce nos elevados planaltos; às vezes, é temperado com frutas.
- Tacos: datam das primeiras civilizações indígenas, quando eram comidos enrolados em tortillas, com uma infinidade de recheios.
- Tamales: massa misturada com banha, espalhada sobre folhas secas de milho ou bananeira, recheada, embrulhada e cozida no vapor; existe

grande número de formatos, tamanhos e sabores, inclusive doces. Geralmente, é servido em dias de festa.

- Tequila: bebida típica mexicana.
- Tortilla: fina rodela de milho seco transformado em massa e rapidamente preparada em uma comal.

Portuguesa

Quando se fala em cozinha portuguesa, lembra-se sempre do bacalhau que os portugueses descobriram no século XV, época das grandes descobertas, pois necessitavam de produtos não perecíveis, que resistissem a longas viagens. No passado, esse peixe era pescado no mar do Norte e, posteriormente, salgado e seco. Atualmente, Portugal importa da Noruega o bacalhau que consome. O hábito de comer bacalhau veio para o Brasil com os portugueses, na época da colonização, mas foi somente com a vinda da corte portuguesa, no início do século XIX, que esse hábito alimentar começou a se difundir.

Outra característica é a mistura de ingredientes da terra e do mar. Exemplo disso são os mariscos brancos, ameijoas, muito apreciados sozinhos, mas, com carne de porco, produzem uma deliciosa combinação (lombo à alentejana). As sardinhas assadas também são muito apreciadas com batatas e pimentões.

As sopas também compõem a identidade da culinária lusitana. A mais conhecida é o caldo verde (sopa de couve, batata, linguiça e azeite). Há a sopa de pedras (verdura, legume, feijão, carnes suína e bovina) e a sopa de feijão-frade. As açordas, sopas de pão, alho e outros ingredientes, as pataniscas, chocos fritos, broa de pão, chanfana de cabra também merecem destaque.

O arroz está sempre presente e aparece misturado a outros ingredientes, como arroz com frutos do mar ou o arroz de Braga, que é feito com frango, repolho, embutidos e linguiça.

A batata também é muito usada em preparações portuguesas, o que se deve à influência de outros povos.

O queijo é outro alimento importante, e há uma grande variedade de queijos fabricados com leite de ovelha, de vaca, de cabra ou da mistura, com diferentes consistências e teores de gordura. Os queijos artesanais são famosos, como o queijo da Serra da Estrela.

Tão famosos quanto o bacalhau são os enchidos portugueses; os mais tradicionais são as linguiças, os chouriços, as morcelas e as alheiras.

Os vinhos são um símbolo da cultura portuguesa. Há uma grande variedade de vinhos, sendo os mais conhecidos o vinho verde e o vinho do Porto.

Os doces portugueses são à base de açúcar e ovos. Os fios de ovos, ou ovos reais, são uma das mais antigas e tradicionais especialidades da confeitaria portuguesa. Diz-se que os fios de ovos eram "fiados" por meio de um pequeno furo feito em uma casca de ovo. Entre os doces mais comuns, destacam-se os papos de anjo e os pastéis. Conta-se que, tradicionalmente, os melhores doces eram feitos nos conventos, pois as freiras usavam claras de ovos para engomar os véus e sobravam as gemas que, então, eram usadas no preparo dos mais diversos doces.

Preparações típicas

- Bacalhau a Gomes de Sá.
- Caldeirada de sardinha.
- Frango na púcara à portuguesa.
- Iscas com elas (iscas de fígado com batatas).
- Açorda (sopa com ovos e pão amanhecido).
- Caldo verde.
- Sopa de bacalhau dos Campinos.
- Sopa de feijão-frade.
- Arroz-doce.
- Arroz de Braga.
- Fios de ovos ou ovos reais.
- Ovos moles do Aveiro.
- Pão de ló.
- Papo de anjo.
- Pastéis do Santa Clara, de Belém.
- Quindim.
- Pudim de leite.

Reino Unido

A culinária do Reino Unido é tão diversificada e repleta de influências culturais quanto os países aos quais suas origens remetem. A gastronomia britânica incorpora e reflete traços de diversas civilizações que estiveram em contato com seu território ao longo de sua história milenar.

As bases tradicionais da culinária no território do Reino Unido começaram a se estabelecer ainda nos tempos do Império Romano, quando foram introduzidos ingredientes como cerejas, repolhos, ervilhas e vinhos. Peixes, batatas, carnes e legumes também faziam parte da lista de itens rústicos presentes na mesa das famílias.

Apresentam como base algum tipo de carne (gado, cordeiro, porco, frango ou peixe), batatas e outros vegetais. Após o processo de industrialização do Reino Unido, entrou outro ingrediente protagonista da culinária tradicional britânica: a salsicha. Ela aparece em pratos como o *bangers & mash* (purê de batata com salsicha) e o *full english breakfast* (prato de café da manhã com feijão, ovos, torrada, tomate, salsicha, cogumelos, geleia e linguiça).

Preparações típicas

- Fish and chips (peixe empanado com fritas).
- Bangers and mash (salsicha, servida com purê de batatas, ervilhas cozidas e molho de cebola caramelizada).
- Roast beef (rosbife).
- Cornish pastry (salgado assado estilo pastel recheado com carne e legumes).
- Summer pudding (pudim feito à base de pão de forma adormecido, morangos, framboesas, mirtilos, groselhas, açúcar e vinho).
- Sunday roast (assado servido aos domingos nas casas e restaurantes ingleses).
- Yorkshire pudding (feito com farinha, leite e ovos, é uma espécie de pão com textura semelhante à de um suflê e que, junto a batatas, vegetais e molho gravy, acompanha o clássico Sunday roast).

Suíça

A culinária suíça reúne influências da culinária alemã, francesa e do norte da Itália. Alguns alimentos que são consumidos em toda a Suíça: chocolates, queijos, fondue de queijo e pedaços de pão.

Preparações típicas

- Gipfeli (croissant).
- Rösti (bolinho achatado de batatas cozidas com casca – Gschwellti – ou cruas raladas, frito em manteiga ou banha quente na frigideira, que são ligadas pelo amido existente nas batatas).
- Raclette (queijo derretido servido com batatas cozidas com a casca, picles de pepino e cebola, e mostarda de frutas).
- Älplermagronen (um tipo de gratinado de batatas, pastas, queijo, creme de leite e cebolas).
- Fondue (pode apresentar versões salgadas com queijo e carne acompanhado de batatas cozidas e pão; e na versão doce com chocolates e frutas).

Tailandesa

A culinária tailandesa é uma fusão minuciosa e complexa de pelo menos três dos quatro sabores (doce, apimentado, azedo e salgado). Contém influências da Índia, da China e da Oceania asiática e é uma culinária bem apresentada, perfumada, colorida e suave.

Para atingir o equilíbrio dos quatro sabores, para as preparações são utilizados alguns ingredientes básicos, como o nam pla (molho de peixe salgado), galanga (raiz aromática que lembra o gengibre), capim-limão, pasta de camarão, patê de caranguejo, leite de coco e folhas de limão kaffir.

As especiarias, ervas e condimentos como cominho, alho, coentro e pimentas são utilizados de forma abundante. As frutas também são muito utilizadas, especialmente abacaxi, banana, carambola, goiaba, manga, tangerina e fruta-do-conde, bem como tipos endêmicos, como langsat, rambutão, mangostin, durian e sapoti.

Preparações típicas

- Phad prew wan (frutos do mar com especiarias, açúcar mascavo e molho de peixe).
- Pad thai (macarrão de arroz frito com camarões, amendoim, tamarindo, omelete, molho de peixe, talo de coentro, cebolinha, açúcar e vegetais).
- Gai phad med mamuang (frango frito com castanha de caju ao molho de ostras).
- Kaeng phet pet yang (pato assado em curry vermelho).
- Khao phad (arroz frito com frango, camarão ou caranguejo, ovos, cebolas, alho e tomates).

19

INGLÊS INSTRUMENTAL EM TÉCNICA DIETÉTICA

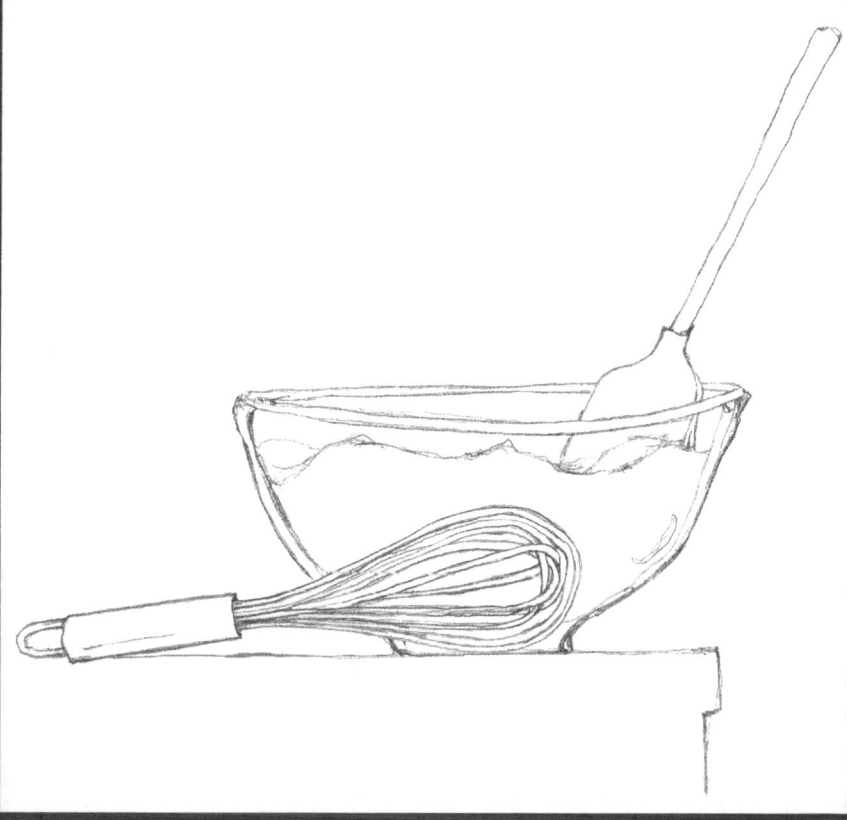

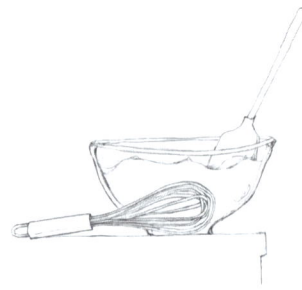

► SUMÁRIO

Para o aprimoramento do estudo da ciência da Nutrição, vem sendo cada vez mais utilizada a leitura de bibliografia internacional, principalmente em língua inglesa. São de grande importância a sistematização e a divulgação de materiais de apoio que auxiliem na tarefa da tradução dos termos técnicos mais referidos nesses trabalhos internacionais.

O presente capítulo foi desenvolvido com o objetivo de introduzir o inglês instrumental como uma prática e eficiente ferramenta de trabalho. A padronização e a tradução para o inglês de termos mais utilizados em Técnica Dietética contribuem para a melhoria não só do entendimento como também para a aplicação de novos conhecimentos à prática do nutricionista e demais profissionais da área de alimentação e nutrição. As terminologias utilizadas nessa área do conhecimento devem ser do domínio dos professores, alunos, pesquisadores e de todos aqueles que se ocupam com a literatura em áreas correlatas, como nutrição, alimentação e gastronomia.

Como a Técnica Dietética é uma área do conhecimento extremamente dinâmica, é necessária uma constante atualização dos termos a fim de acompanhar o desenvolvimento tecnológico na área de alimentação e nutrição.

Português – inglês	
Conceitos	Concepts
Abafar	To smoothen/to damp
Abatumado	Heavy
Absorver	To absorb
Acompanhamento	Side dishes
Açougue	Butcher shop/butchery
Adega	Cellar
Adicionar	To add
Adoçar	To sweeten
Aferventar	To parboil

(continua)

Português – inglês	
Conceitos	Concepts
Afiar	To hone/to sharpen/to whet
Agitar	To agitate/to shake
Al dente	Al dente
Alimentação	Nourishment
Alimento	Food
Almoço	Lunch
Alourar	To brown/to roast
Amaciar	To smooth/to soften/to tenderize
Amanteigar	To butter
Antepasto/aperitivo	Appetizer
Aquecer	To heat/to warm
Aromatizar	To aromatize/to flavor/to scent
Arroz e feijão	Rice and beans
Assar	To bake/to roast/to burn
Assar em espeto	To roast on a spit
Assar em forma	To roast on a baking dish/baking tin/baking tray
Assar em forno	To bake
Atar/ligar	To lace/to link/to tie
Autoclave	Autoclave
Azedar	To acidify/to sour
Balcão de frios	Deli counter
Banho-maria	Bain-Marie/water bath/double boiler
Bater/agitar	To agitate/to beat/to churn/to cream/to shake/to stir
Bebidas em geral	Beverages
Bem-passado	Well-done

(continua)

Português – inglês	
Conceitos	Concepts
Beliscar	To munch
Branquear	To blanch
Café da manhã	Breakfast
Café/lanche durante o intervalo	Coffee break
Calorias	Calories
Canapé	Canapé
Cardápio	Menu
Caseiro	Homemade
Ceia	Supper
Chamuscar	To scorch/to sear
Churrasqueira	Barbecue grill
Clarificar	To clarify
Coalhar	To curdle
Cobertura	Icing/frosting/topping
Cobrir	To coat/to top
Cobrir com açúcar	Sugarcoat
Confeitar/decorar	To confect/to cover with sugar or candy
Congelar	To freeze/to ice
Corar	To color/to redden
Cortar	To cut/to score (something)/to chop/to cut (something) up/to cube
Corte à juliana	Julienne
Cortes de carne	Cut of meat/meat cut
Cortar em cubos	To dice/diced
Cortar grosso	To coarsely chop/coarsely chopped
Cozido	Cooked/casserole/stew

(continua)

Português – inglês	
Conceitos	**Concepts**
Cozinhar no vapor	Steam
Crocante	Crisp
Cru	Raw
Defumar	To smoke
Defumado	Smoked
Degustar	To taste
Depenar	To pluck
Desarrolhar	To crack open/to pop/to uncork (something)
Descamar	To flake
Descansar	To rest
Descaroçado	Pitted
Descascar	To peel
Descongelar/degelar	To defrost/to thaw
Desenformar	Take out of a mold
Desfiar	To unravel
Defumar	To smoke
Desidratar	To dehydrate
Desossar	To bone/to debone
Dieta	Diet
Diluir	To dilute/to make thin/to cut (something)
Dissolver	To dissolve
Dourar	To brown/to gild
Embeber	To dunk/to soak
Embrulhar	To wrap
Embutidos/linguiça	Sausages
Emulsionar	To emulsify (something)

(continua)

Português – inglês	
Conceitos	**Concepts**
Enfarinhar	To flour/to powder
Engrossar	To thicken
Ensopado	Stew
Ensopar	To stew
Entrada/prato de entrada	Appetizers
Entrouxar	To truss
Escabeche	Fish or meat marinated in vinegary sauce with herbs and spices
Escaldar	To blanch/to scald/to parboil/to poach
Escaldar em casca	To parboil/to poach/to scald
Escamar	To scale (something)
Escavar	To scoop (out)
Esmagar/apertar	To compress/to crush/to squeeze
Esmigalhar	To crumb
Espessar	To thicken/to make thick
Espremer	To crush (something from something)/to press (something)/to squeeze
Estender	To extend/to stretch out
Esterilizar	To sterilize/to make sterile
Fatiar	To slice
Feira livre	Street market
Fermento biológico fresco	Yeast
Fermento biológico seco	Active dry yeast
Fermento em pó (químico)	Baking powder
Ferver	To boil
Filtrar/coar	To filter/to percolate

(continua)

Português – inglês	
Conceitos	Concepts
Flambar	To buckle/to flambé (to flame)
Flamejar	To flame
Flocos	Flake
Fonte	Source
Forno elétrico	Electric oven
Fritar	To fry
Fritar por imersão	Deep fry
Fundir	To melt
Fusão de café da manhã com almoço	Brunch
Granulado	Granulated
Gratinado	Gratin
Grãos/sementes de tempero	Seeds
Gratinar	To scallop
Grelhado	Grilled
Grelhar	To grill
Guisar	To braise/to stew
Indicador da parte comestível	Edible part
Infusão	Infusion
Ingerir	To ingest
Ingrediente	Ingredient
Jantar	Dinner
Joule	Joule
Lanche	Snack
Lanche entre as refeições	Snack in between meals
Lanche rápido	Fast food
Lanche com baixo valor nutritivo	Junk food

(continua)

Português – inglês	
Conceitos	Concepts
Lardear	To lard/to smear with lard
Laticínio	Dairy products
Levedura	Leavens
Lugar onde se compram alimentos não perecíveis	Grocery
Local onde se compram frutas, verduras e legumes	Green grocery
Macerar	To macerate/to steep
Madurar	To ripen
Malpassado	Rare
Marinar	To marinate
Marinado	Marinated
Mexido	Scrambled
Micro-ondas	Microwave
Migalha de pão	Bread crumb
Milanesa	Breadcrumbs/milanese
Misturar	To mix/to whisk
Moderado na pimenta/tempero/condimento	Mild
Modo de preparo	Directions/methods
Morno	Lukewarm
Moído	Ground
Moído grosso	Crushed
No espeto	On a skewer
No ponto	Medium
Nutrição	Nutrition
Nutrientes	Nutrients

(continua)

Português – inglês	
Conceitos	**Concepts**
Ovos frescos	Fresh eggs
Padaria	Bakery
Patê	Dip/pâté/spread
Pelar	To peel
Peneirar	To sift/to strain
Picadinho/guisado	Hash/chopped
Picante/apimentado/condimentado	Hot/spicy
Picar	To chop/to cut/to hack up
Pincelar	To brush
Pitada	A pinch
Pitada de sal	A pinch of salt
Pó	Powder
Polvilhar	To dust/to powder/to sprinkle
Polpa	Flesh/pulp
Porção	Portion/serving
Prato à base de carne	Meat dish
Prato à base de queijos	Cheese dish
Prato com ovos	Egg dish
Prato principal	Main dish
Pré-aquecer	To pre-heat
Pré-assado	Pre-baked
Preparação	Preparation
Produtos de pastelaria (doce/salgado)	Pastries
Quebrar/quebrado	To crack/cracked
Ralar	To grate
Receita	Recipes

(continua)

Português – inglês	
Conceitos	Concepts
Recheado	Filled/stuffed/stuffing
Rechear	To fill/to stuff
Refeição	Meal
Refogar	To braise/to stew
Refresco	Refreshment
Refrigerar	To cool (something)
Regar	To baste
Resfriar	Let cool
Sabor	Flavor
Saladas	Salads
Salgar	To salt
Salmoura	To brine/to pickle
Salpicar	To sprinkle
Socar	To knead/to pat/to pound
Sopas	Soups
Sovar/amassar	To batter/to knead/to trash
Super congelar	To super freeze
Temperar	To dress/to flavor/to season
Torrar	To crisp/to toast/to grill
Trançar	To plait
Trinchar	To carve/to cut up
Triturar/moer	To crush (something)/to grind
Um cacho	A bunch
Umedecer	To baste
Untar/besuntar	To anoint/to butter/to grease/to oil
Vitrificar	To glaze/to vitrify

Português – inglês	
Utensílios culinários	**Cooking utensils**
Abridor de garrafa	Bottle opener
Abridor de lata	Can opener/tin opener
Acendedor	Lighter
Açucareiro	Sugar bowl/sugar basin
Amassador de batatas	Potato masher
Amolador de facas	Knife sharpener
Armário de cozinha	Kitchen cupboard
Assadeira	Baking sheet
Assadeira para bolo	Cake pan/layer cake pan
Avental	Apron
Baixela	Tableware
Balança de cozinha	Kitchen scale
Bandeja	Tray
Bandeja para chá	Tea tray
Batedeira elétrica	Electric mixer
Batedor de ovos	Egg beater/egg whisk/wire whisk
Bisnaga de confeiteiro	Pastry tube
Bule	Coffee pot/tea pot
Caçarola	Casserole/saucepan/skillet
Cafeteira	Coffee pot/percolator
Caixa térmica	Cooler
Caldeirão	Caldron/cauldron
Cálice	Goblet/chalice
Cálice para licor	Liqueur-glass
Caneca	Mug
Caneca para cerveja	Beer jug/beer mug

(continua)

Português – inglês	
Utensílios culinários	**Cooking utensils**
Canudo/canudinho	Straw
Carretilha	Pastry cutter/pastry wheel
Cesto de pão	Bread-basket
Cesta para cozinhar (vapor)	Steaming basket
Chaleira	Kettle
Coador/filtro	Percolator/strainer
Colher	Spoon
Colher de chá	Teaspoon
Colher de pau	Wooden spoon
Colher de sopa	Tablespoon
Colher de sorvete	Ice cream scoop
Compoteira	Compote dish
Concha	Ladle
Conjunto de xícaras, copos, pratos	Crockery
Copo	Glass
Copo americano	Drinking glass
Copo de uísque	Tumbler glass
Copo para conhaque	Brandy snifter
Coqueteleira	Cocktail shaker/drink mixer
Cortador/triturador	Cutter
Cortador de pizza	Pizza wheel/pizza cutter
Cutelo	Chopping knife
Descascador de vegetais	Vegetable peeler
Dosador	Measuring (kitchen) utensil
Equipamento e utensílios de cozinha	Kitchenware
Escorredor	Colander

(continua)

Português – inglês	
Utensílios culinários	**Cooking utensils**
Escorredor de pratos	Dish drainer/dish rack
Escova de cozinha	Dish (washing) brush
Escumadeira	Skimmer/skimmer ladle
Espátula	Spatula
Espátula para pizza	Pastry-trowel/pizza spatula
Espátula de metal	Metal spatula
Espremedor	Masher/squeezer/juicer
Espremedor de alho	Garlic press
Espremedor de laranja (manual)	Reamer
Espremedor de frutas cítricas (elétrico)	(Lemon/orange) squeezer
Estufa	Stove
Exaustor	Range hood
Faca	Knife
Faca de manteiga	Butter knife
Faca de mesa	Table knife
Filme plástico	Plastic film/plastic wrap
Filtro de café	Coffee filter
Forma	Mould/bakeware/baking pan/cake pan/baking tray
Forma de bolo inglês	Loaf pan
Forma desmontável	Springform pan
Forma de pudim	Tube pan
Forma redonda	Round cake tin/bakeware round
Forno	Oven
Freezer	Freezer
Frigideira	Frying-pan/skillet

(continua)

Português – inglês	
Utensílios culinários	**Cooking utensils**
Funil	Funnel
Galheteiro	Cruet stand
Garfo	Fork
Garrafa	Bottle
Garrafa térmica	Thermo flask
Geladeira	Fridge/refrigerator
Grelha	Grill
Guardanapo	Napkin
Guardanapo de pano	Dish cloth
Jarra	Jug/pitcher
Leiteira	Milk jug
Liquidificador	Blender
Lixeira	Trash can
Luva térmica	Oven glove/oven mitt
Manteigueira	Butter dish
Máquina de lavar louça	Dishwasher
Máquina de pão	Bread machine
Martelo de carne/amassador de carne	Meat mallet
Moedor de carne	Meat mincer/meat grinder
Moedor de pimenta	Pepper mill
Molheira	Gravy boat/gravy dish/sauce boat
Palito de churrasco	Bamboo skewers/barbecue skewers
Palito de dente	Toothpick
Panela	Pan/pot
Panela de pressão	Steamer
Papel alumínio	Tinfoil/aluminum foil

(continua)

Português – inglês	
Utensílios culinários	**Cooking utensils**
Papel de filtro	Filtering paper
Papel encerado	Wax paper
Papel-manteiga	Baking paper
Papel-toalha	Paper towel
Pegador de gelo	Ice tong
Peneira	Sifter
Pia	(Kitchen) sink
Pilão	Mortar and pestle
Pimenteiro	(Pepper) shaker
Pincel	Basting brush/pastry brush
Pires	Saucer
Planetária	Mixer
Prato	Plate
Processador de alimentos	Food processor
Quebra-gelo	Icebreaker
Quebra-nozes	Nutcracker
Ralador	Grater
Ralador de queijo	Cheese grater
Recipiente	Recipient
Refratário	Pyrex® cookware
Rolo de massas	Roller pin
Saca-rolhas	Corkscrew
Saco de confeiteiro e bicos	Pastry bag and tips
Saco plástico	Plastic bag
Saleiro	Salt cellar/salt shaker
Sopeira	Soup tureen/tureen

(continua)

Português – inglês	
Utensílios culinários	Cooking utensils
Sorveteira	Ice cream maker
Tábua para cortar alimentos	Cutting board
Tábua de carne	Chopping board
Taça	Glass/goblet
Taça para champanhe	Champagne glass
Tacho	Bowl/pan/pot
Talheres	Cutlery/silverware
Termômetro	Thermometer
Tesoura de cozinha	Scissors
Tigela de batedeira	Bowl
Toalha de mesa	Table cloths
Torradeira	Toaster
Travessa	Serving platter/serving dish/platter
Xícara	Cup

Português – inglês	
Grupo do arroz, pão, massa, batata e mandioca	Rice, bread, pasta and cassava group
Amaranto	Amaranth
Amido de milho	Cornstarch
Angu	Polenta/cornmeal
Araruta	Arrowroot/bermuda arrowroot
Arroz arbóreo	Arborio rice
Arroz basmati	Basmati rice
Arroz branco	White rice

(continua)

Português – inglês	
Arroz integral	Brown rice
Arroz japonês – Momiji	Japanese rice
Arroz parboilizado	Parboiled rice
Arroz selvagem	Wild rice
Arroz sete cereais	Whole grain rice mix
Aveia	Oat
Aveia em flocos	Rolled oat
Bardana	Burdock/bur
Barra de cereal	Cereal bar/granola bar
Batata-aipo	Peruvian carrot/arracacha
Batata assada	Baked potato
Batata corada/gratinada	Roasted potato
Batata cozida	Boiled/cooked potato
Batata-doce/batata-da-terra	Sweet potato
Batata-roxa	Purple sweet potato
Batata inglesa/batata	Potato
Biscoito de polvilho	Tapioca biscuit
Biscoito tipo cream cracker	Crackers
Biscoito de leite (tipo Maizena, Maria)	Tea biscuits
Biscoito doce integral	Sweet whole wheat cookies
Bolinho	Scone/muffin
Bolo simples	Simple cake
Canjica	Hominy
Cará-branco/cará-da-guiné	Greater yam
Cará-chinês	Winged yam
Cará-inhame	Water yam
Casca de arroz	Rice husk

(continua)

Português – inglês	
Canelone	Cannelloni
Capeleti	Cappelletti
Centeio	Rye
Cereal integral	Whole cereal
Cereal matinal	Breakfast cereal
Cereais quebrados (milho para canjica, trigo ou sêmola)	Grits
Cevada	Barley
Cevada torrada	Toast barley
Chia	Chia
Crepe/panqueca	Pancake
Cuscuz marroquino	Couscous/moroccan couscous
Cuscuz nordestino	Brazilian northeast cornmeal cake
Cuscuz paulicta	Couscous paulista/Brazilian southeast salty cornmeal
Farelo de arroz	Rice bran
Farelo de aveia	Oat bran
Farela de milho	Corn bran
Farelo de trigo	Wheat bran
Farinha de arroz	Rice flour
Farinha de centeio	Rye flour
Farinha de mandioca	Cassava flour/manioc flour
Farinha de milho	Corn flour
Farinha de rosca	Bread crumb
Farinha de trigo	Wheat flour/flour
Farinha de trigo com fermento	Self-rising flour
Farinha de quinoa	Quinoa flour

(continua)

Português – inglês	
Farinha láctea	Wheat with milk
Farofa de farinha de mandioca	Toasted manioc flour
Fécula de araruta	Arrowroot starch
Fécula de mandioca, tapioca	Tapioca
Flocos de milho	Cornflakes
Fubá fino	Corn flour
Fubá médio	Corn meal
Fubá grosso	Polenta meal
Germe	Germ
Germe de trigo	Wheat germ
Germe integral	Whole wheat germ
Granola/musli	Granola/müesli
Grão	Grain
Inhame liso	White yam/yams
Lasanha	Lasagna
Linhaça	Flaxseed/linseed
Macarrão cozido	Pasta
Macarrão de letrinhas	Alphabets
Macarrão instantâneo	Instant noodles
Macarrão tipo cabelo de anjo	Angel hair
Macarrão tipo argolinha	Anellini
Macarrão tipo espaguete	Spaghetti
Macarrão tipo gravatinha	Farfalle
Macarrão tipo talharim	Fettuccine
Macarrão tipo talharim mais fino	Taglierini
Macarrão tipo parafuso	Fusilli
Macarrão tipo pene	Penne

(continua)

Português – inglês	
Macarrão tipo orzo (arroz)	Orzo
Macarrão sem glúten	Gluten free pasta
Malte	Malt
Mandioca	Cassava/manioc/yucca/tapioca root
Mandioca-brava	Manioc
Mandioca-doce/macaxeira	Sweet cassava
Mandioquinha/batata-baroa	Arracacia
Mangarito	Malanga
Milho-verde em espiga	Corn cob
Milho-verde em conserva (enlatado)	Canned corn
Mingau	Porridge/gruel
Nhoque	Gnocchi
Pamonha/curau	Cornmeal pudding
Pão de batata	Brazilian potato bread
Pão de centeio	Rye bread
Pão de forma integral	Whole wheat loaf bread
Pão de forma tradicional	White loaf bread
Pão de grãos	Whole grains bread
Pão de queijo	Brazilian cheese bread
Pão francês	French bread
Pão de hot dog	Hot dog bread
Pão sem glúten	Gluten free bread
Pão tipo bisnaguinha	Soft bread rolls
Pão tipo sírio	Flatbread/pitta bread
Pipoca	Popcorn
Pirão	Fish gravy
Pizza	Pizza

(continua)

Português – inglês	
Polenta	Polenta/cornmeal
Produtos à base de amaranto	Amaranth products
Produtos à base de soja	Soy/soya products
Produtos à base de quinoa	Quinoa products
Purê de batatas	Mashed potatos
Quinoa	Quinoa
Ravioli	Ravioli
Rondeli	Rondelli
Risoto	Risotto
Sagu	Sago
Salgado assado	Baked pastry
Sanduíche	Sandwich
Sarraceno	Buckwheat
Semolina	Semolina
Sorgo	Sorghum
Torrada tradicional	Original toast
Torrada integral	Whole wheat toast
Torrada (pão francês)	French bread toast
Torta salgada	Salty pie
Trigo	Wheat
Grupo dos legumes e verduras	**Vegetables group**
Abóbora	Pumpkin
Abóbora-menina	Winter squash
Abobrinha italiana	Zucchini
Abobrinha/abobrinha brasileira	Summer squash
Acelga	Chard
Agrião	Watercress

(continua)

Português – inglês	
Agrião-da-terra	Garden pepper cress
Aipo-rábano	Celeriac
Aipo/salsão	Celery
Alcachofra	Artichoke
Alface	Lettuce
Alga marinha	Seaweed
Alho	Garlic
Alho-poró	Leek
Almeirão	Chicory
Aspargo em conserva	Canned asparagus
Aspargo fresco	Fresh asparagus
Bambu	Bamboo
Berinjela	Eggplant (USA)/aubergine (UK/AUS)
Bertalha	Vine spinach/malabar nightshade
Beterraba	Beet
Beterraba branca	White beet
Brócolis	Broccoli
Broto de alfafa	Alfalfa sprout
Broto de bambu	Bamboo shoot/bamboo sprout
Broto de feijão	Bean sprout
Cebolinha em conserva	Pickled onions
Cenoura	Carrot
Chicória	Chicory/endive
Chucrute	Sauerkraut
Chuchu	Chayote
Cogumelo	Mushroom
Cogumelo/funghi desidratado	Dehydrated mushroom/funghi

(continua)

Português – inglês	
Couve	Kale/spring green
Couve-chinesa	Chinese cabbage
Couve-crespa	Scotch kale
Couve-de-bruxelas	Brussels sprout
Couve-flor	Cauliflower
Couve-manteiga	Collard
Couve-rábano	Kohlrabi
Endívia	Endive
Ervilha em conserva (em lata)	Canned pea
Ervilha fresca	Fresh pea
Ervilha torta (vagem)	Pea pod
Escarola	Escarole
Espinafre	Spinach
Folhas	Leafy greens
Jiló	Scarlet eggplant
Mastruço/mastruz	Lesser swine-cress
Maxixe	Wild cucumber/man root
Mostarda	Mustard
Mostarda-branca	Charlock/wild mustard/ white mustard
Mostarda-chinesa	Oriental mustard/chinese mustard
Mostarda preta	Black mustard
Nabo	Turnip
Nabo seco	Rutabagas
Palmito	Heart of palm/palm heart
Palmito em conserva	Canned heart of palm
Pepino	Cucumber

(continua)

Português – inglês	
Picles	Pickles
Pimentão	Pepper/sweet garden pepper
Pimentão amarelo	Yellow pepper
Pimentão verde	Green pepper
Pimentão vermelho	Red pepper
Quiabo	Okra
Rabanete	Radish
Repolho-branco/roxo	Green or red cabbage
Repolho-chinês	Chinese cabbage/napa cabbage
Rúcula	Rocket/arugula
Tomate cereja	Cherry tomato
Tomate comum	Tomato
Vagem	Pod/haricot bean
Grupo das frutas	**Fruit group**
Abacate	Avocado
Abacaxi Havaí Abacaxi pérola	Pineapple
Abricó	Apricot
Açaí	Assai
Acerola	Acerola/Barbados cherry
Água de coco	Coconut water
Ameixa-preta desidratada	Dried plums/prunes
Ameixa-do-Japão/nêspera	Medlar
Ameixa-vermelha	Prune/plum
Amora	Mulberry
Amora-preta	Dewberry
Amostra silvestre	Blackberry

(continua)

Português – inglês	
Atemoia	Atemoya
Babaçu	Babassu
Bacuri	Bacuri
Banana	Banana
Banana-da-terra	Plantain
Banana-d'água	Cavendish banana
Banana-maçã	Silk banana
Banana-nanica	Yellow Cavendish banana/dwarf banana
Banana-prata	Lady's finger banana
Banana-passa	Dried banana
Banana-ouro	Baby banana/sweet banana
Bergamota	Bergamot
Cacau	Cacao
Cacho de uva	A bunch of grape
Cajá/cajá-manga	Hog plum
Caju	Cashew
Caqui	Kaki/persimmon
Carambola	Starfruit
Coco fresco	Fresh coconut
Cereja	Cherry
Cidra	Citron
Cupuaçu	Cupuaçu
Damasco desidratado	Dried apricot
Figo	Fig
Figo-da-índia	Barbary fig
Framboesa	Raspberry
Framboesa preta	Black raspberry

(continua)

Português – inglês	
Framboesa vermelha	Red raspberry
Fruta-do-conde	Sugar apple/sweetsop/custard apple
Fruta-pão	Breadfruit
Frutas secas	Dried fruits
Goiaba branca	White guava
Goiaba vermelha	Pink/red guava
Graviola	Soursop/guanabana
Groselha	Currant
Groselha vermelha	Red currant
Groselha preta	Black currant
Ingá	Inga/ice cream bean
Jabuticaba	Jaboticaba
Jaca	Jackfruit
Jambo	Jambu/rose apple
Jambolão/jamelão	Jambolan plum/jamul
Jatobá	Courbaril/jatoba
Jenipapo	Genipap
Kiwi	Kiwi fruit
Laranja	Orange
Laranja kinkan	Kumquat
Laranja-lima	Sweet orange
Lichla	Lychee
Lima	Sweet lime
Lima-da-pérsia	Key lime
Limão-cravo	Rangpur lime
Limão-siciliano	Lemon
Limão Taiti	Lime

(continua)

Português – inglês	
Maçã silvestre	Crabapple
Maçã verde	Green apple
Maçã/maçã vermelha	Apple/red apple
Mamão formosa Mamão papaia	Papaya
Manga	Mango
Mangaba	Mangaba
Maracujá	Passionfruit
Maracujá azedo	Sour passionfruit
Maracujá doce	Sweet passionfruit
Marmelo	Quince
Melancia	Watermelon
Melão amarelo	Melon/honeydew/casaba melon
Melão-cantalupe	Cantaloupe
Mexerica/tangerina	Tangerine
Morango	Strawberry
Nectarina	Nectarine
Pequi	Souari nut
Fisalis	Physallis/mullaca/golden berry/ground cherry
Pera	Pear
Pêssego	Peach
Pinha	Pine cone
Pinhão	Pine nut
Pitanga	Pitanga/surinan cherry
Pitomba	Pitomba
Pitaia	Dragon fruit/pitaya
Raspa de limão/laranja	Zest of lime/lemon/orange

(continua)

Português – inglês	
Romã	Pomegranate
Sapoti	Manikara zapota/sapodilla
Seriguela	Spondias mombin/Spanish plum
Salada de frutas	Fruit salad
Suco de frutas	Fruit juice
Tâmara	Date
Tâmara desidratada	Dried date
Tamarindo	Tamarine
Toranja/pomelo	Grapefruit
Umbu	Brazil plum/umbu
Uva Niágara	Red grape
Uva Itália	White grape
Uva rubi	Red grape
Uva Thompson	Seedless grape
Uva-passa	Raisins
Uva-passa branca	Golden raisins
Uva-passa pequena e doce	Currants
Grupo dos feijões e oleaginosas	**Beans and nuts group**
Alfarroba	Carob
Amêndoa	Almond
Amendoim	Peanut
Avelã	Hazelnut
Azeitona	Olive
Castanha de caju	Cashew nut
Castanha do Brasil	Brazil nut
Castanha portuguesa	Chestnut/maroon
Creme de amendoim	Peanut butter

(continua)

Português – inglês	
Dendê	African oil palm
Ervilha seca	Dried peas
Farinha de amendoim	Peanut flour
Fava	Broad bean/fava bean/field bean/bell bean/tic bean
Feijão/vagem/fava	Bean
Feijão-azuki	Adzuki/azuki/aduki bean
Feijão-branco	White/navy/haricot bean
Feijão-de-espanha/feijão-roxo/feijão	Red kidney bean
Feijão-de-corda/feijão-fradinho	Cowpea black eye bean
Feijão-de-lima	Lime bean
Feijão-preto	Black bean
Feijão-roxo	Red kidney bean
Feijão-vagem	Snap bean
Feijoada	Brazilian stew of beans with beef and pork
Gergelim	Sesame seed
Grão-de-bico	Chickpea/garbanzo
Lentilha	Lentil
Macadâmia	Macadamia
Nozes	Nut/walnut
Pinoli	Pine nut/pinoli
Pistache	Pistachio
Proteína de soja	Soy protein
Proteína texturizada de soja (PTS)	Texturized soy protein
Semente de abóbora	Pumpkin seed
Semente de gergelim	Sesame seed
Soja	Soy

(continua)

Português – inglês	
Tofu	Tofu
Tremoço	Lupine beans
Tremoço amarelo	Yellow lupine beans
Grupo das carnes e ovos	**Meat and eggs group**
Carne bovina	Beef
Acém	Chuck
Alcatra	Rump steak
Almôndegas	Meatball
Bife à cavalo	Beef steak topped with fried eggs
Bife de fígado bovino	Liver beef
Bife de fígado de vitela	Calf liver
Bife de filé-mignon	Tenderloin beef
Bife enrolado	Beef roll
Bife grelhado	Grilled beef
Bisteca	Porterhouse/t-bone
Braço/pá/paleta	Shoulder
Bolo de carne	Meatloaf
Bucho	Tripe/stomach/paunch
Capa de filé	Chuck
Carne	Meat
Carne assada	Baked meat/pot roast
Carne bovina magra	Lean meat
Carne conservada	Salt-cured meat/salty meat
Carne enlatada	Canned meat
Carne moída	Ground meat/mince meat
Capa de filé	Cap of cube roll
Charque	Salt-cured meat/salty meat

(continua)

Português – inglês	
Chuleta	Chop
Churrasco	Barbecue
Contrafilé	Sirloin
Coração	Heart
Costela	Beef ribs
Coxão duro	Silverside/outside flat
Coxão mole	Topside
Cupim	Ox hump
Escalope	Thin cut of meat
Espetinho de carne	Meat skewer/skewers
Estrogonofe	Beef stroganoff
Fígado bovino (bife)	Liver
Filé de carne	Beef steak
Filé-mignon	Fillet mignon/tenderloin
Fraldinha	Flank steak
Guisado de carne/cozido	Beef stew
Hambúrguer grelhado	Grilled hamburger
Lagarto	Round/topside
Maminha	Rump skirt/trip tip
Miolo (cérebro)	Brain
Miúdos	Offal
Mocotó	Cow's feet
Músculo	Shin
Patinho (bovino)	Knuckle
Pastrami	Pastrami
Peito	Brisket
Picadinho	Beef hash

(continua)

Português – inglês	
Picanha	Rump cover/rump cap
Ponta de agulha	Short plate
Pulmão	Lung
Rabada de boi	Oxtail
Rosbife	Roast beef
Salsicha	Beef frank/beef sausage
Vitela	Veal
Aves	**Poultry**
Asa de frango	Chicken wing
Ave	Poultry
Blanquet de peru	Turkey breast
Chester	Chester
Codorna	Quail
Coração de galinha	Chicken heart
Coxa de frango	Chicken thigh
Fígado de galinha	Chicken liver
Frango/galinha	Chicken/hen
Ganso	Goose
Moela	(Chicken) gizzard
Pato	Duck
Pé de galinha	Chicken feet
Peito de frango	Chicken breast
Peito de peru	Turkey breast
Pele de frango	Chicken skin
Perdiz	Partridge
Peru	Turkey
Rins de frango/galinha	Chicken/hen kidney

(continua)

Português – inglês	
Salsicha de frango	Chicken frank/sausage
Salsicha de peru	Turkey frank/sausage
Carnes processadas/carnes-secas	**Cured meat/dried meat**
Carne-seca	Beef jerky/jerked beef
Chouriço	Blood sausage
Linguiça	(Italian) sausage
Linguiça calabresa defumada	Calabrese sausage
Linguiça defumada	Pepperoni/hot italian sausage
Suínos	**Pork**
Bacon	Bacon
Bisteca	Pork chops
Costela de porco	Pork rib
Leitão/leitãozinho	Suckling pig
Língua de porco	Pork tongue
Lombinho	Pork tenderloin
Lombo	Pork loin
Orelha de porco	Pork ear
Paio	Smoked pork sausage
Paleta	Picnic ham/shoulder
Pé de porco/joelho	Ham hock/eisbein
Pernil	Pork ham
Presunto	Ham
Rabo de porco	Pork tail
Toucinho	Bacon
Tripas do porco	Pork tripe/stomach

(continua)

Português – inglês	
Peixes	Fish
Abrótea	Hake
Arenque	Herring
Arenque defumado	Kipper
Arraia	Skate fish
Atum	Tuna
Atum em conserva	Canned tuna/tuna in oil/tuna in water
Bacalhau	Cod/codfish
Badejo	Whiting
Bagre	Catfish
Baleia	Whale/whalebone
Bonito	Bonito
Cação	Dogfish
Carpa	Carp
Cavala	Chub
Cherne	Snowy grouper
Congro	Conger
Congro rosa	Pink cusk-eel
Corvina	Croaker
Dourado	Gilthead bream
Enchova/anchova	Blue fish
Enguia	Eel
Espada	Swordfish
Esturjão	Sturgeon
Garoupa	Grouper/sea bass
Haddock	Haddock
Linguado	Flounder

(continua)

Português – inglês	
Lobo marinho	Wolf fish
Merluza	Hake
Mero	Atlantic little tunny
Moreia	Morey
Namorado	Namorado sandperch
Ovas de peixe	Caviar/fish roe
Pargo	Red snapper
Peixe-vermelho	Redfish
Peixe palhaço (Nemo)	Red clown fish/anemone fish
Pescada	Hake
Pescada-branca	Smooth weakfish
Pescada-polaca	Pollack fish
Pescada-preta	Black croaker/black curbinata/rockhead basher
Pescadinha	King weakfish
Pirarucu	Pirarucu
Robalo	Bass/sea bass/white perch
Rodovalho	Brill
Salmão	Salmon
Sardinha em conserva	Canned sardine/sardine in oil/sardine in water
Sardinha frita	Fried sardine
Surubim	Catfish
Tainha	Mullet
Tilápia	Tilapia
Traíra	Waterwolves
Trilha	Goatfish
Truta	Trout

(continua)

Português – inglês	
Vesícula de peixe	Fish bladder
Vieira	Scallop
Frutos do mar	**Sea food**
Camarão	Shrimp (USA)/prawn (AUS, UK)
Camarão graúdo	Prawn
Kani-kama	Crab stick
Lagosta	Lobster
Lula	Squid/calamari
Marisco/mexilhão	Shellfish/clams/mussel
Ostra	Oyster
Polvo	Octopus
Siri/caranguejo	Crab
Ovos	**Eggs**
Clara de ovo	Egg white
Clara em neve	Glair
Gema de ovo	Egg yolk
Omelete	Omelet/omelette
Ovo com presunto	Ham and egg
Ovo com presunto e queijo	Ham, cheese and egg
Ovo com queijo	Cheese and egg
Ovo cozido	Boiled egg
Ovo cozido duro	Hard-boiled egg
Ovo cozido mole	Soft-boiled egg
Ovo de avestruz	Ostrich egg
Ovo de codorna	Quail egg
Ovo de galinha	Hen/chicken egg
Ovo de gansa	Goose egg

(continua)

Português – inglês	
Ovo mexido	Scrambled egg
Ovo de pata	Duck egg
Ovo de peru	Turkey egg
Ovo frito	Fried egg
Ovo pochê	Poached egg
Ovo de tracajá	Freshwater turtle egg
Outras carnes	**Other meats**
Cabrito	Goatling
Carneiro/cordeiro	Lamb
Coxa de carneiro	Leg of lamb
Cavalo	Horse
Coelho	Rabbit
Jacaré	Alligator
Javali	Wild boar/wild pig
Paca	Lowland paca/spotted paca
Preá	Brazilian guinea pig
Rã	Frog
Tatu	Armadillo
Grupo do leite, queijo e iogurte	**Milk, cheese and yogurt group**
Coalhada	Curdle milk
Creme azedo	Sour cream
Creme de ricota	Ricotta cream
Creme de queijo minas/fresco	White cheese
Iogurte desnatado com frutas	Non/low fat fruit yogurt
Iogurte desnatado natural	Non/low fat natural yogurt
Iogurte integral de frutas	Original fruit yogurt
Iogurte integral natural	Plain yogurt

(continua)

Português – inglês	
Leite de cabra integral	Goat milk
Leite com café	Milk and coffee/cafe latte/cappuccino
Leite com chá	Milk with tea
Leite com chocolate	Milk and chocolate/chocolate
Leite desnatado	Non fat/skim milk
Leite em pó desnatado	Skim/non fat milk powder
Leite em pó integral	Whole milk powder
Leite evaporado	Evaporated milk
Leite fermentado	Fermented milk/probiotic yogurt drink/probiotic drinking yogurt
Leite desnatado	Skim milk/fat free milk
Leite integral	Whole milk
Leite integral com baixo teor de lactose	Whole milk 100% lactose free
Leite maltado	Malted milk
Leite semidesnatado	Low fat 1% milk Reduced fat 2% milk
Leite semidesnatado com baixo teor de lactose	1% milk fat low fat 100% lactose free 2% milk fat reduced fat 100% lactose free
Queijo azul	Blue cheese
Queijo brick	Brick cheese
Queijo brie	Brie cheese
Queijo camembert	Camembert cheese
Queijo cheddar	Cheddar cheese
Queijo cottage	Cottage cheese
Queijo derretido	Melted cheese
Queijo fontina	Fontina cheese
Queijo fresco/minas	White cheese
Queijo gorgonzola	Gorgonzola cheese

(continua)

Português – inglês	
Queijo gouda	Gouda cheese
Queijo muçarela	Mozzarella cheese
Queijo parmesão	Parmesan cheese
Queijo pasteurizado	Cheese wedged
Queijo prato	Brazilian soft cheese
Queijo provolone	Provolone cheese
Queijo roquefort	Roquefort cheese
Queijo suíço	Swiss cheese
Queijo tilsit	Tilsit cheese
Requeijão cremoso	Brazilian cream cheese
Ricota	Ricotta
Soro do leite	Whey
Vitamina de leite com frutas	Fruit blended with milk
Grupo dos açúcares e doces	**Sugar and sweets group**
Açúcar de beterraba	Beet sugar
Açúcar de cana	Cane sugar
Açúcar de confeiteiro	Powdered sugar
Açúcar cristal	Coarse sugar/granulated sugar
Açúcar mascavo	Brown/raw sugar
Açúcar refinado	Refined sugar
Apfelstrudel/folhado de maçã	Apple strudel
Arroz-doce	Rice pudding
Bala	Candies
Bala de goma	Jelly candies
Beijinho	Brazilian coconut sweet
Biscoito de flocos de arroz	Rice krispy treats
Biscoito recheado	Sandwich cookie

(continua)

Português – inglês	
Bolo com recheio	Icing-filling cakes
Bolo de festa	Layer cake
Bombom	Wrapped chocolate
Brigadeiro	Brazilian chocolate condensed milk sweet
Caramelo	Caramel
Chocolate amargo	Dark chocolate
Chocolate meio amargo	50% dark chocolate
Chocolate em barra	Chocolate bar
Chocolate ao leite	Milk chocolate
Chocolate branco	White chocolate
Chocolate em pó	Chocolate powder
Cobertura	Topping
Cocada	Coconut bark
Condensado de soja	Sweet condensed soy
Cajuzinho	Brazilian cashew sweet
Carolinas	Éclairs
Cobertura de bolo	Frost
Compotas	Fruit stew/fruit compote
Doce de cidra	Brazilian cider/citrus sweet
Doce de frutas	Brazilian fruit sweet
Doce de leite	Dulce de leche/milk based sauce
Doce em calda	In sweet syrup
Gelatina	Gelatin(e)/jelly
Geleia	Jam/marmalade/fruit preserve
Glacê	Frosting/fondant (icing)
Goiabada	Brazilian guava sweet
Goma de mascar	Chewing gun

(continua)

Português – inglês	
Granulado (doce)	Sprinkles
Trufa	Truffles
Leite condensado	Sweet condensed milk
Massa folhada	Puff pastry
Manjar	Coconut custard/blanc mange
Mel	Honey
Melado de bordo	Maple syrup
Melado de cana	Cane syrup/molasses
Merengue	Meringue
Musse	Mousse
Pão de ló	Sponge cake
Paçoca	Brazilian peanut candy squares
Pé de moleque	Peanut brittle
Picolé	Popsicle
Pirulito	Lollipop
Pudim	Custard
Quindim	Brazilian sweet made with coconut, yolk and sugar
Rapadura	Block of brown sugar
Rocambole	Cake roll/bakery spins
Rosquinhas	Rin-shaped cookies/doughnuts
Sonho	Doughnut
Sorvete de massa	Ice cream
Suspiro	Meringue/white egg and sugar cookie
Torta doce	Tart/pastry
Torta de queijo	Cheesecake
Xarope	Syrup

(continua)

Português – inglês	
Grupo de óleos e gorduras	**Oil and fat group**
Anéis de cebola	Onion rings
Azeite de dendê	Palm oil
Azeite de oliva	Olive oil
Azeite de oliva extravirgem	Extra virgin/100% pure olive oil
Bacon (gordura)	Bacon (fat)
Banha de porco	Lard
Batata frita	French fries
Batata palha	Shoestring potato/paille potato
Cachorro-quente	Hot dog
Croquete	Croquette
Creme de leite	Cream
Creme de soja	Soy cream
Creme vegetal	Vegetable shortening
Halvarina	Halvarine
Maionese	Mayonnaise/mayo
Manteiga	Butter
Margarina	Margarine
Margarina culinária	Shortening
Margarina líquida	Liquid margarine
Na manteiga	Buttered
Óleo de açafrão	Safflower oil
Óleo de alho	Garlic oil
Óleo de amêndoas	Almond oil
Óleo de amendoim	Peanut oil
Óleo de baleia	Whale oil
Óleo de caroço de algodão	Cottonseed oil

(continua)

Português – inglês	
Óleo de canola	Canola oil
Óleo de coco	Coconut oil
Óleo de fígado de bacalhau	Cod-liver oil
Óleo de gergelim	Sesame oil
Óleo de germe de trigo	Wheat germ oil
Óleo de girassol	Sunflower oil
Óleo de milho	Corn oil
Óleo de origem vegetal	Vegetable oil
Óleo de soja	Soy oil
Óleo vegetal misto	Vegetable blend mixed oil
Pastel	Fried pastry filled with meat or cheese
Rissole	Rissole
Salgadinho de pacote	Snacks chips
Salgado frito/de massa folhada	Fried pastry/puff pastry
Torresmo	Pork scratching/pork rinds
Bebidas alcoólicas	**Alcoholic beverages**
Aguardente	Brandy
Bagaceira	Fermented grape marc drink
Batidas	Brandy fruit juice drinks
Cachaça	Brazilian fermented sugar cane drink
Caipirinha	Brazilian fermented sugar cane, lime and sugar drink
Coquetéis	Cocktail
Cerveja	Beer
Cerveja com pouco álcool	Light beer
Cerveja inglesa	Ale
Champanha/champanhe	Champagne

(continua)

Português – inglês	
Chopp	Draft beer
Conhaque	Cognac
Gim	Gin
Licor	Liqueur
Pisco	Pisco/grape liqueur
Rum	Rum
Saquê	Sake
Tequila	Tequila
Uísque	Whisky
Vinho	Wine
Vinho branco	White wine
Vinho de frutas	Fruit wine
Vinho de maçã/sidra	Cider
Vinho doce	Sweet wine
Vinho do Porto	Port wine
Vinho espumante	Sparkling wine
Vinho moscatel	Muscatel wine
Vinho rosé	Rose wine
Vinho seco	Dry wine
Vinho tinto	Red wine
Vinho quente	Mulled wine/hot wine/warm wine
Vinho verde	Green wine
Vodca	Vodka
Bebidas não alcoólicas	**Non-alcoholic beverages**
Água	Water
Água com gás	Sparkling water
Água engarrafada	Bottled water

(continua)

Português – inglês	
Água mineral	Mineral water
Água tônica	Tonic water
Bebida de amêndoa	Almond drink
Bebida de arroz	Rice drink
Bebida de aveia	Oat drink
Bebida de avelã	Hazelnut drink
Bebida de cevada	Barley drink
Bebida de coco	Coconut drink
Bebida de espelta	Spelt drink
Bebida de milho branco	Millet drink
Bebida de soja	Soy drink
Bebida de trigo sarraceno	Buckwheat drink
Bebida de quinoa	Quinoa drink
Café	Coffee
Café descafeinado	Decaffeinated/decaf coffee
Café solúvel/instantâneo	Instant coffee
Cappuccino	Moccaccino (milk, coffee and chocolate)
Café com leite	Coffee and milk/cappuccino
Chá	Tea
Chá de ervas	Herb tea
Chá gelado	Iced tea
Chá-preto	Black tea
Chá quente	Hot tea
Isotônico	Isotonic
Limonada	Lime juice
Refrigerante normal	Regular soft drink/soda
Refrigerante zero/light	Zero/light soft drink/soda

(continua)

Português – inglês	
Suco de fruta natural	Natural fruit juice
Suco de laranja	Orange juice
Suco em pó	Flavored mix drink/drink mix
Suco de fruta artificial	Artificial juice
Especiarias, condimentos, ervas, temperos e molhos	**Spices, herbs and sauces**
À base de molho	Timbale
Açafrão espanhol	Saffron/crocus
Açafrão comum	Turmeric
Ácido cítrico	Citric acid
Aipo em pó	Ground celery
Alecrim	Rosemary
Alfavaca	Brazilian basil
Amaciante de carne	Meat tenderizer
Aneto/endro/dill folhas	Dill leaves
Anis estrelado	Star anise
Arruda	Rue/herb of grace
Basilicão	Brazilian basil
Baunilha	Vanilla
Beldroega	Purslane
Bicarbonato de sódio	Baking soda
Boldo	Boldo
Cabeça de alho	Garlic bulb
Caldo	Broth/stock
Caldo de bacon	Bacon broth/stock
Caldo de carne	Beef broth/stock
Caldo de cogumelo	Mushroom broth/stock

(continua)

Português – inglês	
Caldo de costela	Rib broth/stock
Caldo de galinha	Chicken broth/stock
Caldo de peixe	Fish broth/stock
Caldo de picanha	Rump cover broth/rump cap stock
Caldo de vegetais	Vegetable broth/stock
Camomila	Chamomile
Canela em pó	Ground cinnamon
Canela em rama	Stick cinnamon
Cardamomo	Cardamom
Casca de laranja	Orange peel/orange zest
Casca de limão	Lime peel/lime zest/lemon peel/lemon zest
Cebola	Onion
Cebolinha	Chive/spring onion
Cerefólio	Chervil
Coentro	Coriander
Colorau/colorífico	Colorific/paprika
Cominho	Cilantro/cumin
Cominho em pó	Ground cilantro
Confrei	Comfrey
Cravo-da-índia	Clove
Cremor tártaro	Cream of tartar
Curry	Curry/caril
Dente de alho	Clove of garlic
Erva cidreira	Lemon balm
Erva de Provence	Provence herb
Erva-doce/anis/funcho	Anise/fennel
Erva-mate	Mate/Paraguay tea

(continua)

Português – inglês	
Erva-picão	Beggarticks herb
Ervas	Herbs
Ervas finas	Fine herbs
Estragão	Tarragon
Eucalipto	Eucalyptus
Flor	Flower
Flor de sal	Flower of salt/flower of the ocean®
Folha	Leaf
Folha de louro	Bay leaf
Gengibre	Ginger
Glutamato monossódico	MSG/monosodium glutamate
Hortelã/menta	Mint/peppermint
Jasmim	Jasmine
Ketchup	Ketchup
Levedura	Leaven/yeast
Louro	Bay leaf/laurel
Louro em pó	Bay leaf powder
Macis	Mace
Maço	Bunch
Maionese	Mayo/mayonnaise
Manjericão	Basil
Manjericão seco	Dried basil
Manjerona	Marjoram
Manjerona seca	Dried marjoram
Melissa	Lemon balm/melissa
Mistura de tempero tipo Cajun	Cajun spice mix
Mix de especiarias	Seasoning blend

(continua)

Português – inglês	
Molho agridoce	Sweet and sour sauce
Molho ao sugo	Tomato sauce
Molho barbecue	Barbecue sauce
Molho bechamel	Béchamel sauce
Molho bolonhesa	Bolognese sauce/meat sauce
Molho de alho/molho de alho e óleo	Garlic sauce/garlic and oil sauce
Molho de carne	Gravy
Molho de pimenta	Pepper sauce
Molho de soja (shoyu)	Soy sauce/shoyu
Molho de tomate	Tomato sauce
Molho inglês	Worcestershire sauce
Molho para aperitivos	Dips/dipping's/appetizer sauce
Molho para salada	Salad dressing
Molho tártaro	Tartar sauce
Mostarda (comum)	French yellow mustard
Mostarda de Dijon	Dijon mustard
Mostarda (grãos)	Ground mustard
Noz-moscada	Nutmeg
Orégano	Oregano
Papoula	Poppy seed
Páprica defumada	Smoked paprika
Páprica doce	Sweet paprika
Páprica picante	Hot paprika
Pimenta	Pepper
Pimenta calabresa	Red pepper flakes
Pimenta cayenna	Cayenne pepper
Pimenta chilli em pó	Ground chili pepper

(continua)

Português – inglês	
Pimenta-cumari	Brazilian pepper
Pimenta-d'água	Water pepper
Pimenta-da-jamaica	All spice/Jamaica pepper
Pimenta-de-cheiro	Brazilian chili pepper
Pimenta-do-reino	Black pepper
Pimenta-do-reino-verde	Pepper
Pimenta-malagueta	Red chili pepper
Pimenta rosa	Pink pepper
Pimenta síria	Syrian pepper
Pimenta vermelha	Hot red chili sauce
Pimentão em flocos	Bell pepper/capsicum flakes
Raiz-forte	Horseradish
Redução de balsâmico	Balsamic reduction sauce/balsamic glaze
Sal	Salt
Sal de aipo	Celery salt
Sal grosso	Sea salt/coarse salt
Salsa	Parsley
Salsa seca	Dried parsley
Segurelha	Savory
Semente de erva-doce	Aniseed/fennel seed
Semente de papoula	Poppy seed
Tomate em lata	Caned tomato
Tomilho	Thyme
Tandoori	Tandoor
Urucum	Annatto
Vinagre balsâmico	Balsamic vinaigrette
Vinagre comum	Vinegar

(continua)

Português – inglês	
Zaatar	Zahtar/za'atar
Outros conceitos importantes	**Other important concepts**
Ácido alfa-linolênico (ômega 3)	Alpha-linolenic acid (omega 3)
Ácido aspártico	Aspartic acid
Ácido linoleico (ômega 6)	Linoleic acid (omega 6)
Ácido linoleico conjugado (CLA)	Conjugated linoleic acid (CLA)
Ácido graxo trans	Trans fatty acid
Ácido glutâmico	Glutamic acid
Ácido oleico (ômega 9)	Oleic acid (omega 9)
Ácidos graxos	Fatty acids
Ácidos graxos essenciais	Essentials fatty acids
Ácidos graxos saturados	
Ácidos graxos insaturados	
Açúcares	Sugars
Alanina	Alanine
Amido	Starch
Amidos modificados	Modified starches
Amilose	Amylose
Amilopectina	Amylopectin
Aminoácidos	Amino acids
Aminoácidos essenciais	Essential amino acids
Aminoácidos não essenciais	Nonessential amino acids
Arginina	Arginine
Asparagina	Asparagine
Biotina	Biotin
Café com óleo de coco ou manteiga	Bulletproof coffee
Cálcio	Calcium

(continua)

Português – inglês	
Carboidratos	Carbohydrates
Cisteína	Cysteine
Cobre	Cupper
Colesterol	Cholesterol
Cromo	Chromium
Dissacarídeos	Disaccharides
Esteróis	Sterol/steroid alcohol
Fenilalanina	Phenylalanine
Ferro	Iron
Folato (folacina)	Folate (folacin)
Fosfolipídios	Phospholipids
Fósforo	Phosphorus
Fruto-oligossacarídeos	Fructooligosaccharides
Frutose	Fructose
Galactose	Galactose
Glicina	Glycine
Glicose	Glucose
Glutamina	Glutamine
Gorduras	Fats
Histidina	Histidine
Isoleucina	Isoleucine
Lactose	Lactose
Leucina	Leucine
Levedura nutricional	Nutritional yeast
Lipídios	Lipids
Lisina	Lysine
Macronutrientes	Macronutrients

(continua)

Português – inglês	
Magnésio	Magnesium
Malto-oligossacarídeos	Maltooligosaccharides
Maltose	Maltose
Maltodextrina	Maltodextrin
Manganês	Manganese
Manitol	Mannitol
Metionina	Methionine
Micronutrientes	Micronutrients
Minerais	Minerals
Minerais traço	Trace minerals
Monoinsaturados	Mono unsaturated
Monossacarídeos	Monosaccharaides
Niacina	Niacin
Óleos vegetais	Vegetable oil
Oligossacarídeos	Oligosaccharides
Outros oligossacarídeos	Others oligosaccharides
Poli-insaturados	Poly unsaturated
Polióis	Polyol
Polissacarídeos	Polysaccharides
Polissacarídeo não amido	Nonstarch polysaccharides
Potássio	Potassium
Prolina	Proline
Proteínas	Proteins
Rafinose e estaquiose	Raffinose and stachyose
Sacarose	Sucrose
Selênio	Selenium
Serina	Serine

(continua)

Português – inglês	
Sorbitol	Sorbitol
Tirosina	Tyrosine
Treonina	Threonine
Triacilgliceróis	Triacylglycerol
Triptofano	Tryptophan
Valina	Valine
Vitamina A	Vitamin A
Vitamina B1 (tiamina)	Vitamin B1 (thiamine)
Vitamina B2 (riboflavina)	Vitamin B2 (riboflavin)
Vitamina B6 (piridoxina)	Vitamin B6 (pyridoxine)
Vitamina B12 (cobalamina)	Vitamin B12 (cobalamin)
Vitamina C	Vitamin C
Vitamina D	Vitamin D
Vitamina E	Vitamin E
Vitamina K	Vitamin K
Vitaminas	Vitamins
Vitaminas hidrossolúveis	Water soluble vitamins
Vitaminas lipossolúveis	Liposoluble vitamins
Zinco	Zinc
Outros compostos	**Other components**
Álcool	Alcohol
Betacaroteno/ß-caroteno	Beta carotene/ß-carotene
Fibra total	Total fiber
Fibra solúvel	Soluble fiber
Fibra insolúvel	Insoluble fiber
Substâncias bioativas	Bioactive compounds

PLANTA FÍSICA DO LABORATÓRIO DE TÉCNICA DIETÉTICA

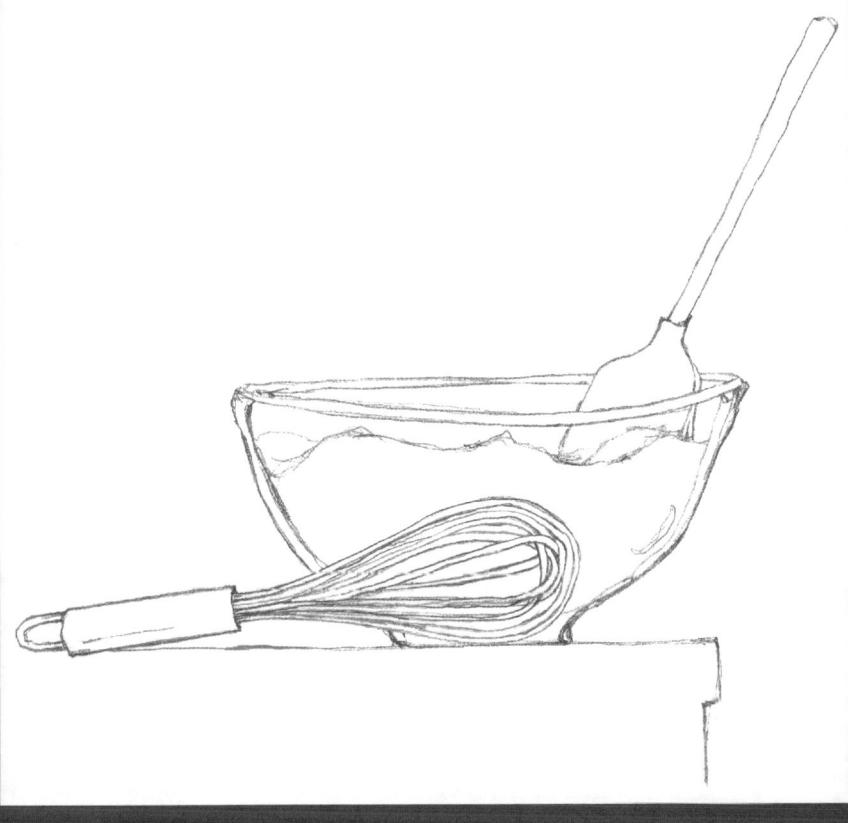

Planta física do Laboratório de Técnica Dietética

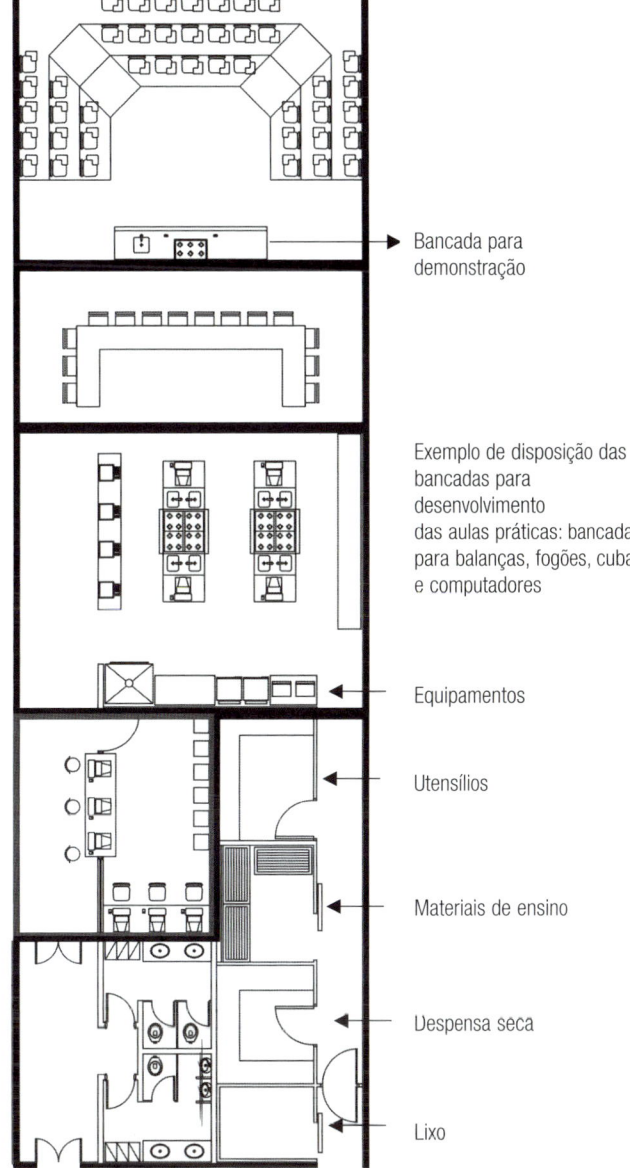

A. Área de ensino

Bancada para demonstração

B. Área para degustação e discussão de resultados de protocolos e projetos

C. Área para desenvolvimento das preparações

Exemplo de disposição das bancadas para desenvolvimento das aulas práticas: bancadas para balanças, fogões, cubas e computadores

Equipamentos

D. Área para avaliação sensorial

Utensílios

Materiais de ensino

E. Área para armazenar utensílios, materiais de ensino, alimentos não perecíveis e local para lixo

Despensa seca

Lixo

GLOSSÁRIO DE TERMINOLOGIAS EM TÉCNICA DIETÉTICA

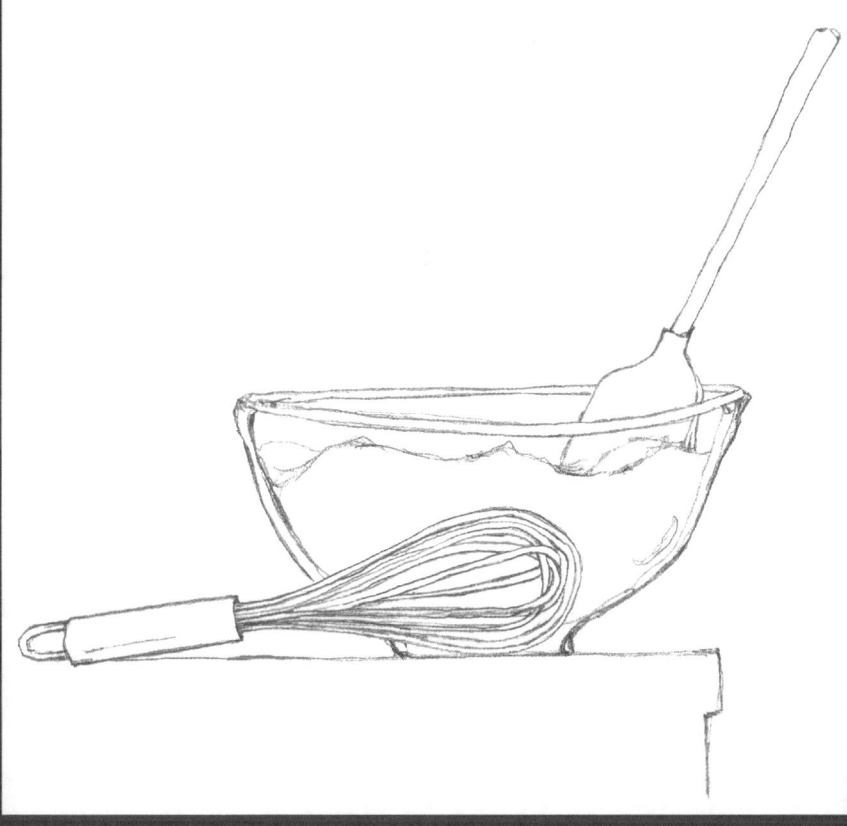

à americana: tipo de serviço de mesa para ocasiões informais em que as próprias pessoas se servem.

à francesa: tipo de serviço de mesa mais sofisticado com serviço de "garçons". Também chamado de Serviço Diplomata.

à inglesa: tipo de serviço de mesa derivado do à francesa. Pode ser de dois tipos: direto (a refeição vem pronta) e indireto (utiliza-se uma mesa de apoio para preparar a refeição na frente do cliente).

à la: à maneira de, nome de pessoa, nome de ingrediente.

à la bourgeoise: preparação com acompanhamento de toucinho defumado frito em quadradinhos, cebolas brancas pequenas e cenoura em bolinhas.

à la bourguignonne: cozido com cogumelo, cebola e vinho tinto de Borgonha.

à la carte: à maneira do cardápio.

à la cocotte: ovos assados no forno com molho de tomate ou outros.

à la florentine: peixe e miúdos com molho feito com espinafre.

à la ivoire: molho francês preparado com caldo de cocção de frango ou peixe.

à la king: à moda do rei. Designa qualquer tipo de ave (principalmente frango), carne, ovos ou peixe servido com molho branco, cogumelos e pimentão.

à la mode: à moda de; carnes enroladas com bacon, refogadas com legumes e cozidas em molho.

à la napolitana: temperados com tomate e azeite de oliva.

à la newburg: molho com creme batido, gemas de ovos, temperado com vinho tipo madeira ou xerez.

à milanesa: envolver em farinha de rosca e ovo para fritar ou assar.

abafar: alimento, óleo, sem água em fogo brando.

abatumado: solado ou pesado.

adicionar: acrescentar ingredientes.

aferventar: cozinhar lentamente em água ou em outro líquido fervente.

agitar: mexer com vigor.

al dente: massa cozida em consistência mais dura.

alourar: dourar ao fogo, deixar com tom dourado.

allumettes: modo de cortar legumes em forma de palitos de 1,5 a 2 mm de largura e 5 a 6 cm de comprimento.

amaciar: deixar mais tenro.

amassar: misturar vigorosamente os ingredientes da massa com as mãos (pão, macarrão etc.).

anglaise: alimento cozido em água fervente ou simplesmente assado.

antepasto: antes da refeição.

ao ponto: cocção em ponto perfeito, entre bem e malpassado.

apurar: processo culinário; ação; fogo brando (caldo, molho); fogo alto (doces).

aparador: mesa de tamanho variável, menor que as mesas comuns, utilizada como apoio na hora de servir as refeições.

aquecer: baixo calor sem ferver.

aspic: nome dado à gelatina com caldo de carne (cozida por muito tempo) ou peixes, aves ou legumes aos quais se acrescenta gelatina para dar consistência.

atar: amarrar com fio forte ou barbante (p. ex.: carnes).

banho-maria: aquecer ou cozinhar recipiente com água em ebulição com outro contido com alimento. Pode-se usar o forno ou a chama direta do fogão.

bardear: colocar bacon em volta da carne e atar em seguida.

bater: misturar ingredientes com movimentos fortes e rápidos.

bavaroise: creme gelado doce feito, geralmente, à base de gelatina e biscoito champanhe.

belle hélene: pera cozida em calda de açúcar e essência de baunilha, acompanhada de sorvete de creme e chantili, regada com calda de chocolate morna no momento de servir.

besuntar: passar gordura sólida ou líquida sobre utensílios que serão utilizados para assar, cozinhar alimentos ou envolver de gordura alimentos para cozinhar ou dourar.

branquear: mergulhar em água fervente e gelada durante alguns minutos.

brochette: espetinho de ferro para churrasco.

brodo: termo de origem italiana que significa "no caldo".

brunch: desjejum reforçado próximo à hora do almoço.

buffet froid: significa buffet frio, ou seja, grandes quantidades de pratos frios e saladas.

buquê garni: amarrado de salsa, louro, tomilho ou manjericão, mostarda, alecrim, manjerona, alho-poró, salsão e aipo.

calzone: pastel feito de massa com fermento e recheado, por exemplo, com fatias de muçarela, ricota e presunto. Pode ser frito ou assado. Tem a forma de meia-lua e é originário de Nápoles, na Itália.

camafeu: doce feito com gemas, açúcar e nozes, coberto com glacê e enfeitado com meia noz; o que lhe dá aparência de um camafeu.

canapé: pequena fatia de pão de forma, quadrada, retangular ou redonda, tostada ao forno e coberta com uma pasta salgada (de vários sabores) ou com picles, fatias de queijo, presunto e maionese. Servida para acompanhar aperitivos ou coquetéis.

cardápio: relação de preparações ou alimentos que serão consumidos em uma ou mais refeições durante determinado período de tempo.

carne de sol: carne salgada, seca ao sol e ao vento, muito apreciada no Nordeste do Brasil.

carpaccio: carne fatiada de forma bem fina (lagarto), temperada com um molho de azeite de oliva, cebolinha verde, alcaparras, sal, limão e pimenta. A carne é cortada depois de congelada e servida fria.

carré: nome francês que designa as costelas de carneiro, porco ou vitela, situadas entre o pescoço e o lombo.

chamuscar: passar rapidamente por uma chama, como se faz, por exemplo, com aves para retirar a penugem, ou com o couro do porco, para retirar os pelos.

chantili: creme de leite fresco batido com açúcar até o ponto de creme. Usado como cobertura ou recheio de preparações doces.

charlotte: sobremesa feita em uma forma forrada com biscoitos champanhe, cobertos com um creme doce, creme de leite e gelatina.

chop-suey: preparação feita com pedaços de carne de frango ou porco, brotos de feijão ou de bambu, legumes picados, molho de soja e cogumelos.

chutney: condimento indiano (de uma a várias frutas ou legumes com açúcar, gengibre, cúrcuma, canela, cravo e vinagre).

claras em neve: claras batidas até ficarem brancas e duras pelo efeito produzido pela incorporação de ar nas proteínas da clara.

clarificar: tornar uma calda limpa com o auxílio de clara de ovo batida em neve. Clarificar manteiga: processo de derreter a manteiga em fogo brando e retirar os sedimentos formados no fundo da panela.

concassé: molho de tomate com polpa concentrada e azeite de oliva.

condimento: substância usada para realçar o sabor natural dos alimentos.

congelar: submeter o alimento a temperaturas inferiores a 0°C, o que possibilita a conservação por dias ou meses.

corar: ação de calor forte no alimento para obter a cor dourada (utilizando gordura, gema de ovo ou café).

coulis: molho francês doce ou picante, normalmente feito à base de frutas ou legumes.

cozinhar em vapor: alimento submetido à ação do vapor.

defumar: secar na fumaça.

deglacear: diluir sucos concentrados na panela em que acabou de ser cozida, frita ou assada uma carne.

depenar: tirar penas de aves.

descaroçar: retirar caroço.

desenformar: tirar da forma.

desidratar: retirar água.

desfiar: cortar em pedaços pequenos.

desossar: tirar os ossos.

dissolver: acrescentar líquido ao sólido.

embeber: impregnar, ensopar de água, leite, vinho, licor, calda ou outro líquido.

empanar: misturar farinha de trigo, ovos, água ou leite para envolver alimentos antes de fritar.

enfarinhar ou polvilhar: cobrir um alimento ou utensílio com farinha.

ensopar: cortar os alimentos, refogar e ir juntando água aos poucos.

escabeche: molho com azeite, cebola, tomate e outros temperos.

escaldar: mergulhar em água fervente.

escamar: retirar as escamas do peixe.

espessar: tornar um caldo mais grosso, mais espesso.

estender: abrir uma massa com rolo.

fast-food: lanches rápidos e refeições prontas.

flambar: cobrir o alimento com álcool, conhaque, cachaça ou vodca e acender o fogo diretamente.

gratinar (*au gratin*): corar no forno depois de cobrir com molho branco ou vermelho e polvilhar ou cobrir com queijo muçarela, parmesão ou farinha.

lardear: introduzir na carne crua tiras longas de toucinho, cenoura e pimentão.

macerar, marinar, curtir: deixar o alimento em molho ou tempero; carne em vinha d'alho, fruta em aguardente.

mirepoix: vegetais picadinhos (25% cenoura, 25% aipo e 50% cebola).

noisette **(batatas):** cortadas em forma de noz e fritas na manteiga.

nougat: torrone.

pelar: retirar pele ou casca fina depois de colocar rapidamente sobre o fogo.

pesto: molho italiano com manjericão, alho, azeite e pinoles.

petit-four: docinhos, biscoitinhos e bolinhos.

pincelar: espalhar óleo ou gema sobre o alimento.

pitada: pequena porção de pó.

polvilhar: espalhar levemente (salpicar).

porção: quantidade de alimento em sua forma usual de consumo expressa em medida ou forma usual de consumo.

porcionar: estabelecer o tamanho e o peso em gramas da porção.

reduzir: diminuir, por fervura, o líquido da preparação.

refogar: fritar os temperos.

rendimento: aspecto, peso em gramas e número de porções após o preparo final.

sapecar: queimar ligeiramente, chamuscar.

saltear: cozinhar aves ou legumes em fogo forte, pouca gordura, sacudindo para não grudar.

sauté: alimento tostado em pequena quantidade de óleo.

selar: colocar a carne sob a ação de forte calor para manter o suco interno, melhorando a maciez e a suculência.

sovar: misturar e bater vigorosamente.

stinco: extremidade do pernil e da paleta do cordeiro.

torrar: desidratar um alimento com calor (p. ex.: amendoim torrado).

tostar: queimar superficialmente um alimento (p. ex.: fatia de pão tostada).

triturar: reduzir a pequenos pedaços.

wok: panela arredondada de origem chinesa utilizada para saltear, fritar, cozinhar a vapor legumes e carnes.

LISTA DE EQUIVALENTES DE PORÇÕES DOS GRUPOS DE ALIMENTOS (VALORES MÉDIOS APROXIMADOS PARA PESOS E MEDIDAS USUAIS)

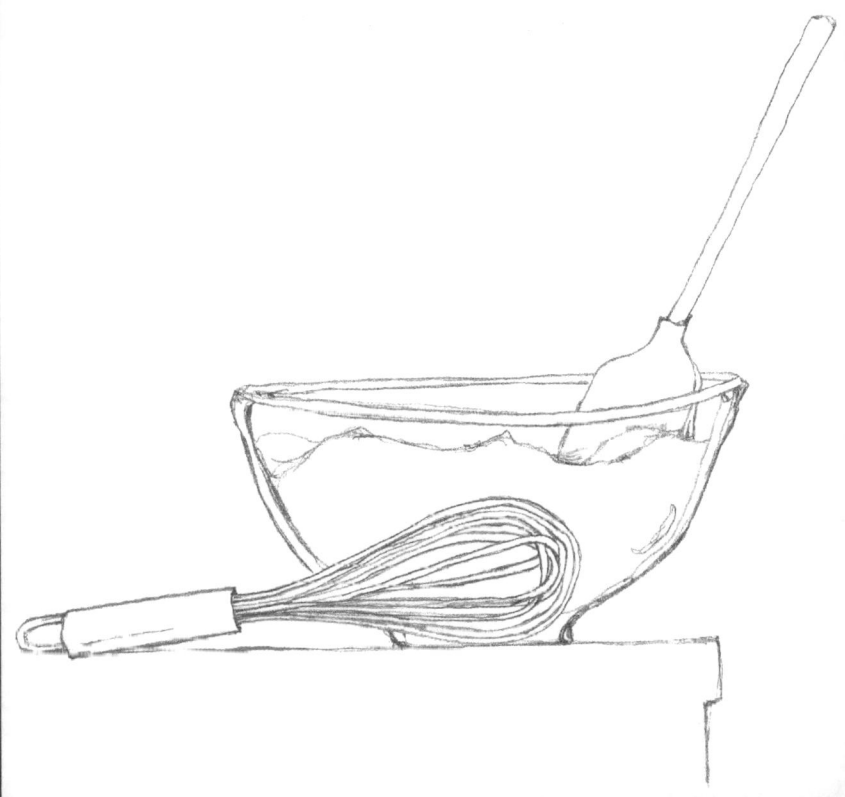

ARROZ, PÃO, MASSA, BATATA E MANDIOCA
1 PORÇÃO = 150 kcal

Alimentos	Peso (g)	Medidas usuais de consumo
Amido de milho	40,0	2 ½ colheres de sopa
Angu	105,0	3 colheres de sopa
Arroz branco cozido	125,0	4 colheres de sopa
Arroz integral cozido	140,0	6 colheres de sopa
Aveia em flocos	37,0	2 ½ colheres de sopa
Batata cozida	200,0	1 ½ unidade
Batata-doce cozida	150,0	1 ½ colher de servir
Batata frita (palito)	110,0	2 ½ colheres de servir
Batata frita tipo "chips"	27,0	½ pacote
Batata frita tipo "palha"	27,0	1 colher de servir
Batata-inglesa corada picada	90,0	3 colheres de sopa
Batata *sauteé*	125,0	2 ½ colheres de servir
Biscoito de leite	30,0	6 unidades
Biscoito recheado de chocolate/doce de leite/morango	30,0	2 unidades
Biscoito tipo "água e sal"	33,0	6 unidades
Biscoito tipo "Club Social"	26,0	1 pacote
Biscoito tipo "Club Social" integral	26,0	1 pacote
Biscoito tipo "*cookies*" de chocolate	30,0	2 unidades
Biscoito tipo "*cream cracker*"	33,0	6 unidades
Biscoito tipo "maisena"	35,0	7 unidades
Biscoito tipo "maria"	35,0	7 unidades
Biscoito tipo "waffer" de chocolate/ morango/baunilha	30,0	4 unidades
Bolo de banana	50,0	1 fatia

(continua)

ARROZ, PÃO, MASSA, BATATA E MANDIOCA
1 PORÇÃO = 150 kcal   *(continuação)*

Alimentos	Peso (g)	Medidas usuais de consumo
Bolo de cenoura com cobertura de chocolate	40,0	1 fatia
Bolo de chocolate	35,0	1 fatia
Bolo de milho	50,0	1 fatia
Bolo simples	50,0	1 fatia
Cará cozido/amassado	126,0	3 ½ colheres de sopa
Cereal matinal	43,0	1 xícara de chá
Chia (semente)	30,0	2 colheres de sopa
Farinha de aveia	37,0	2 ½ colheres de sopa
Farinha de mandioca	40,0	2 ½ colheres de sopa
Farinha de milho	42,0	3 ½ colheres de sopa
Farofa de farinha de mandioca	37,0	½ colher de servir
Gergelim integral	27,0	2 ½ colheres de sopa
Granola	40,0	2 ½ colheres de sopa
Inhame cozido/amassado	126,0	3 ½ colheres de sopa
Linhaça dourada (grãos)	30,0	2 colheres de sopa
Macarrão cozido	105,0	4 colheres de sopa
Mandioca cozida	128,0	4 colheres de sopa
Milho-verde em espiga	100,0	1 unidade
Milho-verde (em lata)	142,0	7 colheres de sopa
Pamonha	100,0	1 unidade
Pão de batata	50,0	1 unidade
Pão de centeio	60,0	2 fatias
Pão de forma integral	50,0	2 fatias
Pão de forma tradicional	50,0	2 fatias

(continua)

ARROZ, PÃO, MASSA, BATATA E MANDIOCA
1 PORÇÃO = 150 kcal   *(continuação)*

Alimentos	Peso (g)	Medidas usuais de consumo
Pão de queijo	60,0	1 unidade
Pão de queijo mini	60,0	6 unidades
Pão de *hot dog*	50,0	1 unidade
Pão francês	50,0	1 unidade
Pão tipo bisnaguinha	60,0	3 unidades
Pãozinho caseiro	55,0	½ unidade
Pipoca com sal	30,0	3 xícaras de chá
Polenta cozida	250,0	3 fatias
Purê de batata	130,0	2 colheres de servir
Quinoa (crua)	45,0	¼ xícara de chá
Torrada fibras	40,0	4 unidades
Torrada glúten	40,0	4 unidades
Torrada (pão francês)	33,0	6 fatias
Torrada salgada	40,0	4 unidades

LEGUMES E VERDURAS
1 PORÇÃO = 15 kcal

Alimentos	Peso (g)	Medidas usuais de consumo
Abóbora cozida (menina, japonesa, moranga)	70,0	2 colheres de sopa
Abobrinha cozida	80,0	3 colheres de sopa
Acelga cozida	85,0	2 ½ colheres de sopa
Acelga crua (picada)	90,0	9 colheres de sopa
Agrião	132,0	22 ramos
Aipo cru	80,0	2 unidades

(continua)

LEGUMES E VERDURAS
1 PORÇÃO = 15 kcal   *(continuação)*

Alimentos	Peso (g)	Medidas usuais de consumo
Alcachofra cozida	35,0	¼ unidade
Alface americana	120,0	6 folhas
Alface lisa	120,0	11 folhas
Almeirão	60,0	5 folhas
Aspargo em conserva	80,0	8 unidades
Aspargo fresco cozido	73,0	6 ½ unidades
Berinjela cozida	60,0	2 colheres de sopa
Beterraba cozida	43,0	3 fatias
Beterraba crua ralada	42,0	2 colheres de sopa
Brócolis cozido	60,0	4 ½ colheres de sopa
Broto de alfafa cru	50,0	1 ½ xícara
Broto de bambu cru	60,0	1 unidade
Broto de feijão cozido	80,0	1 ½ colher de servir
Cenoura cozida (fatias)	35,0	7 fatias
Cenoura cozida (picada)	35,0	1 ½ colher de sopa
Cenoura crua (picada)	40,0	1 colher de servir
Chuchu cozido	57,0	2 ½ colheres de sopa
Cogumelo em conserva	63,0	9 unidades
Couve-de-bruxelas	40,0	2 ½ unidades
Couve-flor cozida	69,0	3 ramos
Couve-manteiga cozida	42,0	1 colher de servir
Ervilha (em lata)	13,0	1 colher de sopa
Ervilha fresca	20,0	1 ½ colher de sopa
Ervilha-torta (vagem)	11,0	2 unidades
Escarola	85,0	10 folhas

(continua)

LEGUMES E VERDURAS
1 PORÇÃO = 15 kcal   *(continuação)*

Alimentos	Peso (g)	Medidas usuais de consumo
Espinafre cozido	67,0	2 ½ colheres de sopa
Jiló cozido	40,0	1 ½ colher de sopa
Mostarda	60,0	6 folhas
Palmito em conserva	100,0	2 unidades
Pepino japonês	130,0	1 unidade
Pepino picado	116,0	4 colheres de sopa
Picles em conserva	108,0	5 colheres de sopa
Pimentão cru fatiado (vermelho/verde)	56,0	8 fatias
Pimentão cru picado (vermelho/verde)	60,0	2 ½ colheres de sopa
Quiabo cozido	52,0	2 colheres de sopa
Rabanete	90,0	3 unidades
Repolho-branco cru (picado)	72,0	6 colheres de sopa
Repolho cozido	75,0	5 colheres de sopa
Repolho-roxo cru (picado)	60,0	5 colheres de sopa
Rúcula	90,0	15 ramos
Salsão cru	95,0	5 colheres de sopa
Tomate caqui	75,0	2 ½ fatias
Tomate cereja	70,0	7 unidades
Tomate comum	80,0	4 fatias
Vagem cozida	44,0	2 colheres de sopa

FRUTAS
1 PORÇÃO = 70 kcal

Alimentos	Peso (g)	Medidas usuais de consumo
Abacate (amassado)	45,0	2 colheres de sopa
Abacaxi Havaí	145,0	1 fatia
Abacaxi pérola	145,0	1 fatia
Açaí (polpa)	68,0	6 ½ colheres de sopa
Acerola	220,0	32 unidades
Ameixa-preta desidratada	30,0	3 unidades
Ameixa vermelha	130,0	2 unidades
Atemoia	74,0	¼ unidade
Banana-nanica	120,0	¾ unidade
Banana-prata	75,0	1 unidade
Caju	142,0	1 ½ unidade
Caqui chocolate	100,0	$^2/_3$ unidade
Caqui rama forte	100,0	1 unidade
Carambola	215,0	2 unidades
Coco fresco (ralado)	20,0	2 colheres de sopa
Cranberry desidratada	23,0	1 colher de sopa
Cereja	96,0	24 unidades
Damasco desidratado	30,0	4 unidades
Figo	86,0	1 ½ unidade
Fruta-do-conde	75,0	½ unidade
Goiaba branca	138,0	1 unidade
Goiaba vermelha	138,0	1 unidade
Jabuticaba	140,0	20 unidades
Jaca	75,0	5 bagos
Kiwi	115,0	1 ½ unidade

(continua)

FRUTAS
1 PORÇÃO = 70 kcal   *(continuação)*

Alimentos	Peso (g)	Medidas usuais de consumo
Laranja-baía	144,0	1 unidade
Laranja kinkan	156,0	12 unidades
Laranja-lima	153,0	1 ½ unidade
Laranja-pera	137,0	1 unidade
Lichia	106,0	10 unidades
Limão-cravo/siciliano/taiti	252,0	3 unidades
Maçã argentina/fuji/gala/verde	120,0	1 unidade
Mamão formosa	220,0	1 fatia
Mamão papaia	180,0	½ unidade
Manga bordon	110,0	1 unidade
Manga haden	110,0	½ unidade
Manga polpa batida	95,0	½ xícara de chá
Maracujá polpa	72,0	3 colheres de sopa
Maracujá (suco puro)	94,0	½ xícara de chá
Melancia	220,0	2 fatias
Melão amarelo	200,0	2 fatias
Melão orange	200,0	¼ unidade
Mexerica cravo/murkote/ponkan	160,0	1 unidade
Mexerica (suco)	164,0	¾ copo de requeijão*
Morango	235,0	10 unidades
Nectarina	184,0	2 unidades
Pera abate/asiática	120,0	½ unidade
Pera Williams	120,0	1 unidade
Pêssego	165,0	1 ½ unidade

(continua)

FRUTAS
1 PORÇÃO = 70 kcal   *(continuação)*

Alimentos	Peso (g)	Medidas usuais de consumo
Pinhão cozido	25,0	5 unidades
Salada de frutas (banana, maçã, mamão, laranja)	125,0	½ xícara de chá
Suco de abacaxi	125,0	½ copo de requeijão*
Suco de laranja puro	187,0	¾ copo de requeijão*
Suco de melão	170,0	¾ copo de requeijão*
Tamarindo	30,0	10 unidades
Uva itália	100,0	8 bagos
Uva niágara	100,0	25 bagos
Uva rubi	100,0	8 bagos
Uva thompson	100,0	32 bagos
Uva-passa	17,0	1 colher de sopa

* Copo de requeijão = 200 mL

FEIJÕES E OLEAGINOSAS
1 PORÇÃO = 55 kcal

Alimentos	Peso (g)	Medidas usuais de consumo
Amêndoa	10,0	9 unidades
Amêndoa triturada	10,0	1 colher de sopa
Amendoim torrado	9,0	22 unidades
Avelã	9,0	10 unidades
Bebida Ades® Original	134,0	¾ copo de requeijão*
Castanha de caju	10,0	4 unidades
Castanha de caju triturada	10,0	1 colher de sopa
Castanha do Brasil	8,0	2 unidades

(continua)

FEIJÕES E OLEAGINOSAS
1 PORÇÃO = 55 kcal   *(continuação)*

Alimentos	Peso (g)	Medidas usuais de consumo
Ervilha seca cozida	72,0	2 ½ colheres de sopa
Feijão-branco cozido	48,0	1 ½ colher de sopa
Feijão cozido (50% de caldo)	86,0	1 concha
Feijão cozido (somente grãos)	50,0	2 colheres de sopa
Grão-de-bico cozido	36,0	1 ½ colher de sopa
Lentilha cozida	48,0	2 colheres de sopa
Macadâmia	9,0	3 unidades
Nozes	8,0	4 unidades
Nozes trituradas	10,0	1 colher de sopa
Soja cozida (somente grãos)	43,0	1 ½ colher de servir

* Copo de requeijão = 200 mL

CARNES E OVOS
1 PORÇÃO = 190 kcal

Alimentos	Peso (g)	Medidas usuais de consumo
Atum em lata	112,0	2 ½ colheres de sopa
Bacalhoada	75,0	1 colher de servir
Bife de fígado frito	100,0	1 unidade
Bife enrolado	110,0	1 unidade
Bife grelhado	100,0	1 unidade
Camarão cozido	190,0	20 unidades
Camarão frito	104,0	13 unidades
Carne assada	75,0	1 fatia
Carne cozida de peru tipo "blanquet"	150,0	10 fatias

(continua)

CARNES E OVOS
1 PORÇÃO = 190 kcal   *(continuação)*

Alimentos	Peso (g)	Medidas usuais de consumo
Carne moída refogada	100,0	5 colheres de sopa
Espetinho de carne	92,0	2 unidades
Frango assado inteiro	100,0	1 pedaço de peito
1 coxa ou 1 sobrecoxa	100,0	1 unidade
Frango filé à milanesa	80,0	1 unidade
Frango filé grelhado	100,0	1 unidade
Frango sobrecoxa cozida (sem pele)	100,0	1 unidade
Hambúrguer de frango	84,0	1 ½ unidade
Hambúrguer de peru	100,0	1 unidade
Hambúrguer grelhado	100,0	1 unidade
Linguiça de porco frita	50,0	1 gomo
Manjuba frita	106,0	10 unidades
Merluza cozida	200,0	2 filés
Mortadela	45,0	3 fatias
Omelete simples	110,0	1 ½ unidade
Ovo cozido	90,0	2 unidades
Ovo de codorna	120,0	15 unidades
Ovo frito	45,0	1 unidade
Peito de peru defumado	150,0	5 fatias
Peixe-espada cozido	100,0	1 filé
Peixe frito (pescada)	75,0	½ filé
Porco lombo assado	95,0	½ fatia
Presunto	100,0	5 fatias
Salame	75,0	11 fatias

(continua)

CARNES E OVOS
1 PORÇÃO = 190 kcal   *(continuação)*

Alimentos	Peso (g)	Medidas usuais de consumo
Salmão	100,0	1 filé
Salsicha	60,0	1 ½ unidade
Salsicha de frango	80,0	2 unidades
Salsicha de peru	80,0	2 unidades
Salsicha de frango (*light*)	120,0	3 unidades
Sardinha em conserva	40,0	1 unidade
Sardinha escabeche	50,0	1 unidade

LEITE, QUEIJO E IOGURTE
1 PORÇÃO = 120 kcal

Alimentos	Peso (g)	Medidas usuais de consumo
Coalhada	100,0	½ copo de requeijão*
Cream cheese	75,0	2 ½ colheres de sopa
Iogurte desnatado de frutas	250,0	1 ½ copo de requeijão*
Iogurte desnatado natural	250,0	1 ½ copo de requeijão*
Iogurte grego	100,0	1 pote (½ copo de requeijão)*
Iogurte integral de frutas	200,0	1 copo de requeijão*
Iogurte integral natural	200,0	1 copo de requeijão*
Leite de cabra integral	182,0	1 xícara de chá
Leite desnatado UHT	380,0	1 ¾ copo de requeijão*
Leite em pó desnatado	30,0	3 colheres de sopa
Leite em pó integral	26,0	2 colheres de sopa
Leite integral UHT	206,0	1 copo de requeijão*
Leite semidesnatado UHT	240,0	1 ¼ copo de requeijão*
Queijo minas tipo frescal	53,0	2 fatias

(continua)

LEITE, QUEIJO E IOGURTE
1 PORÇÃO = 120 kcal   *(continuação)*

Alimentos	Peso (g)	Medidas usuais de consumo
Queijo muçarela tipo bolinha	49	6 unidades
Queijo pasteurizado	40,0	2 unidades
Queijo prato	30,0	1 ½ fatia
Queijo provolone	35,0	1 fatia
Queijo tipo burrata	45,00	$^1/_3$ de unidade
Queijo tipo mascarpone	28,0	1 ½ colher de sopa
Queijo tipo minas	50,0	1 ½ fatia
Queijo tipo muçarela	45,0	3 fatias
Queijo tipo parmesão ralado	30,0	3 colheres de sopa
Queijo tipo quark	82,00	2 ½ colheres de sopa
Requeijão cremoso	45,0	1 ½ colher de sopa
Ricota	100,0	2 fatias
Vitamina de leite com frutas	180,0	1 copo de requeijão*
Yakult®	160,0	2 unidades

* Copo de requeijão = 200 mL

ÓLEOS E GORDURAS
1 PORÇÃO = 73 kcal

Alimentos	Peso (g)	Medidas usuais de consumo
Azeite de dendê	9,0	¾ colher de sopa
Azeite de oliva	8,0	1 colher de sopa
Azeitona preta Azapa	35,0	5 unidades
Azeitona verde	42,0	8 unidades
Bacon (gordura)	7,5	½ fatia
Banha de porco	7,0	½ colher de sopa

(continua)

ÓLEOS E GORDURAS
1 PORÇÃO = 73 kcal   *(continuação)*

Alimentos	Peso (g)	Medidas usuais de consumo
Maionese	22,0	1 ¾ colher de sopa
Manteiga	10,0	½ colher de sopa
Margarina culinária	10,0	½ colher de sopa
Margarina light	21,5	2 colheres de sopa
Margarina líquida	9,0	1 colher de sopa
Margarina vegetal	10,0	½ colher de sopa
Óleo de canola	8,0	1 colher de sopa
Óleo de girassol	8,0	1 colher de sopa
Óleo de milho	8,0	1 colher de sopa
Óleo de soja	8,0	1 colher de sopa
Óleo vegetal composto de soja e oliva	8,0	1 colher de sopa

AÇÚCARES E DOCES
1 PORÇÃO = 110 kcal

Alimentos	Peso (g)	Medidas usuais de consumo
Achocolatado em pó	29,0	3 colheres de sopa
Açúcar cristal	28,0	1 colher de sopa
Açúcar mascavo fino	25,0	1 colher de sopa
Açúcar mascavo grosso	27,0	1 ½ colher de sopa
Açúcar refinado	28,0	1 colher de sopa
Biscoito recheado	22,9	2 biscoitos
Bombom	21,0	1 unidade
Brigadeiro	30,0	2 unidades
Chocolate ao leite (tablete)	20,0	2 ½ quadradinhos

(continua)

AÇÚCARES E DOCES
1 PORÇÃO = 110 kcal   *(continuação)*

Alimentos	Peso (g)	Medidas usuais de consumo
Cocada	30,0	1 unidade
Doce de leite cremoso	40,0	2 colheres de sopa
Geleia	45,0	3 colheres de sobremesa
Goiabada em pasta	45,0	½ fatia
Mel	37,0	2 ½ colheres de sopa
Melado	32,0	2 colheres de sopa
Picolé de chocolate	66,0	1 picolé
Picolé de fruta	106,0	1 ½ picolé
Pudim de leite condensado	50,0	1 fatia
Sorvete de creme	61,0	1 bola
Sorvete de fruta	61,0	1 bola
Petit gâteau	25,0	½ unidade

REFERÊNCIAS

ABRAHAM, A.G.; DE ANTONI, G.L. Characterization of kefir grains grow in cow's milk and soya milk. *Journal of Dairy Research*, v. 66, n. 2, p. 327-33, 1999.

AMBROSIO, C.L.B.; GUERRA, N.B.; MANCINI FILHO, J. Características de identidade, qualidade e estabilidade da manteiga de garrafa: parte I – características de identidade e qualidade. *Ciênc. Tecnol. Aliment.*, Campinas, v. 21, n. 3, p. 314-20, dez. 2001. Disponível em: <http://www.scielo.br/scielo.php?script=sci_arttext&pid=S010 120612001000300011&lng=en&nrm=iso>. Acesso em: 17 maio 2018.

[ANVISA] AGÊNCIA NACIONAL DE VIGILÂNCIA SANITÁRIA. Resolução RDC n. 150 de 13 de abril de 2017. Disponível em: ≤http://portal.anvisa.gov.br/docu-ments/33916/2810640/Enriquecimento+de+Farinhas+de+Trigo+e+de+Milho/b58edc35-4cb3-4b6f-8701-11ec25d00f1f>. Acesso em: 11 out. 2018.

_____. Portaria n. 519, de 26 de junho de 1998. Aprova o Regulamento Técnico para Fixação de Identidade e Qualidade de Chás – Plantas Destinadas à Preparação de Infusões ou Decocções. Disponível em: http://portal.anvisa.gov.br/docu-ments/33916/394219/PORTARIA_519_1998.pdf/0f05b918-ef72-41b3-8dec-02d1944813be. Acesso em: 21 nov. 2018.

ALLENDE, I. *Afrodite: contos, receitas e outros afrodisíacos.* Rio de Janeiro: Bertrand Brasil, 1998.

ANQUIER, O. *Pães de França.* São Paulo: Melhoramentos, 1996.

ARNO, S. *La vecchia vucina: a cozinha italiana renovada.* São Paulo: Keila & Rosenfeld, 1994.

ASSOCIAÇÃO BRASILEIRA DAS INDÚSTRIAS DE MASSAS (Org.). *Macarrão gourmet fashion: receitas dos grandes chefs.* Rio de Janeiro: Record, 2000.

BONAR, A. *Herbs: complete guide to their cultivation and use.* Londres: Tiger Books International, 1996.

BONDIR, N. *A dieta do rabino: a cabala da comida.* São Paulo: Imago, 1989.

BOSCH, A.; GOLOWCZYC, M.A.; ABRAHAM, A.G. et al. Rapid discrimination of lactobacilli isolated from kefir grains by FT-IR spectroscopy. *International Journal of Food Microbiology*, v. 111, n. 3, p. 280-7, 2006.

BRASIL. Ministério da Saúde. Secretaria de atenção à saúde. Coordenação geral da política de alimentação e nutrição. *Guia alimentar para a população brasileira: promovendo a alimentação saudável*. Brasília: Ministério da Saúde, 2005.

CARMO, A.F.S. *Propriedades funcionais da biomassa e farinha de banana-verde*. Monografia (Graduação em Engenharia Bioquímica) – Universidade de São Paulo, Lorena, 2015.

CARVALHO, L.E.R. de. Gema cozida esverdeada faz mal à saúde? *Bromatologia em Saúde UFRJ*. Disponível em: www.luizeduardo.net. Acesso em: 12 nov. 2018.

CICÉRON. *De la Nature des Dieux (libre II)*. Tradução de E. Bréhier. Paris: Gallimard, 1962.

CONTI, L. *Cozinha internacional passo a passo: Japão – Itália*. São Paulo: Nova Cultural, 1995.

_____. *Almanaque de cozinha: técnicas passo a passo e dicas culinárias*. São Paulo: Nova Cultural, 1994.

Crawford, A.M.D. *Alimento, seleção e preparo*. 2.ed. Rio de Janeiro: Record, 1985.

DIAMANTE ONLINE. <http://www.diamanteonline.com.br/noticia/vale-do-pianco/2017/05/05/agricultores-comecam-colheita-do-arroz-vermelho-no-vale-do-pianco/10514.html>. Acesso em: 2 fev. 2017.

DEL SOLE, O. *Nunca treze à mesa: andanças e histórias gastronômicas*. São Paulo: Companhia das Letras, 1997.

DIETARY GUIDELINES FOR AMERICANS 2005. Disponível em: www.health.gov/dietaryguidelines.

DUARTE, M. *O guia dos curiosos – Brasil*. São Paulo: Companhia das Letras, 1999.

_____. *O guia dos curiosos*. São Paulo: Companhia das Letras, 1995.

DUJIN, G.V.; DEKKER, G.D. Unilever food safety assurance system for refined vegetable oils and fats. *Oléagineux, Corps Gras, Lipides OCL*, v. 17, n. 2, p. 100-3, 2010.

ENCONTROS UNIVERSITÁRIOS DA UFC, Fortaleza, v. 1, 2016.

FLANDRIN, J.L.; MONTANARI, M. *História da alimentação*. São Paulo: Estação Liberdade, 1998.

FLOWERDEW, B. *Complete fruit book*. Londres: Kyle Cathie Limited, 1995.

FRUTA FEIA. Disponível em: <http://frutafeia.pt/pt/p%C3%A1gina-b%C3%A1sica/funcionamento-da-cooperativa>. Acesso em: 12 out. 2018.

GALLINA, D.A. et al. Caracterização de bebida obtida a partir de leite fermentado simbiótico adicionado de polpa de goiaba e avaliação de viabilidade das bifidobactérias. *Revista do Instituto de Laticínios Cândido Tostes*, Juiz de Fora, v. 67, n. 386, p. 45-54, 2012.

GANOR, A.; MAIBERG, R. *O sabor de Israel – um banquete mediterrâneo*. Rio de Janeiro: Salamandra, 1993.

GELTZ, R.; GELTZ, B. *Food processor: nutrition and fitness software (computer program)*. Salem: ESHA Research, 1984.

GIBNEY, M.L. et al. *Ultra processed foods in human health: a critical appraisal*. AJCN, 2017.

GRISWOLD, R.M. *Estudo experimental dos alimentos*. São Paulo: Edgard Blücher, 1972.

HAMLYN, P. *Larousse gastronomique: the world's greatest cookery encyclopedia*. Grã--Bretanha: Librarie Larousse, 1995.

HOLLAND, B.; WELCH, I.D.; BUSS, D.H. et al. *McCance and Winddowson's the composition of foods*. 5.ed. rev. ext. Cambridge: The Royal Society of Chemistry/ Ministry of Agriculture, Fisheries and Food, 1991.

HORTA, N. *Não é sopa: crônicas e receitas de comida*. São Paulo: Companhia das Letras, 1996.

JONES, B. *Dicionário prático de culinária*. São Paulo: Melhoramentos, 1996.

JOYES, C. *À mesa com Monet*. Rio de Janeiro: Salamandra, 1997.

KEK. *Experiencing japanese culture*. Japão: Apricot, 1996.

KENT, N.L.; EVERS, A.D. *Technology of cereals: an introduction for students of food science and agriculture*. 4.ed. Nova York: Pergamon, 1993.

KINUPP, V.F. Riqueza de Plantas Alimentícias Não Convencionais na Região Metropolitana de Porto Alegre. *Revista Brasileira de Biociências*, Porto Alegre, v. 5, supl. 1, p. 63-5, jul. 2007

KONJAC. Disponível em: <https://www.konjacmassamf.co>. Acessado em: 12 nov. 2018.

LUCENA, K.P.; ALBUQUERQUE, W.G.; MOURA, E.F. Alternativas ambientais: reci-clagem do óleo de cozinha na fabricação de sabão. *Intensa*, Pombal, v. 8, n. 2, p. 8-14, 2014.

LORENZI, H. et al. *Palmeiras no Brasil: nativas e exóticas*. São Paulo: Plantarum, 1996.

MACMILLAN, N. *A arte da cozinha criativa*. São Paulo: Melhoramentos, 1996.

MAHAN, L.K.; ARLIN, M.T. *Krause: alimentos, nutrição e dietoterapia*. São Paulo: Roca, 1998.

MANTOANELLI, G. et al. Avaliação de rótulos e embalagens de alimentos infantis: bebida láctea, iogurte e queijo tipo petit suisse". *Revista Higiene Alimentar*, v. 13, p. 21-8, 1999.

MAYER, N.A. Embrapa Clima Temperado (CPACT). In: DONADIO, L.C.; ZACCARO, R.P. *Valor nutricional de frutas*. Jaboticabal: SBF/Coopercitrus, 2012. 248p.

MAZZEI, C.; MAZZEI, C. *A cozinha caipira de Celia & Celma*. Rio de Janeiro: Nova Fronteira, 1994.

MELO, J. *Berinjela se escreve com J*. São Paulo: Dórea Books and Art, 1999.

MINISTÉRIO DA AGRICULTURA. *Instrução normativa n. 51*. Ementa: Aprova os Regulamentos Técnicos de Produção, Identidade e Qualidade do Leite tipo A, do Leite tipo B, do Leite tipo C, do Leite Pasteurizado e do Leite Cru Refrigerado e o Regulamento Técnico da Coleta de Leite Cru Refrigerado e seu Transporte a Granel. Ministério da Agricultura, 2002.

MINISTÉRIO DA SAÚDE. Secretaria de Políticas de Saúde, Coordenação Geral da Política de Alimentação e Nutrição. *Alimentos regionais brasileiros*. Brasília: Ministério da Saúde, 2002.

_____. Agência Nacional de Vigilância Sanitária diretoria colegiada. DOU de 17/04/2017 (nº 73, Seção 1).

MIOLO, A. Manual do vinho. Escola do vinho. Miolo Wine Group.

MODESTO, M.L. *Cozinha tradicional portuguesa*. 13.ed. São Paulo: Verbo, 1995.

MULHERIN, J. *Spices & natural flavourings*. Londres: Tiger Books International, 1996.

NABAVI, S.F.; SUREDA, A.; DAGLIA, M. Cranberry for urinary tract infection: from bench to bedside. *Curr Top Med Chem*, v. 17, n. 3, p. 331-9, 2017.

ORDÓÑEZ, J.A. et al. *Tecnologia de alimentos: alimentos de origem animal*. 2.ed. Porto Alegre: Artmed, 2005. 280p.

ORNELLAS, L. H. *Técnica Dietética: seleção e preparo de alimentos*. 6.ed. São Paulo: Atheneu, 1995.

OOMAH, B.D.; DER, T.J.; GODFREY, D.V. Thermalcharacteristics of Flaxseed (linum usitatissimum L.) proteins. In: CUPERSMID, L. et al. *Linhaça: composição química e efeitos biológicos. e-Scientia*, Belo Horizonte, v. 5, n. 2, p. 33-40, 2012. Disponível em: http://revistas.unibh.br/index.php/dcbas/article/view/825/540 >. Acesso em: 2 fev. 2018.

OUVIDORIA/ANVISA e DPDC/SENACON. Ano 8, n. 40, set. 2015.

PALAZUELO, S., TAUSEND, M., URQUIZA, I. *México: o mais belo livro de cozinha*. Lisboa: Verbo, 1993.

PENNINGTON, J.A.T. *Food – values as portion commonly used*. 15.ed. Nova York: Perennial Library, 1989.

PHILIPPI, S.T. *Laboratório de Técnica Dietética: aulas práticas*. São Paulo: Departamento de Nutrição da Faculdade de Saúde Pública/USP, 1999, p. 95.

_____. *Tabela de Composição de Alimentos: suporte para decisão nutricional*. 6.ed. Barueri: Manole, 2018.

_____. Virtual Nutri Plus-Web (programa de computador), 2013.

_____. (Org.). *Pirâmide dos alimentos: fundamentos básicos da nutrição*. 3.ed. rev. Barueri: Manole, 2018.

PHILIPPI, S.T.; AQUINO, R.C. de. *Dietética: Princípios para o planejamento de uma alimentação saudável*. Barueri: Manole, 2015. (Guias de Nutrição e Alimentação/Sonia Tucunduva Philippi – coordenadora).

PHILIPPI, S.T.; COLUCCI, A.C.A. (Orgs.). *Nutrição e gastronomia*. 1.ed. Barueri: Manole, 2018.

_____. Educação Nutricional e Pirâmide alimentar. In: PHILIPPI JR, A.; PELICIONI, M.C.F. *Educação ambiental e sustentabilidade*. 2.ed. Barueri: Manole, 2014.

PHILIPPI, S.T.; LATTERZA, A.R.; CRUZ, A.T.R., et al. Pirâmide alimentar adaptada: guia para escolha dos alimentos. *Rev. Nutr.*, Campinas, v. 12, n. 1, p. 65-80, jan./mar. 1999.

PHILIPPI, S.T.; RIGO, N.; LORENZANO, C. Estudo comparativo entre tabelas de composição química dos alimentos para avaliação de dietas. *Rev. Nutr. PUCCAMP*, v. 8, n. 2, p. 200-13, 1995.

PINHEIRO, A.B.V. et al. *Tabela para avaliação de consumo alimentar em medidas caseiras*. 4.ed. Rio de Janeiro: Produção Independente, 1998.

PORTAL EMBRAPA. Embrapa Informática Agropecuária. *Central de aves e suínos*. Disponível em: <https://www.embrapa.br/suinos-e-aves/cias/estatisticas>. Acesso em: 26 jul. 2018.

PORTAL ONLINE ANVISA. Resolução RDC n. 150 de 13 de abril de 2017

RCM. *O cozinheiro imperial*. São Paulo: Best Seller, 1996.

REVEL, J.F. *Um banquete de palavras – uma história da sensibilidade gastronômica*. São Paulo: Companhia das Letras, 1996.

Revista Interação Interdisciplinar, v. 1, n. 1, p. 229-44, jan.-jul. 2017. Unifimes – Centro Universitário de Mineiros.

ROMIO, E. *500 anos de sabor: Brasil 1500-2000*. São Paulo: ER Comunicações, 2000.

SALGADO, J.M.; DANIELI, F.; BISMARA, M.A. et al. O óleo de abacate (Persea americana Mill) como matéria-prima para a indústria alimentícia The avocado oil (Persea americana Mill) as a raw material for the food industry. *Ciênc. Tecnol. Aliment.*, Campinas, 28 (Supl.), p. 20-6, dez. 2008.

SALLES, C. *Revista Claudia*, 2 anos, 57, fev. 2018.

SAVARIN, B. *A fisiologia do gosto*. São Paulo: Companhia das Letras, 1995.

SECRETARIA DE ESTADO DA SAÚDE. *Manual básico de nutrição*. São Paulo, 1979.

SILVA JUNIOR, E.A. *Manual de controle higiênico-sanitário de alimentos*. 2.ed. São Paulo: Varela, 1995.

SILVA, O.F. *Árvore do conhecimento: arroz, estatísticas de produção*. Disponível em: <http://www.agencia.cnptia.embrapa.br/gestor/arroz/arvore/CONT000fe7457 q102wx5eo07qw4xezy8czjj.html>. Acesso em: 26 fev. 2018.

SIQUEIRA, L.A.; ARAGÃO, W.M.; TUPINAMBÁ, E.A. A Introdução do coqueiro no Brasil, importância histórica e agronômica. 24p. 2002. (Embrapa Tabuleiros Costeiros. Documentos, 47). Disponível em: <http//www.cpatc.embrapa.br>. Acesso em: 17 mar. 2018.

SIZER, F.S. *Nutrição: conceito e controvérsias*. 8.ed. Barueri: Manole, 2003.

SMITH, J. *Frugal gourmet*. 3.ed. Rio de Janeiro: Ediouro, 1996.

_____. *Frugal gourmet e a cozinha italiana*. Rio de Janeiro: Ediouro, 1997.

SOUCI, S.W.; FACHMAN, W.; KRAUT, K. *Food composition and nutrition tables 89/90*. 4.ed. Stuttgart: Wissenschaftliche Verlagsgesellschaft, 1989.

WATT, B.; MERRIL, A.L. *Composition of foods: raw, processed, prepred*. Washington, DC: consumer and food economics research division/Agricultural Research Service, 1963, p. 198 (Agriculture Handbook, 8).

WELLS, P. *Cozinha de bistrô*. 4.ed. Rio de Janeiro: Ediouro, 1997.

WESSEL, I. *Segredos da família Wessel*. São Paulo: Melhoramentos, 1991.

_____. *Segredos da carne*. São Paulo: Melhoramentos, 1997.

WRIGHT, J.; TREUILLE, E. *Le Cordon Bleu: todas as técnicas culinárias*. São Paulo: Marco Zero, 2000.

YANAGITA, M.; HANADA, M. *Unfolding japanese traditions*. Japão: Apricot, 1996.

YASUKO, K. *Sushi making at home*. Japão: Graph-sha Ltd., 1997.

ZION, B. *A cozinha judaica – a volta ao mundo em 80 receitas*. São Paulo: Melhoramentos, 1994.

ÍNDICE REMISSIVO